臨床中醫藥 03 (LC03)

台灣針刀醫學
臨床診療規範

（供中西醫臨床醫學、針灸推拿學、中醫學專業用）

主　編

高宗桂（台灣　中國醫藥大學醫學博士 / 中華醫事科技大學講座教授）

副主編

洪霈濃（德國　科隆大學醫學博士）

楊一木（中國　南京中醫藥大學醫學博士）

聯合編著

台灣針刀醫學會第一屆理監事

文興印刷事業有限公司 / 出版

台灣針刀醫學會 / 發行

《台灣針刀醫學臨床診療規範》

編寫人員名單

主　編	高宗桂			
副主編	洪霈濃	楊一木		
顧　問	張永賢	王自平	施曉陽	吳漢卿
編　委	王　校	洪霈濃	丁美玲	陳福勝
	高志嘉	劉熙鍇	張仲田	張勝雄
	謝緯穎	郭大維	范娟娟	廖千慧
	楊仁鄰	楊金龍	吳菁山	高宗桂
	黃敬軒	林榮志	傅元聰	楊一木
	胡文龍	陳建智	張瑞麟	黃詩偉
	林景道	蔡德祥		

《台灣針刀醫學臨床診療規範》

編輯委員現職簡介

編委姓名		服務單位	學位
丁美玲	台北市	丁美玲中醫診所院長	醫學學士
王　校	台中市	學仕診所院長	醫學碩士
吳菁山	台中市	仁合堂中醫診所院長	醫學博士
范娟娟	台中市	御元中醫診所院長	醫學博士
林榮志	台中市	中山醫大醫院中西整合科主任	理學博士
林景道	台中市	道生中醫診所院長	醫學博士
洪霈濃	嘉義市	大佳診所院長	醫學博士
郭大維	雲林縣	扶原中醫診所院長	醫學碩士
胡文龍	高雄市	高雄長庚紀念醫院針灸科主任	醫學碩士
陳福勝	高雄市	黃耆中醫診所主治醫師	醫學學士
陳建智	高雄市	高雄市立中醫醫院針灸科主任	醫學碩士
高志嘉	台北市	家愛診所院長	醫學學士
高宗桂	屏東縣	馬光中醫醫療網學術長 / 院長	醫學博士
張仲田	台中市	張仲田中醫診所院長	醫學學士
張勝雄	高雄市	慈愛中醫診所院長	醫學學士
張瑞麟	台中市	大同中醫醫院院長	醫學博士
黃敬軒	台中市	中國醫藥大學醫院傷科主任	醫學博士
黃詩偉	台中市	中國醫藥大學醫院主治醫師	醫學學士
傅元聰	台中市	慈濟醫院中醫部針灸科主任	醫學博士
楊一木	台北市	康福牙醫診所院長	醫學博士
楊仁鄰	台北市	榮總傳統醫學中心主治醫師	醫學博士
楊金龍	高雄市	得心中醫診所院長	醫學學士
廖千慧	台北市	御絨中醫診所院長	醫學學士
蔡德祥	台北市	新和診所院長	藥學博士
謝緯穎	嘉義市	基督教醫院中醫部主治醫師	醫學學士
劉熙鍇	新北市	康熙診所院長	醫學學士

（姓名排列依姓氏筆畫次序）

林昭庚 教授序

針灸是中華民族獨創的一種醫療體系，是中醫學中最主要的非藥物療法。二千多年前開始流傳的中醫著作《黃帝內經》一書包括《靈樞》和《素問》兩部分，以陰陽、五行、臟腑、經絡、精神、氣血等為主要內容，《靈樞》更為完整地論述了經絡腧穴理論、刺灸方法和臨床治療等，對針灸醫學作了比較系統的整合，其中一篇《九針十二原》介紹各種針具，同時也為後世針灸學術與工具的發展奠定了優良基礎。

高宗桂教授是我指導的博士生之一，對於針灸醫學具有沉迷般的熱情，攻讀博士期間，每天日夜來回於台中榮總醫研部動物試驗與中國醫大附設醫院加護病房的臨床研究。1997 年，負責籌備中華針灸醫學會並擔任秘書長，開啟廣大中西醫與牙醫在針灸醫學的交流活動。我接任第三屆理事長時還特別頒贈金牌鼓勵，擔任中醫師公會全國聯合會理事長時，也聘他為學術顧問，視之為傑出門生，值得讚賞。2015 年，高博士升任教育部審定教授，同年獲中華醫事科技大學聘為講座教授。在我的學生當中，與我相同獲聘為大學講座教授者，他是第一位。除了榮獲台灣的中國醫藥大學醫學博士之外，高教授也分別畢業於北京中醫藥大學和南京中醫藥大學，都獲得醫學博士學位。

1994 年經由中國傷科大師尚天裕教授引薦，高博士受教於針刀醫學發明人朱漢章教授門下，成為針刀療法傳播海外的種子教師。他早期在中國醫藥大學附設醫院接受完整中醫臨床訓練，於針灸科門診合併使用微創針刀療法，長年出現門庭若市。醫院臨床之外，也將針刀經驗介紹給學校高年級的針灸學課程。

高教授在 2014 年創立台灣針刀醫學會並榮任理事長，有鑒於微創針刀在臨床上的使用方法與操作技巧皆有其獨特性，醫者必須遵守這些基本原則與臨床思路，纔能提高治療效果和防止副作用，因此邀請針刀醫學會第一屆理監事們編寫「台灣針刀醫學臨床診療規範」一書，初稿匯集，再潛心兩年親自翻閱校正。相信這本對於針刀療法操作進行規範的著作，對於台灣持續發展良好的針灸醫學，更有一定實質的幫助。吾樂之為序。

總統府國策顧問暨中國醫藥大學講座教授

林昭庚 謹識

2019年8月31日

張永賢 教授序

針刀醫學（Acupotomology）建立在中醫學與現代醫學的基礎上發展出來一門新的醫學學科，結合中醫學針灸的經絡學說與解剖學、組織學、生理學及病理學的基礎，結合針灸的針砭及外科的小手術微創技能，建立以針刀方法作為治療的手段。

中醫的外治法有多種，包括針灸、推拿、導引、外科等。在周朝之《周禮》即記錄醫學初步分科，醫師有食醫、疾醫、瘍醫及獸醫，各有所司。瘍醫負責治療瘡瘍、腫瘍、刀傷和骨折，瘍醫為外科醫師。歷史上最早最著名為東漢華佗，創用麻沸散作麻醉術併作外科手術。歷代外科著作不少。

針刀醫學隨著針灸醫學，近年來有很大的發展，在2004年出版高等中醫藥院校規劃教材《針刀醫學》，由中國中醫藥出版社出版，適應證主要在慢性軟組織損傷及骨質增生等骨傷科疾病，而近年來適應證不斷擴展，臨床療效也提高，鑒此，即須要臨床診療規範。

臨床診療規範（Clinical Practice Guideline），又稱臨床指南，好處在標準化診療流程，減少變異性以及誤診的產生，節省醫療成本，避免過度使用，可使病患與家屬更佳瞭解疾病以及診療狀況，經由醫師會議達成共識而制訂的規範。

高宗桂醫師畢業於中國醫藥大學藥學系、中國藥學研究所、學士後中醫學系，在附設醫院從事多年針灸醫學的臨床、教學及研究。再度於中國醫學研究所獲醫學博士，然後又到南京中醫藥大學及北京中醫藥大學研究所交流進修，皆獲博士學位，擁有三個醫學博士學位。對於人體解剖學深入新鮮大體解剖教室學習探討，並對針刀醫學有興趣精研，追隨學科創立人朱漢章教授，曾參與兩次《針刀醫學》教科書著作，如今更進一步完成《針刀醫學臨床診療規範》著作，介紹針刀醫學概念、理論及臨床應用，有適應症及禁忌症，無菌操作規程、操作方法及注意事項、預後等。在術前，與病患及家屬溝通，說明解釋全部流程，要簽署同意書。全書共九章，介紹百種疾病，依解剖、診斷、針刀治療和療效評估，對於針刀的操作進行規範，以嚴謹態度，防止意外發生，琴心劍膽，有大醫治病，必當安神定志，無欲無求，先發大慈惻隱之心，誓願普救含靈之苦大醫精誠的精神。新的學科產生，結合醫學的建立，以嚴謹如臨薄冰態度著書啟發來者，造福病患健康，遠離病痛，樂為書序。

前中國醫藥大學副校長暨附設醫院副院長 / 教授

張永賢 謹識

2019 年 3 月 17 日

何永成 理事長序

傳統的中醫臨床治療模式，即所謂一針二灸三用藥，老實說中醫用來對付疾病的武器實在太少，未來如果能夠有創新、突破性的治病方式，讓臨床醫師可以在對抗疾病的戰場上多一項武器，民眾就醫時又多一個選項，相信中醫健保的利用率就可以提升。陳立夫先生曾經說過：「治病的方法越多越好」，誠哉斯言。

針刀治療亦有稱鈹針或圓針療法，乃針對慢性或頑固性的肌肉、筋膜、腱鞘、韌帶等組織因黏連引發的酸痛或活動受限所採用的治療模式。目前針刀醫學已發展成為一門獨立的新學科，其嶄新的理論學說不僅應用在骨傷科軟組織損傷的治療，甚至在內、外、婦、兒、皮膚、整形、美容等領域中皆獲致相當程度的滿意療效。

台灣針刀醫學會理事長高宗桂博士多年來在臨床上應用針刀療法之心得，有鑒於微創針刀在臨床上有其獨特的使用方法與操作技巧，醫者必須遵行這些基本原則，才能達到治療效果和避免或降低副作用，因此集合多位醫師編寫「台灣針刀醫學臨床診療規範」一書，相信本書之付梓對臨床治療品質及療效之提升必有裨益，故樂之為序。

中華民國中醫師公會全國聯合會第九屆理事長

何永成 謹識

2019 年 2 月 7 日

林展弘 理事長序

《台灣針刀醫學臨床診療規範》作者高宗桂醫師是台灣第九位獲教育部頒的中醫教授，終身勤學不倦，擁有台灣中國醫藥大學針灸學、北京中醫藥大學中西醫結合、南京中醫藥大學中醫內科學，三間中醫最高學府之醫學博士學位，是位學貫中西醫藥、針灸、傷科的臨床學者，向來追求醫學真理，勇於創新實踐，不吝將多年臨床經驗，用來提攜中醫後進。

針灸醫學自從 1970 年美國尼克森總統訪問中國，目睹針灸麻醉的神奇效果後，開啟近半世紀以來歐美各國對針灸醫學的重視與研究，乃至世界衛生組織（WHO）在 1980 年出版的針灸專刊中建議 43 種疾病可用針灸治療，並為推廣針灸醫學陸續出版《WHO 國際針灸標準穴名》、《針灸臨床研究規律》、《針灸基本訓練及安全規範》、《針灸臨床對照試驗研究的評估》等專刊，為針灸醫學在國際間舖了發展的軌跡。醫學發展日新月異，針灸醫學自 1976 年朱漢章教授在傳統醫學的理論指導下，結合現代醫學的解剖、病理知識，將針灸與手術刀的概念融合一體建立小針刀醫療，歷經 30 餘年發展，於 2003 年在中國確認針刀醫學是一門新學科。2004 年朱漢章教授主編《針刀醫學》，高宗桂教授代表台灣中國醫藥大學參與編輯。

針刀療法在國際逐漸發展開之際，因施作者的學習不規範，致醫療事故時有所聞；高教授有鑒於此，深感針刀醫學發展在台灣萌芽之初，即要有個正確方向，因而創立台灣針刀醫學會，並召集該學會專家，編輯《台灣針刀醫學臨床診療規範》。書中對針刀優勢病症 83 種軟組織疾病及 17 種難治病與美容的診治效應、適應症、禁忌症，基礎理論，操作規範、手法，臨床注意事項，做了詳細的介紹。《台灣針刀醫學臨床診療規範》讓初學者有一本很詳實的針刀醫學教材，也可做為臨床醫師施作針刀療法時候的案頭書。

台北市中醫師公會理事長

林展弘 謹識

2019 年 4 月 9 日

主編説明

在1970年代，朱漢章教授將中國傳統醫學結合現代解剖學知識，將針灸針與外科手術刀的長處融為一體發明了小針刀。經過40年的發展，小針刀的適應證已從慢性軟組織損傷、骨質增生等骨傷科疾病擴展到內、外、婦、兒、皮膚、五官等多科的疾病，臨床療效也在不斷的提高。2003年9月6日，中國國家中醫藥管理局組織全國29位元多個學科的知名專家對針刀醫學進行了鑒定，確定了針刀醫學是一門新學科。其理由有四：①有創新的理論體系和比較完整的診療規範及操作規程。②有較多的文獻積累，自1976年迄2003年為止，在各類雜誌上報導針刀的文章超過5000篇，收錄過針刀療法的各類書籍超過300部。③有明確的研究對象。針刀醫學研究的主要對象是長期危害人類健康三大難症之一的慢性軟組織損傷。④有相當數量的理論和臨床研究人員。在教材建設上，2004年，朱漢章教授主編創新教材《針刀醫學》上、下冊，由中國中醫藥出版社出版，當時屬於中國全國高等中醫藥院校創新教材，有37個參編單位，台灣由高宗桂教授代表中國醫藥大學參與編輯；2007年，由朱漢章教授任總主編，全國高等中醫藥院校規劃教材（針刀醫學系列）仍由中國中醫藥出版社出版；此後，中國針刀醫學的專科教材主要由湖北中醫藥大學的吳緒平與張天民兩位教授積極主編系列專輯。

在學歷教育上，南京中醫藥大學自1998年開始就在大學本科生中開設了針刀醫學選修課，隨後，北京中醫藥大學、江西中醫學院、陝西中醫學院、河南中醫學院、浙江中醫藥大學、河南省新鄉中醫學院等也先後開設了針刀醫學選修課，截至目前，整個中國已經超過20所的中、西醫高等院校都開設了針刀醫學課程，僅河南省新鄉中醫學院就有1200多名針刀醫學選修課學生。

2003年，北京中醫藥大學開始正式招收針灸專業針刀醫學方向研究生，目前，包括廣州中醫藥大學、南京中醫藥大學、江西中醫學院、貴陽中醫學院、湖北中醫學院等在內已招收針刀醫學方向碩士研究生120名，其中已有70人畢業走上臨床一線。

2006年，湖北中醫藥大學開始招收第一批53人5年制針灸推拿專業針刀方向5年制本科教育。此後，北京中醫藥大學、黑龍江中醫藥大學、浙江中醫藥大學等也陸續招收針刀醫學方向本科生。據統計，目前中國針刀醫學招收的本科在讀生已達到1900餘人，其中湖北中醫學院就招收了780人。2007年，經中國教育部批准，北京中醫藥大學針刀醫學中心也正式招收針刀醫學方向博士研究生。台灣針刀醫學會也在2014年8月31日於台灣經內政部與衛生福利部輔導成立。

針刀療法在國外逐步開展，亞洲、歐洲、美洲、非洲均有醫務人員到中國學習針刀療法，約有30多個國家和地區的醫務人員應用針刀療法治療疾病，大韓民國、加拿大、馬來西亞都已經成立全國性針刀醫學會。針刀的療效已獲得了各地政府衛生單位的認可，但由於學習者程度不一，對慢性軟組織損傷、骨質增生及慢性內臟疾病的病因病理認識不全，同時許多醫師對人體解剖結構與經絡穴位功能訓練不足，所以針刀治療多以壓痛點治療為主，無法控制針刀手法的危險性，嚴重影響了針刀的療效，偶爾也發生醫療事故。隨著針刀醫學的縱深發展，我們迫切需要對針刀診療疾病提供臨床操作的規範性標準。有鑒於此，我們邀請台灣針刀醫學會第一屆理監事與會員先進，編寫了這部《台灣針刀醫學臨床診療規範》，希望為針刀臨床醫師提供一本科學、規範、權威、簡易而且臨床實用性較強的工具書。

在本書編寫過程中，我們得到四位在中醫針灸與針刀都非常資深與德高望重的前輩指導。第一位是台灣前中國醫藥大學副校長、附設醫院副院長、德國漢堡大學醫學博士張永賢教授；

第二位是北京世針聯中醫微創針法研究院院長吳漢卿教授；第三位是中華醫學科學院院長、南京新中醫學研究院院長王自平教授；第四位是世界針刀醫學會聯合會會長、中華針刀醫師學會會長施曉陽教授。非常感謝這四位術德兼備且國際知名的現代中西醫微創專家殷切指導，給本書添增不少含金量。

本書介紹了針刀醫學的基本概念、基本理論以及相關基礎知識。全書共 10 章，計 100 個病種。每一病種按照人體分布、診斷、針刀治療和針刀術後輔助手法、療效評估等體例編寫，其核心內容在於對每個針刀優勢病種的診斷和針刀治療操作進行規範。簡明扼要地介紹了臨床上常見的 83 種軟組織疾病的具體治療過程以及 17 種較為難治的疾病與美容相關的治療方法。本書以中醫理論為指導，又具有西醫學的診療標準，可供中醫藥高等院校教學使用，作為針灸、骨傷、針刀、推拿等專業及其它各科臨床醫師參考使用，也可以供西醫醫學院校開設本門課程教學使用，同時可作為專業培訓教材使用。

本書出版前榮獲我本人就讀博士班的導師林昭庚講座教授寫序鼓勵，臨床老師張永賢教授、中醫師全聯會第九屆理事長何永成醫師、台北市中醫師公會第十八屆理事長林展弘博士等前輩作序推薦，備感光榮。本書可供中醫藥高等院校教學，作為針灸、骨傷、針刀、推拿等專業及其它各科臨床醫師參考使用，同時可作為專業培訓教材，但也可能時間緊迫，不足和疏漏之處在所難免，敬請同道和廣大讀者提出寶貴意見，以利再版時修訂提高。

《台灣針刀醫學臨床診療規範》

主編 高宗桂 教授

2019 年 6 月 25 日

目　錄

第一章 微創針刀療法概論

微創針刀療法是 1976 年朱漢章醫師將傳統中醫針刺療法與現代手術療法結合在一起的一種新醫療技術，當時稱為小針刀療法。該療法具有見效快、創傷小、操作簡易，患者較少痛苦等優點，是臨床治療疼痛很有效的新方法。

一、針刀醫學起源

針刀醫學（Acupotomology）的理論與實踐是近 50 年來人類醫學史上的醫學新技術之一。1976 年，在中國南京金陵鄉鎮衛生院工作的朱漢章大夫，用 9 號注射針頭代替手術，成功地鬆解一位木匠腕部肌肉的黏連，並從中得到啟發，發明了小針刀，並融合中西醫之長創立了小針刀療法。當時，注射針頭刺進病人手掌蚓狀肌和掌部屈肌交叉點患處，反覆剝離數次，出針後，將病人手掌被動地進行多次握拳和伸掌活動。在治療當時，患者疼痛不適，但事後原本不能伸直和握拳的手，可以屈伸活動且恢復功能。於是朱漢章醫師得到了新的靈感，他自行設計將針灸針加粗成刀刃狀，用以做切割及剝離組織，上端並做一個扁平葫蘆狀的柄，以便調控刀口運行位置和方向，在中國傳統醫學，葫蘆也有醫藥的涵義，於是生產出第一批小針刀器械。

現在，微創針刀是將針灸針和手術刀融為一體的小型器械。主要由 13Cr 及 14Cr 做成，具有彈性好、韌性大、硬度適宜、不易折斷的特點。微創針刀器具分為針體、針柄及刀刃三個組成部分。中國大陸持續使用的針體直徑長度由 0.4mm—0.8mm，目前台灣常用的是 0.4—0.6mm，針柄和刀刃在同一平面，常用的針體長度是 15mm—40mm。

二、微創針刀療法的效應

（一）針刺效應：

微創針刀可像針灸針一樣用來針刺穴位。因其針體比針灸針稍粗，故刺激作用更強；其頂端有刀刃、銳利，故快速進皮時沒有明顯痛感；因針體堅韌又有針柄，故運針更容易，但不宜行捻轉手法。

（二）剷剝作用：

微創針刀的刀刃扁平，可在治療部位進行剷剝手法，將過度黏連的軟組織剷除剝離。以第三腰椎橫突綜合徵為例，在確定進針刀的入針點、方向和深度之後，急速將針刀刺入皮下，緩慢擺動達第三腰椎橫突骨面，再探查橫突尖的位置，於第三腰椎橫突邊緣進行周邊過度沾連肌腱的剷開剝離。

（三）針刺與剷剝作用：

以神經根型坐骨神經痛為例，腰椎間盤的 L3/4，L4/5 常常是髓核突出的位置。可利用微創針刀經椎板間剷切黃韌帶，經椎間孔鬆解黏連組織，解除神經根的壓迫和牽拉；再退針刀至皮下，調整進針角度後進針刀到椎間隙，行椎間隙減壓。另外，在環跳穴與風市穴有較大的敏感區，可先利用微創針刀刺激環跳穴與風市穴，產生很強的酸麻脹感，並使這種針感下傳至膝關節甚至小腿、足背，給可能還納的椎間盤造成有利條件。

三、適應症

微創針刀治療的適應症除了骨傷科之外、已經包括內科、婦科、神經、皮膚科與肛腸科，在學有專精，都有經過現代醫學訓練的中醫師、牙醫師與西醫師努力之下，微創針刀治療的優勢病種持續擴大之中。

（一）軟組織損傷，炎症而引起的頑固性病變點：

凡是由外力損傷、急慢性勞損或外邪風寒潮濕侵襲而引起的各部位肌筋膜綜合徵，或由病理損傷、手術瘢痕、肌肉注射感染所引起的黏連，往往產生明顯的硬結或條索，導致頑固性疼痛和功能障礙，使用一般治療方法無明顯的效果。但應用微創針刀鬆解的效應可輕易解開黏連，鬆弛硬結，迅速消除疼痛，恢復功能。

（二）各種腱鞘與韌帶損傷發炎引起的痛、麻和功能障礙：

如屈指肌腱腱鞘炎、橈骨莖突處腱鞘炎、肱二頭肌長頭腱鞘炎、跟腱炎、腕管綜合徵、蹠管綜合徵等，可用微創針刀劃開肥厚的腱鞘，鬆解黏連的肌腱、鬆開攣縮的韌帶並且解除其對神經、血管的壓迫，迅速緩解或消除症狀。

（三）滑囊炎：

在肌肉和關節周圍的滑囊經過急慢性損傷後引起炎症，使滑囊內的分泌物增多，囊內壓力增高，導致脹痛。同時，脹大的滑囊也會壓迫周圍的血管、神經等組織而產生疼痛，使用一般針灸與推拿方法治療難以顯著，若採用微創針刀將囊壁切開數孔，往往立即解除疼痛。

（四）脊柱的某些病變：

頸椎病、腰椎間盤突出症、非骨性椎管狹窄症者，在手術前後都可用微創針刀來切割攣縮的韌帶或肥厚的關節囊，剝離黏連的肌肉與筋膜，擴大椎間孔，給傷科推拿手法或牽引還納椎間盤創造有利的條件。

（五）神經受壓綜合徵：

因軟組織黏連，瘢痕、牽拉壓迫神經幹引起的疼痛、麻木、與營養障礙等綜合徵，可用微創針刀鬆解黏連，切鬆瘢痕、解除壓迫，收到立竿見影的效果，如枕大神經痛、第三腰椎橫突綜合徵、梨狀肌綜合徵等均可採用微創針刀療法而迅速治癒。

（六）四肢關節的退行性或損傷性病變：

如肩關節周圍炎、肱骨外上髁炎或內上髁炎、退化性膝關節炎或創傷性關節炎、蹠筋膜炎、跟骨骨刺等均可選用微創針刀療法。

（七）缺血性骨壞死：

如早期股骨頭無菌性壞死，可用微創針刀進行髖關節腔和骨髓腔減壓，改善靜脈回流，解除疼痛，停止病情進展，促進短期康復。

（八）某些有體表反應點的內臟疾患：

如表淺性胃炎、過敏性結腸炎、膽囊炎、心律紊亂、支氣管哮喘等，可在背部膀胱經的相應穴位找到按痛點、硬結或條索，針刀刺激這些穴位，可發揮較強的治療作用。

（九）其它：

如肌性斜頸、痔瘡、肛裂、腋臭、尿瀦留、脂肪瘤、上瞼下垂等等。

四、禁忌症

（一）一切嚴重內臟疾病的發作期。

（二）施術部位有皮膚感染、肌肉壞死或深部有膿腫者。

（三）嚴重內臟疾病發作期。

（四）施術部位有難以避開的重要血管、神經或內臟。

（五）有出血傾向，凝血功能障礙者。

（六）定性、定位診斷不明確者。

（七）體質虛弱、高血壓、糖尿病、冠心病、晚期癌症患者應慎用。

五、針刀醫學的基礎理論

針刀醫學的四大基礎理論，也是針刀醫學的精髓：（一）關於閉合性手術的理論；（二）關於慢性軟組織損傷的病因病理學的新理論；（三）關於骨質增生的新的病因學理論；（四）關於經絡實質的理論。

上述理論在朱漢章教授編著的《針刀醫學原理》一書中已經闡述得非常詳細。目前針刀醫學已發展成為一門獨立的新學科，其嶄新的理論體系不僅應用在軟組織損傷領域，在內、外、婦、兒、皮膚、整形美容方面業已取得較大的成功。

（一）關於閉合性手術的理論

針刀醫學從 8 個方面建立閉合性手術的基本理論與方法，使閉合性手術進入了可以操作的階段，這是針刀治療技術在近 20 年迅速發展的根本條件和原因。這 8 個方面是：精細解剖學、立體解剖學、動態解剖學、體表定位學、四步進針刀規程、閉合手術入路、閉合性手術方法、閉合性手術器械。

（二）針刀醫學關於慢性軟組織損傷的病因、病理學的理論

通過對軟組織損傷的各種形式和病理變化過程的研究，發現慢性軟組織損傷的根本病因是人體的動態平衡失調。而造成動態平衡失調有四種基本的病理因素，即黏連、攣縮、疤痕和堵塞。關於慢性軟組織損傷這一重要的病因病理的新學說，揭開了這一類疾病久治不癒的根本原因，並由此提出了內臟器官軟組織損傷的新概念，和脊柱區帶病因學的新理論；這是第一次將慢性軟組織損傷的原理運用到內臟病的研究和治療當中，使許多臨床難以解決的慢性內臟器官疾病打開了一條新思路。

（三）針刀醫學關於骨質增生新的病因學的理論

骨質增生疾患以往普遍認為它的病因是退行性變，即老化。針刀醫學經過對人體內各種力學形式和力學狀態對人的生命活動意義的研究，認識到人體內正常的力學狀態對人的生命活動是不可缺少的，而人體內異常的力學狀態對人的組織器官會造成損害。人體的自我調節功能，可進行對抗性調節，這種對抗性調節的方式是多種多樣的，常因不同的損害而有所不同。

（四）關於經絡實質的新學說

針刀醫學推論人體經絡就是人體所特有的一種電線路，進而認識到人體內存在著一個巨大的電線路網絡；經絡只是它的幹線。這個電線路網絡是人體內潛在的一個龐大的生理系統，這個系統有它不可代替的生理功能作用，它有特殊的病理變化，可以引起目前人類還不明白的奇難怪病。

針刀醫學認識到凡是功能亢進性疾病都是相關微量金屬元素鏈數量增多電流量太大太強的緣故，凡是功能衰退性疾病都是相關微量金屬元素鏈數量減少電流量太少太小的緣故；凡是某些組織器官不正常的增生都是相關的電生理線路發生短路異常放電的緣故，在治療這一類疾病時只要將影響電線路的有關因素排除，或用針刀將微量金屬元素鏈啟動或增加或者接通電線

路，疾病就會被治癒。有時在人體的自我調節機能的作用下和一些恰當的治療手段的影響下，可以迅速接通離斷的微量金屬元素素鏈，而使這一部分的線路的導電能力加大。

除了以上四大理論，針刀醫學的理論還包括六大組成部分，即：1. 針刀醫學的病理生理學。2. 針刀醫學影像學。3. 針刀醫學的診斷學。4. 針刀醫學手法學。5. 針刀醫學的治療學。6. 針刀醫學護理學。

六、針刀療法的無菌操作規程

針刀鬆解是閉合性手術，針刀多在肌腱深部、骨膜上切割剝離，有時要深入關節腔，骨髓腔進行操作，而且由於針體較粗，擺動幅度較大，產生的刺激量也較強，對病變部位局部內環境的破壞或影響也比針灸針要大，所以對針刀操作的無菌要求也比對針刺操作的要求嚴格。在施術過程中，必須符合外科手術的無菌要求。

1. 手術環境建立：針刀治療室，室內用用紫外線消毒，平時室內清潔整齊，治療臺上的床單要經常換洗消毒。每天工作結束時，徹底清潔地面，每週徹底大掃除 1 次。
2. 手術用品消毒：注意一次性針刀器械有效期。針刀操作配合使用的所有器械如手套、無菌乾棉球、紗布等均需在有效期內。
3. 洗手：醫師、護理師在術前必須洗手，用洗刷沾肥皂水交替刷洗雙手，特別注意指甲緣、指甲縫處，後用清水洗淨。
4. 術野皮膚消毒：選定治療點，外科記號筆在皮膚上一做記號，然後用 2% 碘酒棉球或優碘水以記號為中心開始逐漸向周圍 1 至少 5 釐米以上塗擦。切記，不可由周圍再返回中心。待碘酒或優碘水乾後，用 75% 酒精脫碘兩次。然後鋪上無菌紗布，使進針點就在紗布一側邊緣。
5. 平時醫師、護理師應穿乾淨白大衣，戴帽子和口罩，醫師應戴無菌手套。在術中遞送針刀等用具時，均應嚴格按照無菌操作規程，不可在醫師身後遞送手術用具。參觀針刀操作的人員不可太靠近醫師或站得太高，也不可在室內隨意走動，以減少污染的機會。

6. 術畢即應迅速用 OK 繃覆蓋針孔，若同一部位有多個針孔，可用無菌紗布覆蓋、包紮。囑咐患者 2 日內不可洗溫泉或泡熱水澡。

七、操作方法

微創針刀在臨床上有它獨特的使用方法和操作方法，我們必須遵循這些基本的原則才能保證療效和避免差錯。微創針刀屬於一種閉合性手術，當然必須無菌環境下操作技術，同時應該掌握穩、準、輕、快的操作手法。凡是初學者都應該遵循基本原則。至於那些高年資深的針刀醫師，他們通常已經有自己獨特的針刀操作方法，而且非常的有效，而這些方法都是由以下基本的方法演變而來。

微創針刀療法的操作分兩道程序，一是針刀刺入手法，二是針刀運行手法。

(一) 針刀刺入手法：可分以下五個步驟：

1. 定點：通過認真仔細的檢查，確定病變部位和分辨清楚該處的解剖結構後，準確地找到病變的體表投影，痛性結節或條索、或感應很強的穴位，用含有龍膽紫的外科記號筆加以標記。局部優碘消毒再用酒精脫碘，覆蓋上無菌紗布。
2. 定向：根據欲進針處的層次解剖，確定進針刀的方向，原則是與血管、神經、肌纖維的走向平行。但若肌纖維的走向與神經向管的走向不平行，如梨狀肌下孔處、梨狀肌、上孖肌、閉孔內肌的肌纖維走向是橫的，而坐骨神經、陰部神經、臀下動脈、陰部內動脈的走向是縱的，在這種情況部位進針刀，其方向主要與神經、血管循行保持一致，不考慮肌纖維。
3. 定深度：對於施術點比較深的病例，使用針刀之前可先用針灸針探查病灶位置。然後根據該針的方向與深度，可在同一針孔，置入微創針刀，逐漸擺動至病灶處。
4. 加壓分離：在進針刀前，先用戴無菌手套的食指指甲按進針刀方向用力按壓進針點，以便撥其深層的神經及血管向側方移開，避免進針刀時受到損傷。用左手指甲掐按進針點，還可使此處的皮膚麻木，減少進針時的痛減。

5. 刺入：在醫師左手拇指用力按壓進針點的同時，右手拇、食兩個手指捏緊針柄，中、環兩個手指扶持針體，小指支在進針點旁，當繼續加壓時，感到一種堅硬感時，說明刀口下皮膚被推擠到接近骨質，稍一加壓，即可穿過皮膚。此時進針點處凹陷基本消失，神經血管即膨起在針體兩側。一旦穿透皮膚，就應緩慢探索進針，不斷詢問病人的感覺。一旦病人有劇痛感，說明針刀刺到了血管壁；如果病人抱怨酸麻或觸電樣感覺，即說明微創針刀刺到了神經幹。無論患者出現上述兩種感覺或其中的任何一種，都應稍退針刀，重新調整進針方向約 2mm，待患者不再出現劇痛或酸麻，可繼續進針刀，直達病變層次。若重覆出現酸麻脹的明顯穴位感應，則停止進針。

（二）針刀運行手法：根據選用的不同效應，採取不同的運行方法。

1. 針灸針效應的運行：按針灸的原理和方法進行操作。為保持強的針感和傳感效應，事先不做局部麻醉，準確的在穴位進針，當病人出現明顯的酸麻脹感，醫師手下有針體被吸住的感覺時，即說明患者已經得氣，針刀已到位。可利用提插顫抖手法進行刺激。若病人屬實型，提插幅度要大、頻率要快、刺激時間要長；若病人屬虛型，提插幅度要小、頻率要慢、刺激時間要短。在刺激過程中，若病人沒有明顯的傳感現象，應稍退針並調整進針角度、方向，直到病人出現沿刺激穴位所在經路的傳感現象為止。必要時可留針 10—15 分鐘，拔針前再刺激一次。

2. 手術刀效應的運行：按照手術的原理進行操作。事先行局部麻醉或注射鎮痛液。用 24 號針頭，快速穿透皮膚直達病變層次，注射鎮痛液 3—5ml，再退針到皮膚內注射少量 0.5—2.0% 局部麻醉劑 Lidocaine 形成皮丘。皮膚和病變層次之間的組織內不注射鎮痛液，以便保留神經和向管壁的感覺，利用靠這種感覺避免進針刀時損傷神經、血管。（註：在台灣的中醫師用 0.4mm—0.6mm 微創針刀，不留針，不注射麻醉劑）

3. 根據不同病變和部位採用不同的針刀手法。

(1) **縱行剝離法：**此法適於黏連發生在肌腱附著點的病例，將刀口線與肌肉韌帶走向平行刺入達骨面時，行縱行疏剝。即以進針點作為支點，順著刀口線方向在一定的幅度內擺動針體，以達到縱向的分離效果。若黏連面大，可將針刀退到皮下，稍調角度，再達骨面行縱行疏剝。按附著點的寬窄，分幾條線疏導，如此可分幾條線縱剝，直到針下完全鬆動。完成每條線的縱剝後，可用針刀刃的平面橫向推動肌腱，使其得到較完全鬆解，但不可橫向剷剝，以免將肌腱從附骨點蹺起。

(2) **橫行剝離法：**此法適用於黏連發生在肌腱非附骨點的病例，如肌腹處和骨面發生黏連。刀口線與肌纖維走向平行刺入達骨面時，以進針點作為支點，作和肌肉或韌帶走行方向垂直的擺動針體，用刀刃將黏連到骨面上的肌肉、筋膜、韌帶剷起，手感針下鬆動時出針。

(3) **切開剝離法：**對堅硬結疤的瘢痕，需將針刀縱行刺入直達患處組織，將其切數刀，再縱行剝離，橫行推移，把互相間的黏連或疤痕切開，當醫師感針下鬆動才退出針刀。

(4) **硬結切碎法：**又稱為通透撥離法。當身體某處組織有範圍較大的黏連硬結，無法進行逐點剝離，在硬結處可取數點進針，進針點都選在肌肉與肌肉，或其他軟組織相鄰的間隙處。當針接觸骨面時，除軟組織在骨上的附著點之外，都將軟組織從骨面鏟起，並盡可能將軟組織互相之間的黏連疏剝開來，並將結疤切開。例如某些久治不癒的肩周炎，常在肌肉附骨點處如崗上肌腱的止點在肱骨大結節處，觸到堅硬如骨的痛性結節，可經 X 光線影片證實為鈣化塊。對這種病變需平行肌腱進針刀，直達硬結，用左手拇、食指將硬結固定，用針刀將其切碎。X 光片追蹤隨訪，約兩個月內鈣質重新進入體內血循，症狀可完全消失。其它部位的良性堅硬結節，亦可採用相同方法處理。

(5)切割肌纖維法：由於部分肌纖維緊張或攣縮，引起頑固性疼痛及功能障礙時，可將刀口線與肌纖維方向垂直刺入，切斷少量緊張或痙攣的肌纖維，使症狀立刻消失。此法可廣泛用於四肢、腰、背、臀部。一般來講，被切斷的肌纖維數量不超過其所在肌肉的 1/3，不會影響該塊肌肉的功能。切割肌纖維方法在臨床治療中應用相當廣泛，我們將一針的切割稱為“刺切”，在一條線上接連 2—3 個刺切稱做作“排切”，通常用於脊柱骨關節突關節和四肢關節囊的鬆解治療，是一種行之有效的方法。

(6) 十字連環切開筋膜法：其方法是將一個縱行的切開和一個橫行的切開“十”交叉在同一個層面上，作為一個針法單位。在一個確定的治療點上實施 2—3 個這樣的針法單位。除了筋膜外，腱膜、滑囊、痛性結節的切開均可使用十字連環切開法。反覆多次實踐中發現，此法不僅能夠減輕操作時病人的疼痛，提高病人對針刀刺激的耐受度，同時具有見效更快，療效更高的優點。

根據病變情況、部位和治療目的，可選用上述手術方法的一種或幾種。

4. 針刺手術綜合效應的運行：不少病例需要利用針刺、手術聯合效應。在這種病例，要先按針刺效應的方法運行，再按手術效應的方法運行，順序不能顛倒。

八、注意事項

(一) 醫師必須嚴格掌握適應症、禁忌症與無菌操作技術。

(二) 必須明確診斷：

不僅要明確疼痛的原因和性質，還要明確病變的組織、器官，病變的確切部位和深淺，確保針刀到達病變的組織和層次，而不損傷正常組織。為確保病人安全，明確病人的身體狀況和重要臟器功能也很重要。

（三）預防折針或彎針：

在使用前必須檢查針刀有無生銹、凹痕、尤其要特別檢查針根（柄體相交處）。醫師在進行刀法運行，實施鬆解剷剝時，要利用槓桿作用，即以右手小指作為支點，拇食指捏住針柄，利用腕部的活動使針刀擺動。

（四）暈針的預防與處理：

1. 在施行針刀術的過程中，患者出現頭暈、心悸、面色蒼白、欲吐、出冷汗、心慌、血壓下降的現象稱暈針。治療前，醫師或護理師必須耐心向患者解釋病情，說明選用微創針刀療法的必要性和優越性。患者宜採取舒適且能持久的體位，如臥位。也可以請接受過微創針刀治療的病人，現身說法來解除病人的緊張情緒和恐懼心理。避免在病人饑餓或過度疲勞時施術。有暈針史的病人，盡可能採取臥位治療。醫師應做到技術純熟，進針和手術時利索、迅速，減少病人痛苦。在治療過程中，要注意觀察病人反應，發現病人有暈針表現，即應立即停止治療。一般在治療後，要讓病人休息幾分鐘，觀察確無不良反應，再請患者喝溫開水 200—300ml，靜臥休息數分鐘之後離院。
2. 出現暈針刀症狀，應立即停止操作，讓病人平臥在治療床上，口服 50% 的葡萄糖 20 毫升。一般經 2—3 分鐘後，血壓可回升，面色轉紅潤，頭暈減輕，不再嘔吐，10 分鐘左右即恢復正常。某些患者經上述方法處理無效時，醫師可立即掐人中穴、雙內關、外關穴。一般可很快恢復。經上述處理無效者，應迅速請西醫內科醫師協助處理，注意有否心臟和腦部疾病。另外重症者應給予吸氧或做人工呼吸，或靜脈推注 50% 葡萄糖 10ml，或採取其他急救措施。

（五）針刀療法出血的　防和處理方法：

1. 出血的預防：

必須先熟練掌握治療部位精緻與立體的解剖知識，明白周圍血管的確切位置及體表投影。術前須耐心詢問患者症狀，詳細過去病史，是否曾經凝血時間異常。嚴格按照進針刀方法操作，施術過程要密切觀察患者的反應。醫師要認真體會針下感覺，若針下有彈性阻力感，患者抱怨針下刺痛，應將針刀稍提起並略改變進針方向再行刺入；若施術部位在骨面，則鬆解時刀刃不能離開骨面，更不可以用大幅度的提插手法。

2. 出血的處理方法：

(1) 表淺血管出血：使用消毒乾棉球或無菌紗布壓迫止血。頭面、後枕部與手足等小血管豐富組織，針刀鬆解後，無論有否出血，都應依照常規按壓針孔 2—3 分鐘。若少量出血導致皮下青紫瘀斑者，可不必特殊處理，一般在數日內可自行消褪。

(2) 深部組織血腫：通常，較小的血腫並不需要特殊處理，經過1—2 週多能自行吸收。若局部明顯腫脹疼痛或繼續加重，可先做局部冷敷止血，48 小時後，可局部熱敷，外擦活血化瘀藥物以加速瘀血的消褪。較大的血腫可在超音波定位下穿刺抽除，同時局部用彈力繃帶加壓包。若穿刺治療無效，血腫不消或繼續增大時，必需切開引流並止血。另外，如果重要臟器的部位出血，如椎管內、胸腹腔內出血較多或不易止血者，必須立即轉診，進行外科手術。

(六) 針刀術後注意：

1. 為防止術後重新黏連，在病情允許的情況下，治療後要鼓勵患者進行治療部位的早期活動和自我按摩，促進血液循環和防止術後出血黏連。2. 針刀術後創面因缺乏局部運動而造成黏連。生活尤當特別注意局部適度運動。3. 術後患處 24 小時內保持乾燥潔淨，並注意創面癒合情形。

(七) 適當配合其他治療方法：

微創針刀療法是治療多種疼痛病症的一種有效方法，但不是唯一的方法，也不能治療所有的疼痛病症，因此，許多病例還需要配合應用其他治療方法，以發揮綜合療法的最大效力。例如頸椎綜合徵除了使用微創針刀療法外，可再配合應用物理治療，內服、外用中西藥，

第二章 選擇微創針刀治療點的臨床思路

手法矯治等，比單獨應用任合一種方法效果都顯著。

前言

中醫微創，古已有之。從舊石器時代的砭石、鐵器時代的“九針”，再經數千年的沿革與發展，形成現在的中醫微創體系包含針灸、針刀、水針刀、筋骨針、鈹針、刃針、火針、浮針等針刺療法以及整骨推拿為代表的手法所共同組成。

1976 年朱漢章教授在南京金陵發明小針刀，開始臨床與教學活動。到了 1994 年在他編著的《小針刀療法》就標誌著以中醫理論為基礎，以現代解剖學理論為指導，取中醫針灸和西醫外科手術兩種理念整合而形成針刀療法。其特點對某些適應症的治療由開放手術變為閉合性手術，變難治為速癒，變複雜治療為簡單治療，將有創的痛苦變為無創或近於無痛苦的微創治療，使大部分原來需要切開手術的病例變為真正意義上的“微創”療法。其後陸續出現的筋骨針、刃針、浮針、火針、撥針刀、骨減壓針等等，也都屬於中醫微創的代表作品。從理論上講，前述不同針器與相關用法都是中醫微創醫學的重要組成部分[1]。沒有它們，中醫微創醫學就不能成立。因為凡是以中醫學的理念並結合現代醫學理論，以最小的解剖損傷和生理刺激，能獲取最高最好療效，亦或用最小的社會成本，換取最佳健康生活的醫療行為，皆可納入中醫微創醫學的範圍。

儘管中醫微創器具眾多，其辨證論治的理念頗一致，但選取治療點則有不同的模式。以下將介紹近年我們在台灣，臨床應用微創針刀選取治療點的臨床思路。

一、通用中醫針灸處方法

進行中醫微創療法時，仿照針灸處方法，將數個腧穴，作有規律之組合，稱為針灸處方[2]。針灸處方時，除應用傳統特殊穴的配合規律外，並須結合各種針灸之治療法則以選取腧穴，然後取其所宜，去其所忌，分其主輔，適其先後，組成有制之師，以便充分發揮針灸之療能。針灸處方組成之法則，一如藥物之處方，係依照各穴之性能，分為君、臣、佐、使，故通常以四穴為準。所謂君臣佐使就是根據《黃帝內經 · 素問》至真要大論曰：「主病之謂君，佐君之謂臣，應臣之謂使。」故君為一方之主穴，用以治療主要證狀；臣為君之輔助穴，用以加強主穴之療效，即上條配穴之意；佐之作用有二：(1) 為恐君穴之力量太過，用以監制其副作用；(2) 為協助君穴或臣穴，以解除次要證狀；使為引導各穴之力量能達於病所。處方舉例：如患者右側上齒痛，取合谷、內庭、耳門、禾髎四穴。取穴方義：合谷穴屬手陽明大腸經，為治療牙齒痛之特效穴， 故用以為君；內庭穴屬足陽明胃經，足陽明經脈入上齒中，取內庭配合谷，能加強對上齒痛之療效，故用以為臣；禾髎穴位於上顎骨犬齒根窩部，乃局部取穴法，故用以為使，期引各穴之針力達於病灶部位也；取耳門者，乃因耳門能治療因牙痛所引起之耳前面痛，屬於次要證狀，故用以為佐。

二、傳統針灸配穴法

針灸處方的原則和藥物處方的原則是一樣的，要依據病人的體質與病情，從全身的腧穴中取出一些對症有效的腧穴，配合在一起，施行針灸，叫做處方配穴[3]。處方配穴是以穴對病而言，無論選用何穴總應選該穴對病有治療效果之穴，如果選用不當，就不會達到應有的治療效果。

(一) 循經處方配穴法：

處方配穴的基本原則就是循經取穴。是在本經的近距離（局部）取穴及遠距離取穴。如：胃經鼻衄取巨髎，肝氣橫逆取章門，肩痛取肩髎，腰痛取腎俞是局部配穴。又如：肺經咳嗽取列缺，膽經偏頭痛取陽輔，肝經頭痛取太沖是遠距離配穴。

(二)子母處方配穴：

此法多用於臟腑疾患，經絡病變亦可採用，但應首先判斷發病的臟腑或發病部位屬於何經，辨別疾病之虛實。按難經：「實則瀉其子；虛則補其母。」的原則採用本經或他經的五輸穴，并施以相應的補瀉手法。

(三)經驗處方配穴法：

歷代針灸學家累積了許多的經驗方，如：四總穴「腹肚三里留，腰背委中求，頭項尋列缺，面口合谷收。」後人又在經驗中又發現了些常用特效穴。於是又加上一句：「胸部內關謀。」成了五總穴，由五總穴又加上一句:「脅肋用支溝。」成了六總穴，由六總穴又加上四句:「痠痛取阿是，外傷陽陵搜。男女三陰交，安胎公孫兜。」就成了十總穴。在針灸文獻中還注錄了八會穴、回陽九針穴、馬丹陽天星十二穴、孫真人十三鬼針穴，可見經驗處方配穴在針灸治療臨症上是十分重要的。

(四)特定穴處方配穴法：

特定穴就是十四經中具有特殊治療功能的腧穴，常用的有原、絡、郄、募、背俞、八會等穴，這些腧穴的主治功能有一定的規律，如果能把握其規律性，才能在臨症上運用自如，收到良好的效果。例如：五俞配合五行取穴、原絡取穴、子午流注等處方配穴法皆是。

(五)對症處方配穴：

一般症狀是機體對疾病的反應，一種疾病可以反應出數種症狀；一個症狀也可以在多種疾病中出現。所以對許多錯綜複雜的症狀，應加以認真的分析，正確的診斷，治其標本。這種對症處方配穴，是針對患者的症狀而配穴的，如一種病症現出了十餘種症狀，針對這十餘種症狀處方配穴，勢必造成配穴泛濫，茫無頭緒。所以對症處方必先有正確的診斷，以明瞭疾病的標本，然後用設計處方，標本兼治，才能收治療功效。

(六)接經處方配穴：

經絡的功能可以通達內外，貫穿上下運行氣血，全身十二經脈的循行也是互相銜接，周而復始，如環無端的。所以在經脈循行的原則中，這種取穴法是有效的，接經就是經脈上下相互接連的手足同名經脈相接，接經處方配穴法即先診斷出屬何經的病症，然後取其同側與上下所接的經脈或取手足同名的經脈、五腧穴、郄穴、絡穴的穴位施針。例如：風寒濕之邪客經脈，膽經右側腰腿行痺（坐骨神經痛），如以接經處方配穴法取穴，可取三焦經外關穴，因三焦承經接膽經。此法臨床甚效。

三、神經經絡平衡針刺法

神經經絡平衡針刺的作用假說，主要是通過針刺神經幹或神經支，給予患者一種適當的良性刺激信號，這種刺激信號既不針對病原體，也不直接針刺病變部位的組織器官，而是把醫師的指令資訊通過針刺神經，直接輸給資訊網路（經絡），以最快速度、最佳路線輸送到高級中樞系統[4]。通過神經指揮系統對失調與病變部位的子系統進行對症性調控，釋放大量的能量物質，提高人體免疫功能，促進人體的鎮痛效應，增強人體消炎和代謝作用等。對原來失調的病理狀態和物質代謝紊亂過程，進行間接干預，通過自我修復達到一個新的平衡狀態。

中醫微創療法也參考平衡針灸理論所採用的定位取穴、交叉取穴、對應取穴等原則。臨床中也配合左右交叉取穴、雙側同時取穴等取穴原則，用於治療軟組織病痛有一定效果。一般歸納有七種方式來取治療點：(1) 定位取穴，本原則主要是指針對某一病變的部位來選取特定穴位。也就是說通過針刺特定部位的特定穴位達到治療另一部位疾病。(2) 同經取雙側法（一邊患部，一邊反應點），雙側同時取穴原則主要是指急症，可以根據疼痛反應點取同側與對側位置，或是在人體有左右兩個穴位的情況下採取的取穴原則。(3) 同名經取手足雙側；(4) 表裏經手足相應健側（交叉取穴）；(5) 接經陰陽手足相應健側；(6) 臟腑別通法（太陽對太陰，少陽對少陰，陽明對厥陰）手足相應取經；(7) 臟腑時辰相應法（肺寅早上 3—5，就取下午 3—5 的膀胱申。大腸卯 5—7，就取下午 5—7 的腎酉）。以上配合全息律找相應位置，例如：腕＝踝＝頸；肘＝膝＝臍；肩＝髖＝陰部。

四、靳三針療法

“靳三針”療法以靳瑞教授之名而設，被譽為“嶺南針灸新學派”。“靳三針”運用於臨床治療各類疾病，效果顯著，深得針灸人之喜愛。但是並非每次只取三個穴或治療三次就有效，而是需要扎實的中醫辨證基礎，理解各三針穴組的組穴原理與配穴方法，並熟練掌握獨到的入針手法，才能突出在臨床中“治神”的作用[5]。

“靳三針”組穴特色是所有的三針穴組均作為主穴而設，臨證仍需辨證配穴。

1. 根據病灶部位組穴：根據腧穴的近治作用，在病灶的上、中、下三部取穴，其優勢在於可疏通局部經絡氣血，對局部病灶的恢復具有重要的意義。例如鼻三針，是由迎香、鼻通和印堂三穴所組成，且每個穴的應用都有其理論依據。如果將鼻分成上、中、下三段，位處上段的印堂穴之表層為督脈所過，可以發揮振奮陽氣的作用；鼻通穴位於鼻的中段，為經外奇穴，顧名思義，它有通暢鼻竅的作用；鼻下部的迎香穴，位於鼻翼旁，善通鼻氣，專治不聞香臭，是治療鼻疾的常用要穴。
2. 根據臟腑辨證組穴：根據病變所涉及的臟腑，選用與調整臟腑功能密切相關的特定穴，可達到提高臨床療效的目的。經絡系統中的每一條經脈都有相對應的臟腑與之相連屬，並隨著經脈在人體內的循行，可與多個臟腑發生聯繫，專治臟腑功能失調。如胃三針由中脘、內關、足三里穴組成，中脘為胃之腹募穴，足三里為胃之合穴、下合穴；內關為八脈交會穴，專治“心、胸、胃”病證，因胃與脾相表裏，脾胃為後天之本，乃人體元氣升降之樞紐，藉著調理脾胃，五臟六腑皆有治療作用。
3. 根據經脈循行組穴：根據腧穴的遠治作用，將局部取穴與遠部取穴相結合，其優勢為遠近結合、上下相迎，體現了“經脈所過、主治所及”的針灸治療原則。“腰三針”由腎俞、大腸俞、委中組成，取腎俞、大腸俞為“以外應內”，屬局部取穴；取委中乃根據“腰背委中求”，屬遠治作用。這種組方體現了“經脈所過，主治所及”的規律。三穴配伍，共奏行氣活血、疏通經絡、強壯腰脊之功。現代研究説明，“腰三針”是針對腰椎間盤突出部位進行針刺，促使表層纖維環或後縱韌帶緊張，黃韌帶收縮、壓迫突出物使其稍變平，從而使椎管相應擴大，神經根受壓減輕。若在此基礎上進行微創針刀刺激，產生的機械性動力可促使突出的髓核沿髓核突出通道還納，增加局部血液循環，促進韌帶—椎間盤間隙的血腫吸收，消除炎性介質，減輕或消除神經根炎症水腫，從而使腰腿痛等臨床症狀消失。

4. 根據腧穴的協同功能組穴：將治療疾病具有協同作用的腧穴進行配伍應用，其優勢為對於疑難雜症，可達到協同增效之目的。例如：手三針與足三針。手三針由曲池、外關、合谷穴組成。合谷穴不僅能治療手腕部病症，還能治療頸部和頭面部病症，是為主穴。由於頭面部病症多因火熱上擾，屬於熱證、實證為主，而曲池、外關，一為手陽明大腸經合穴，一為手少陽三焦經穴，有清利頭目、行氣止痛等功效。曲池、外關兩穴作為配用，既可針對病位，又可針對病性，用之統瀉手三陽經之火。

足三針由足三里、三陰交及太沖穴組成。足三里是足陽明胃經的合穴，因為足陽明胃經循行於腹部，性屬陰，所以足三裡要當成陰穴看。太沖為足厥陰肝經的原穴，肝主藏血，正所謂肝腎同源，所以太沖也是穴性屬陰的腧穴。三陰交穴是足三陰經交匯之處，性極陰，所以脾經、肝經、腎經這三條陰經結合在一起，專治陰、血類病證。

五、細刀淺刺法

此法是在針刀醫學的基礎上先確定疼痛是什麼動作或什麼姿勢狀態下產生的，然後分析該動作的參與肌群或維持該姿勢穩定性的參與肌群，結合解剖學結構和力學平衡結構確定其中最易損傷的肌肉，然後對該片肌肉或相連接肌肉的起點、中點和止點找尋反映點來進行治療，以達到解除痙攣狀態以治療疾病的一種方法。

目前台灣使用中醫微創針刀療法具有幾個特點：1. 刀口 0.3—0.4mm，減輕了原來 0.8mm 較寬刀口導致患者的疼痛；2. 不用局麻藥和類固醇。3. 進針深度 0.5—1.0cm 左右，治療時不容易傷及神經及重要血管。4. 進針手法簡單，只有提插與橫撥，較少其他的輔助手法。5. 每次治療時間 1—2 分鐘，每 3—5 天一次，療程 1—3 次即可。節省患者的治療時間。6. 微創針刀提插橫撥部位為淺筋膜、筋結與皮神經卡壓部位等。本法主要應用兩個理論：

1. 筋膜學理論[6]：

人體的骨骼肌肉系統是一個張力均衡的結構，骨骼系統形成了結構外形，而行走在骨骼間的肌肉（肌筋膜鏈）則發揮維持結構外形的作用，肌筋膜鏈的張力調整整個結構的平衡。理想的人體可以使內部的總張力與相對應的總收縮力達到平衡，使人體的運作達到最有效的狀態。當中的任何的一部分由於各種原因導致其張力發生變化，都會導致整條筋膜鏈上的另外某一部分（或整條鏈）發生張力的改變——縮短或延長，時間長久，就會產生疼痛和人體體態結構的變化。從而打破了人體陰陽平衡的狀態，慢慢就會導致疼痛或失衡。中國古代道家哲學中有“道術”一說，針刀醫學也講究道術，每條分佈人體的經絡就是所說的“道”，而微創針刀療法就是所謂“術”。我們可將肌筋膜鏈提供的一種發現問題（代償、疼痛、結構失衡）的“道”，用針刀醫學的“術”去解決。

2. 弓弦理論：

利用人體脊柱的四大生理彎曲將骨性組織看成弓的部分，而軟組織看成弦的部分。其應力集中點分別在弓弦的交接部位和弦的中央部位；將四大生理彎曲看成四副弓弦，根據弓弦之間的力學關係，結合人體生理彎曲異常的改變來判斷受損軟組織的力學依附點，進行細刀淺刺鬆解，使治療點更加精確。

六、反阿是穴療法

反阿是穴—肌肉起止點療法，是根據《內經》中關於取穴的基本原則，結合現代解剖學，從臨床實踐中總結出來的。它具有和阿是穴相反的分佈規律及特性，對經筋類的疾病，如關節與軟組織損傷疼痛等，有較好的療效[7,8]。

反阿是穴與阿是穴是“相反”的，無論是在穴性還是在分佈規律上都具有普遍的對立性。在穴性上，按壓阿是穴，則患者的疼痛就加重或被誘發出；而反阿是穴則相反，即按壓反阿是穴時、則患者無特殊痛感，大多數反阿是穴與阿是穴在同一塊肌肉或鄰近相連的肌肉上。一般來說，若阿是穴位於肌肉的止點，則反阿是穴必位於該肌肉的肌腹或起點上；若阿是穴位於肌肉的起點上，則反阿是穴就位於肌肉的肌腹或止點上；當阿是穴位於肌腹時，反阿是穴就位於肌肉的起點或 / 和止點上；按壓反阿是穴，則該患者的疼痛就立刻消失或明顯減輕。所以，我們又將反阿是穴取穴法稱之為“肌肉起止點取穴法”。

臨床發現，反阿是穴通常位於肌肉中肌纖維最緊張的部位，並且可觸及緊張或條索狀的肌纖維。正確的反阿是穴有兩個特徵：1. 反阿是穴的位置本身有時會有刺痛、酸脹或明顯壓痛。2. 按壓該穴時，局部疼痛、壓痛，或關節活動時，疼痛可能立即緩解或基本消失。以上尋找反阿是穴的重要體徵，如有多條肌肉受累，則會有多個反阿是穴。

七、病理解剖定位法

本法在針刀醫學領域被應用最多，在設計針刀處方時依據：1. 影像病變定位：例如頸腰椎間盤突出症[9]；2. 功能病灶點定位：例如肩周炎[10]；3. 依據痛點、條索狀：例如第三腰椎橫突綜合徵[11]；4. 依據痛點、生理角度：例如梨狀肌損傷綜合徵[12]；5. 依據神經根部位：例如刺激背俞穴[13]、夾脊穴治療 II 型糖尿病[14]。分別進一步敍述如下：

(一) 依照影像病變定位：

腰椎間盤突出症：先經過 MRI 檢查明確診斷為腰椎間盤髓核突出。治療方法：體位俯臥位，腹部墊枕約 10 釐米，使腰部脊柱向後托起。沿腰夾脊穴及下肢的足太陽膀胱經的腎俞、氣海俞、大腸俞、關元、承扶、殷門等，將針刀刀口線平行於脊柱縱軸和肌纖維走行方向；垂直皮膚刺入。當達到軟組織或腰椎橫突骨面有強烈針感時（酸脹感），即採用縱向擺針疏通，橫向剝離的手法，疏通經絡。

（二）依功能病灶點定位：

肩周炎：結合臨床功能受限體位及壓痛、條索結節總結出以下針刀入路：喙突點入路，可鬆解胸小肌、喙肱肌、肱二頭肌短頭、喙肩韌帶、喙鎖韌帶、喙肱韌帶；小結節入路可鬆解大圓肌、肩胛下肌、背闊肌止點；大結節入路可鬆解胸大肌、崗上肌、崗下肌、小圓肌、喙肱韌帶的附著部；結節間溝入路可鬆解肱二頭肌長頭腱鞘、肱二頭肌長頭腱；肩峰下滑囊入路可鬆解肩峰下滑囊；崗上窩入路可鬆解崗上肌起點；崗下窩入路可鬆解崗下肌起點；肩胛骨內上角入路可鬆解肩胛提肌；肩胛骨腋緣入路可鬆解小圓肌起點；肩胛骨脊柱緣入路可鬆解菱形肌、肩胛下肌；肩胛骨下角入路可鬆解大圓肌起點。

依據功能受限狀況，可採用不同的針刀入路：前屈功能受限，可採用肩峰下針刀入路、喙突點針刀入路；後伸運動功能受限，可採用喙突點針刀入路、小結節針刀入路；外展功能受限，可採用肩峰下針刀入路、大結節針刀入路；內收功能受限，可採用肩胛骨下角針刀入路、喙突點針刀入路、肩胛骨腋緣針刀入路、結節間溝針刀入路；外旋功能受限，可採用大結節針刀入路、肩胛骨腋緣針刀入路；內旋功能受限，可採用肩胛骨脊柱緣針刀入路、肩胛骨上角針刀入路。

（三）根據痛點與條索狀：

第三腰椎橫突綜合徵：病人俯臥在治療床上，腹下墊枕，在壓痛點處找到第三腰椎橫突尖部（約棘旁旁開 2.5cm—3.0cm），做一標記，常規消毒，鋪紗布。術者戴無菌手套右手持小針刀，自選定的標記處將刀刃與人體縱軸線平行，在皮膚繃緊時突然加力，垂直刺入皮下，緩慢刺入深部，觸及腰三橫突骨質後，縱行切割 2—3 次，再採用橫行疏通剝離數次，當感到橫突末端與其附著處的軟組織之間有鬆動感時，拔出針刀，用 OK 繃覆蓋針孔。

（四）根據痛點與生理角度：

梨狀肌損傷綜合徵：在梨狀肌體表投影尋找深壓痛點，總結出4個常見壓痛點：(1) 髂後上棘與尾骨尖連線的中點；(2) 上述點與大轉子尖部連線的內 1/3 點；(3) 上述連線的外 1/3 段點；(4) 梨狀肌在大轉子的附著處。在患者臀部上述 4 點中的壓痛處行針刀治療。第 (1) 點進針刀後針尖刺至髂骨背面，探其邊緣，再沿邊緣向下刺入約 0.5cm 達梨狀肌肌束，對部分緊張的肌纖維行横向切割。再向外側傾斜針體，使針刀刃緊貼薦骨內面刺入約 0.3cm 進行縱行疏通剝離。

(五) 根據神經根部位：

以繼發性的 II 型糖尿病為例。糖尿病患者肺、胃、腎等臟腑有疾時，常在相應的背俞穴，如肺俞、脾俞、腎俞等處可出現陽性反應區、反應點和反應物。經過觀察背俞穴處的皮下組織有無隆起、凹陷、鬆弛和皮膚色澤改變、溫度異常等反應現象，可以依此分析推斷屬於某一經脈的病變與病性等，從而進行有目的的辨證論治。除此之外，膈俞、胰俞也是糖尿病的主要治療點。（第八胸椎棘突下旁開 1.5 寸定為胰俞穴，認為是治療糖尿病的效穴。）脊神經根由椎間管穿出，其後支沿相應橫突下行，穿過豎脊肌，其細小分支與橫突前交感神經相連，共同支配臟腑功能。刺激夾脊穴能夠通過神經系統而將刺激作用於相應的肺、胃、腎等與糖尿病相關的病變臟腑，調理經氣，改善其功能，從而恢復正常代謝。治療方法可選取上述位置，依照定點，定向，定深度，加壓，刺入等入針刀手法，再選擇合適的微創針刀內手法鬆解病變組織。

結論

臨床使用針刺或微創針刀為治療工具時，針刺與針刀在皮下的內手法是決定改善程度的關鍵，而決定治療位置的處方依據則是指導方針。這猶如人體由大腦思考確定政策方向之後，雙手再努力去執行，兩者都不能偏廢。在執行過程中，如何達到不痛、有效、無副作用等要求，是操作針刺與針刀醫學的較高層次。本文介紹近年流行於台灣中醫界，各種選取微創針刀治療點的臨床思路，大約可分為七大類，其內容涵蓋傳統中醫學的針灸取穴，名老中醫經驗治療點，與根據現代影像或病理解剖等，豐富了現代中醫治療疼痛與內科疾病的臨床思路。

參考文獻

1. 王秀義：中醫微創技術 [M]. 黑龍江科學技術出版社。2006, 黑龍江省
2. 黃維三：針灸科學 [M]. 正中書局，1985, 台北市
3. 高宗桂：實用針灸經穴學 [M]. 國興出版社，2011, 新竹市
4. 王文遠：平衡針法臨床精要 [M]. 中國中醫藥出版社，2013, 北京
5. 吳漢卿：筋骨三針療法 [M]. 人民軍醫出版社，2011, 北京
6. 胡超偉：超微針刀療法—淺筋膜鬆解術 [M]. 湖北科學技術出版社，2014, 湖北
7. 張文兵、霍則軍：反阿是穴肌肉起止點取穴法初探 [J]. 遼寧中醫藥雜誌。2001, 28(7):432
8. 張文兵、陳羽霄：反阿是穴—肌肉起止點療法及其臨床應用 [J]. 上海中醫藥雜誌，2002,3:42-43
9. 唐峰、呂武賓、鄧軍、薑興鵬：腰椎間盤突出症針刀治療機制和影像監控下定位操作探討 [J]. 湖南中醫雜誌，2012, 28(5):77-79
10. 李殿寧、葉平：針刀治療肩周炎的中西醫結合機理探討 [J]. 針灸臨床雜誌，2002, 18(11):41-42
11. 李琪：小針刀治療第三腰椎橫突綜合徵 38 例 [J]. 新餘學院學報，2013,18(6): 85-86
12. 吳緒榮：小針刀治療梨狀肌損傷綜合徵 31 例 [J]. 湖北中醫雜誌，2001,23 (4):45
13. 盧回東，余健，劉興暉，劉益華：小針刀配合整脊手法治療神經根型頸椎病 60 例臨床觀察 [J]. 中醫藥導報，2010, 16(6):78-79
14. 張玲玲，董寶強：以背俞穴、夾脊穴為主治療Ⅱ型糖尿病理論探析 [J]. 遼寧中醫藥大學學報，2014,16(3):98-99

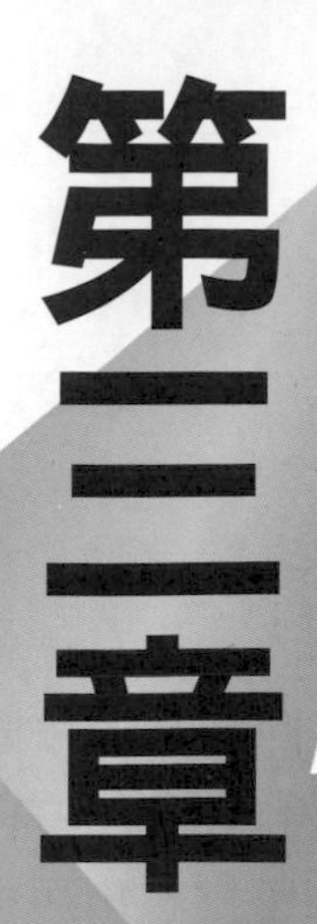

第三章 頭頸部

1、面肌痙攣診療規範

臨床可分為原發性面肌痙攣與面癱後遺症產生的面肌痙攣。兩種類型可以從症狀表現上區分出來。原發型的面肌痙攣，在靜止狀態下也可發生，痙攣數分鐘後緩解，不受控制；面癱後遺症產生的面肌痙攣，只有在做眨眼、抬眉等動作時產生。

【診斷依據】

一、須詢問有無顱內損傷或顏面神經麻痹史，精神上有無受到強烈傷害性刺激病史。

二、面肌痙攣表現為陣發性半側面肌的不自主抽動，通常情況下，僅限於一側面部，因此又稱為半面痙攣，偶爾可見於兩側。多由上、下眼瞼擴及口角、頸部，不超過顏面神經支配區。可因受涼、疲勞、精神緊張時或叩擊敏感點而誘發痙攣發作，以講話、微笑時更加明顯，嚴重時可呈痙攣狀態，睡眠時不發作。

【治療】

一、針刀治療

（一）治療原則

運用針刀鬆解部分顏面神經運動纖維、三叉神經感覺纖維或部分面部表情肌肉。

（二）操作常規

1. 姿勢：患者仰臥位，頭偏向一側，患側面部朝上。

2. 定位：確定針刀治療點。1. 臉頰痙攣選二點：(1) 乳突前點：在乳突前方約 0.5cm 處，方向是往人中方向刺入。用左手拇指壓住乳突下方，拇指尖頂住乳突，針刀方向與身體縱軸平行，按上述方向刺入達乳突骨面後再向莖乳突孔口方向刺入約 1 ～ 2cm 鏟撥 2 ～ 3 下，有酸脹感屬正常，出現放電感時停止；(2) 顴弓下點：在顴弓中央下方凹陷處，接近垂直方向。用左手拇指壓住顴弓中央下方，拇指尖頂住顴弓下緣，針刀方向與身體縱軸垂直，按上述方向刺入達顴弓中央下方骨面後，再向內刺入 1.0 ～ 1.5cm，鏟撥 2 ～ 3 下，如有酸脹感屬正常，若出現放電感則停止。2. 眼睛周邊痙攣宜選擇眼眶外周圍或顴弓上方：(1) 眼裂外側端點以定點處為中心，向外上方、外方、外下方進行鏟剝鬆解術。刀口線刀體與皮紋平行，即與額狀面平行，刀體與皮面垂直。快速刺入皮膚、皮下組織，直達骨面。並固定於此位置，調轉刀口線平行 90 度，將刀柄向中軸線方向傾斜，幾與皮面平行，沿骨膜面向後方做扇形鏟剝 3 ～ 5 刀，然後以紗布壓迫止血 1 分鐘以上；(2) 眉內側點以定點處為中心，向上、向外進行鬆解術，刀口線與皮紋平行，即與眉弓走行一致：刀體與皮面垂直。快速刺入皮膚、皮下組織，直達骨面，並固定於此位置，將刀柄向尾端傾斜，幾與皮面平行，沿骨膜面向頭端做扇形鏟剝 3 ～ 5 刀，後壓迫止血；(3) 眉中間點以定點處為中心，向上進行鬆解術，刀口線與皮紋平行，即與眉弓走行一致；刀體與皮面垂直。快速刺入皮膚、皮下組織，直達骨面，其餘如前法；(4) 眉外側點刀體與皮面垂直，刀口線方與皮紋平行，即與眉弓走行一致；快速刺入皮平膚、皮下組織，直達骨面。其餘如前法；(5) 顴骨突上端點以定點處為中心，向外上方、外方、外下方進行鬆解術刀口線與皮紋平行，即與額狀面平行；刀體與皮面垂直快速刺入皮膚、皮下組織，直達骨面，並固定於此位置。調轉刀口線 90 度，將刀柄向中軸線方向傾斜，幾與皮面平行，沿骨膜面向後側做扇形鏟剝 3 ～ 5 刀，然後壓迫止血；**3. 口角痙攣宜選擇咬肌前緣處：**(1) 顴骨基部點以定點處為中心，向外上方、外方、外下方進行鬆解術刀口線與皮紋平行，即與額狀面平行；刀體與皮面垂直，快速刺入皮膚、皮下組織，直達骨面，固定於此位置，調轉刀口線 90 度將刀柄向中軸線方向傾斜，幾與皮面平行，沿骨膜面向後側做扇形鏟剝 3 ～ 5 刀然後壓迫止血；(2) 下頷角前方點以定點為中心，向下頷角方向進行鬆解術。刀口線與下頷下緣平行，刀體與刀面垂直快速刺入皮膚與皮下組織，直達骨面。並固定於骨膜面下。然後，將刀柄向面中央線傾斜，幾與皮面平行，刀體仍與下頷骨下緣平行。再沿骨面向背側方向，呈扇形進行鏟剝，深入至 15 ～ 20mm 深，3 ～ 5 刀即可出刀術畢，壓迫止血。

3. 每次選擇 3 ～ 5 個治療點，5 次為一療程，每次間隔 7 至 10 天。

（三）注意事項

1. 撥開部分面神經纖維，減少面神經衝動傳出量，降低面肌的興奮性。
2. 撥開部分相應的感覺神經：如切開眶下神經、眶上神經和顳淺神經部分纖維，以減少病理性刺激回傳到中樞神經，減輕反射弧作用。
3. 心理治療：使患者建立恢復信心，積極配合治療。
4. 輔助藥物治療：適當使用肌肉鬆弛劑，鎮靜安神的藥物。
5. 輔助針灸法：取腕踝穴位強刺激法，幫助抑制面部肌肉痙攣。
6. 鑒別診斷：需區別小腦、橋腦角腫瘤等引起的面部肌肉萎縮、抽搐或其他顱神經病變。

（四）預後

不完全性面癱發病後1～3週開始恢復，1～2個月內可望明顯恢復或痊癒，年輕患者預後好。

2、三叉神經痛診療規範

三叉神經痛是指三叉神經分支範圍內反覆出現的陣發性短暫性劇烈疼痛。其疼痛經常涉及一側三叉神經的第2支或第3支。發病時疼痛突然發作，呈陣發性閃電樣的劇痛，如刀割，如錐刺，如火灼，持續數秒鐘或數分鐘後緩解，一天內可發作數十次。説話、咀嚼、呑咽等均可引起發作，嚴重者可伴有患側面部肌肉抽搐、流淚和流涕等，在上頜支的眶下孔、下頜支的頦孔與眼支的眶上切跡常有壓痛。隨著病情進展，發作更劇。第二支範圍的疼痛深入上牙齦，拔牙仍不能解除疼痛。

【診斷依據】

一、根據發病年齡、疼痛部位、程度和性質，疼痛持續時間，是否經過治療，效果如何。

二、面部三叉神經疼痛範圍，短暫性發作劇烈疼痛，如刀割樣或觸電感、每次持續數秒至數分鐘。疼痛局限於三叉神經分佈範圍內。

三、檢查三叉神經分佈區的激發點位置，皮下有無壓痛敏感的結節、條索狀，以它們作為下針點。注意顳肌和咀嚼肌是否萎縮，肌力有無正常。

四、需鑒別繼發性或器質性三叉神經痛（小腦腦橋角腫瘤、鼻咽癌，或其他腫瘤引起的疼痛），牙痛或智齒壓迫、舌咽神經痛、偏頭痛等。

【治療】

一、針刀治療

（一）治療原則

運用針刀治療原發性三叉神經痛，鬆解攣縮、剝離組織間之黏連、流暢氣血，疏通瘀阻，恢復正常代謝，以達效果。

（二）操作常規

1. 觀察 X 光片，如果頸 1、頸 2 椎關節移位，則在枕骨大孔後側邊緣將寰枕筋膜切開 2 ～ 3 刀，另在第 2 頸椎棘突上、下及左右旁開 1cm 處共 6 點，刀口線與人體縱軸平行，刺入 0.3 ～ 0.5cm，勿傷血管與神經。
2. 如在頸椎 C1 ～ C3 脊柱區帶反應區發現反應點、壓痛點或條索者，則在該處切開、鬆解、剝離。
3. 如與電生理路線紊亂有關者，以針刀橫向插入耳尖上反應點、攢竹穴、四白穴、下關穴、顴髎穴、頰車穴、巨髎穴。

（三）注意事項

排除其它引起顏面劇痛的疾病，必要時請相關專家會診。針刀手術中應避免損傷腮腺導管和穿入口腔內。出針後壓迫止血。

二、藥物治療

適當配合中、西藥，予以活血化瘀及抗感染治療。

3、顳頜關節紊亂症診療規範

顳頜關節紊亂症是指顳下頜關節受到超常外力作用及勞損、寒冷刺激或周圍炎症波及引起的下頜骨離位、傷筋，而隨之產生的長期張口困難或不能開口，亦稱為顳下頜關節錯縫。本病為顳頜關節常見的疾病，多發於 20 ～ 40 歲青壯年。

【診斷依據】

一、有急慢性損傷和受寒刺激病史、咀嚼動作頻繁、常緊咬牙關及夜間磨牙。

二、發病緩慢、顳頜關節隱痛不適，咬合動作異常，甚至有開口障礙，咬合時出現關節彈響及疼痛。

三、顳頜關節處輕微腫脹，耳前觸診出現輕微窒息感及顳頜關節明顯壓痛。

四、檢查牙齒有無咬合不正。

【治療】

一、針刀治療

（一）治療原則

對顳頜關節和周圍相關組織損傷進行針刀分離鬆解，疏導剝離。

（二）操作常規

1. 患者平躺，頭偏向健側或側臥、閉口。標定下針點。
2. 常規消毒，鋪無菌紗布。
3. 取刀口寬 0.4—0.5mm 針刀，刀口線與人體縱軸方向平行。嚴格按照四步操作規程進針刀，垂直刺入關節突，結合局部壓痛點、硬結、條索進行切割鬆解，沿著顴骨下緣，在多點縱疏橫剝，並對關節突前後緣分別鬆解 2—3 刀，出針後壓迫止血。
4. 第 1 次針刀鬆解兩側咬肌的黏連瘢痕和攣縮；第 2 次針刀鬆解兩側顳下頜關節關節囊及韌帶的黏連瘢痕和攣縮。
5. 注意事項：針刀操作時切勿損傷及顳神經、面神經。

二、手法治療

針刀術後，患者正坐，醫師戴手套，雙手拇指扣住下頜骨，雙手另四指扶住下頜，牽動下頜骨上下左右擺動數次。

三、康復治療

物理治療及避免咀嚼硬物。

4、項韌帶損傷診療規範

頸項部肌肉損傷多由體質虛弱、過度疲勞、外感風寒或搬運重物用力不當而致，也可因頸部突然轉側造成肌肉損傷所致，長期低頭位工作的人也極易發病。睡眠“落枕”可造成頸部一側斜方肌、胸鎖乳突肌、肩胛提肌等肌肉緊張痙攣、活動困難與疼痛。

【診斷依據】

一、長時間低頭工作，或頸部過度前屈、或過度扭轉的外傷史。

二、頸部疼痛、頸項僵硬，頸項旋轉功能受限。如一側得病，則頭頸斜向患側，向健側活動明顯受限。

三、項韌帶分佈區域有壓痛感，頸前屈運動時疼痛加劇。病灶累及頸肌時，可能局部肌痙攣腫脹、僵硬、有壓痛；累及關節突關節時，在棘突旁壓痛或觸及棘突或橫突的偏移，或棘間隙的改變。顳頷關節後區、關節結節處、髁狀突前斜面可有壓痛；有鈣化者或可觸及硬塊，有時頭部扭轉有彈響聲。

四、X 光片有可能見到項韌帶鈣化。

【治療】

一、針刀治療

（一）治療原則

根據項韌帶受損程度及壓痛點的深淺和範圍，運用針刀進行鬆解、剝離和疏通。

（二）操作常規

1. 患者採坐位或俯臥，頸部前屈，確定壓痛點。若壓痛點在頸部棘突處，針刀刀口線須和頸椎的棘上韌帶平行。
2. 常規消毒，鋪無菌紗布。
3. 每次確定 3—5 個治療點，每次治療間隔 7 天，3—5 次為一個療程。取刀口寬 0.4—0.45mm 針刀縱向刺入，針柄和頸部皮膚成 90 度下針。針刀在枕骨隆突下緣、項韌帶和棘突兩側間與枕外隆突處分離鬆解，切開剝離 2—3 刀，然後，橫行鏟剝兩下。

若壓痛點在枕骨隆突下緣，針刀刀口仍是與皮膚垂直方向不變，和枕骨下緣垂直刺入，此法可避免將針刀刺入寰椎附近或寰枕關節，造成脊髓損傷。先縱行剝離，再橫行鏟剝 2 次，不可過深。疼痛如不緩解，7 天後再治療 1 次。

二、手法治療

術畢，用拇指彈撥肌肉痙攣處和痛點，以鬆解黏連，解痙止痛。時間約 2 ～ 3 分鐘。對頸椎後關節紊亂者，患者坐位，醫師用頸椎定位扳法調整，達到理筋整復目的。

三、康復治療

（一）囑避免長時間低頭姿勢。

（二）傷口癒合後多予熱敷，促進血循。

5、頭夾肌勞損診療規範

由於頭頸部經常做大幅度的活動及肩部挑負重擔，引起該肌肉處於緊張狀態，而產生水腫之急性損傷，或長久累積形成慢性勞損疾病。頭夾肌在第七頸椎的附著點反覆地發生積累性勞損，從而形成筋膜增生瘢痕，造成第七頸椎周圍軟組織疼痛或形成圓形的病變結節點隆起，俗稱扁擔疙瘩。平常患者會有頭項僵硬、沉重及痠痛感覺，嚴重時可牽及眼眶疼痛。部分病人會伴有頭暈頭痛眩暈等。

【診斷依據】

一、患者在做低頭或頭頸部旋轉動作時，在頭夾肌起止點處疼痛會加劇。而且在第七頸椎棘突點和枕骨上項線處做觸診時，會有明顯壓痛。

二、醫師用手掌放於患者頸後部，將其頸部下壓使其低頭，再囑患者嘗試主動努力抬頭伸頸，此會引起其頭項部疼痛加重。

【治療】

一、針刀治療

（一）治療原則

依據針刀學理論，用針刀將頭夾肌起止點的黏連與瘢痕鬆解，使枕項部的動態平衡得以恢復，疾病即癒。

（二）操作常規

患者取扶案位或俯臥位，胸部墊一枕頭，暴露欲治療部位。用外科筆標定進針治療點。局部皮膚術野消毒，覆蓋無菌紗布。術後出針，用 OK 繃封蓋針孔。

1. 疼痛及壓痛點在第 7 頸椎棘突上

使刀口線與人體縱軸平行，針體垂直於棘突壓痛點處骨面刺入，達骨面後縱切鬆解數刀，然後縱行疏通剝離，出針。

2. 壓痛點在第 7 頸椎棘突兩側

使刀口線與頭夾肌纖維行走方向一致，針體垂直於皮膚，在第 7 頸椎棘突兩側骨面進針，不可超過棘突根部，以免損傷脊髓或神經。針下痠脹感明顯時即行縱行疏通剝離手法縱切 2 至 3 刀，然後再在棘突兩側鏟剝數下，出針。

3. 壓痛點在枕骨上項線之頭夾肌附著處

使刀口線與人體矢狀面平行，在患側疼痛點或壓痛點處進針刀，針體垂直於枕骨上項線骨面（約與皮膚呈 60 度角）刺入，進針刀時應注意避開神經和血管，達骨面後，先縱行疏通剝離 2 至 3 刀，然後用橫行剝離手法剝離 2 至 3 刀，出針。

（三）注意事項

經常挑重擔者易患頭夾肌勞損。挑擔時，頭夾肌處於緊張狀態，肌肉附著處易受損。

1. 在上項線頭夾肌纖維止點處和附近作剝離鬆解時，極易損傷頭皮血管，須注意壓迫止血。

2. 絕對不可斜向內及向下前方深刺，以避免損傷深部血管與神經。

二、手法治療

針刀術後，醫師沿患者頭夾肌循行拿捏 10 遍，對硬結反應物指切彈撥數次，然後讓患者俯臥位，用手掌壓住患側頸項後部，將頭頸部轉向對側，再用力下壓頸項數次。也可做頭夾肌的等長抗阻訓練。

三、藥物治療

必要時可以給予適當活血化瘀及消炎止痛之中西藥物配合治療。

四、康復治療

48 小時後，囑患者做前屈和後伸頸部鍛鍊運動，每次 20 分鐘，每天兩次。

6、胸鎖乳突肌肌腱炎診療規範

胸鎖乳突肌肌腱炎大多發生於睡眠起身時，常被概括地診斷為落枕。其實，胸鎖乳突肌肌腱炎只是落枕中的一種，而針刀醫學所指胸鎖乳突肌肌腱炎是因胸鎖乳突肌肌腱勞損所致的慢性損傷，並以此病命名。

【診斷依據】

一、無明顯外傷史，但因急性暴力轉頭或受外力撞擊導致肌肉局部紅腫充血，頸項轉動疼痛。

二、突然過度轉頭、不良的睡眠姿勢和頸部扭轉斜置等勞損史。

三、患者頸部感覺僵硬，轉頸受限。嚴重時，疼痛可牽涉到患側肩背和上肢，并見頭向一側歪斜，轉頭時，身體隨頭項一起轉動。

四、頸部被動轉動或後伸時，可引起胸鎖乳突肌痙攣和胸鎖乳突肌肌腱疼痛。

五、觸診胸鎖乳突肌起止點有明顯壓痛，肌纖維顯現緊繃。

六、因肌肉處於損傷痙攣狀態下，局部血液循環減慢，其受傷的肌肉出現水腫而滲出，代謝產物無法儘快排除，導致刺激神經末梢而產生疼痛。

【治療】

一、針刀治療

（一）治療原則

採用針刀治療，將胸鎖乳突肌損傷後引起的黏連、瘢痕和攣縮進行鬆解、刮除，使頸部的動態平衡得以恢復，本病即可治癒。

（二）操作常規

1. 壓痛點在乳突和上項線之胸鎖乳突肌附著處

患者採仰臥位，在患側乳突和上項線下緣肌肉附著點壓痛處標定出一個進針點，局部皮膚術野消毒，覆蓋無菌紗布。使針刀刀口線方向和胸鎖乳突肌肌纖維走行方向平行，針體垂直於乳突或上項線，與下方皮膚呈45度角刺入，達骨面後，先縱行疏通剝離2～3次，再橫行剝離2次，出針。

2. 壓痛點在下端胸骨與鎖骨之胸鎖乳突肌附著處

患者採仰臥位，在胸骨體與鎖骨上緣標定出一個進針點，局部皮膚術野消毒，覆蓋無菌紗布。使頭轉向對側或稍向後仰，針刀刀口線方向和胸鎖乳突肌肌纖維走行方向平行，針體垂直於胸骨柄或鎖骨上緣骨面刺入達骨面後，先縱行疏通剝離2～3次，再橫行剝離2次，出針。

二、手法治療

針刀術後，立即進行胸鎖乳突肌牽拉手法。先對胸鎖乳突肌肌腹施行捏拿彈撥。再將頭轉向健側側屈數次，並用手指對肌肉的起止點推拿按揉。

三、藥物治療

可給予適當活血化瘀及消炎止痛之中西藥物配合治療。

四、康復治療

48 小時後，做頭部伸屈及側屈運動，每次 20 分鐘，每天 2 次。

五、注意事項

1. 針刀操作需緊貼骨面，以避免切斷肌腱。
2. 針刀操作時切勿刺入過深，以避免刺傷肺尖部。

7、小兒先天性斜頸診療規範

針刀醫學所指小兒先天性斜頸是指一側胸鎖乳突肌纖維性攣縮，而導致頸部和頭面部向患側偏斜之畸形，並不指因先天性頸椎畸形所導致的小兒先天性斜頸。

【診斷依據】

一、畸形表現為頭頸傾向患側，而臉轉向對側並後仰。

二、很多原因可引起胸鎖乳突肌纖維化，逐漸攣縮導致斜頸。多數學者認為，臀位產、產傷及生產過程中牽拉等因素，導致胸鎖乳突肌損傷、出血、血腫退化及攣縮而形成纖維化。

三、新生兒一出生後，一側胸鎖乳突肌出現腫塊，2～3週後腫塊逐漸變硬，呈不活動、指頭大小之梭形纖維腫塊。半年左右腫塊逐漸消退，但胸鎖乳突肌纖維性攣縮變短而呈條索狀，牽拉枕部並偏向患側，下頷轉向健側肩部。隨生長發育，上述畸形加重，雙側面部不對稱，健側飽滿，患側變小，且鄰近器官產生繼發性畸形。

四、小兒頭面五官逐漸不對稱，雙眼不在同一水平線，甚至大小不等，患側顱骨發育扁平而小，嚴重者導致頸椎側凸，雙肩不等高的系列畸形。

五、要診斷小兒先天性斜頸，應先排除其他原因所導致的斜頸，例如應排除骨關節疾患或損傷所導致的斜頸。必要時，還需要用 X 光片來排除結核病、頸椎外傷、高肩胛症、頸椎半脫位、先天性頸椎畸形和類風濕性關節炎等；此外，因肌炎、淋巴腺炎、眼睛疾病、肌肉痙攣、神經性疾患以及姿勢異常等，所併發引起的斜頸亦應排除在外。

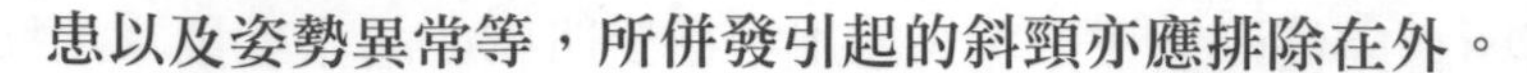

【治療】

一、針刀治療

針刀治療方法需根據患兒年齡、病程及臨床表現等差異而有所不同。本病經過針刀鬆解與手法輔正，再配合適當牽引，頸托固定，物理治療和藥物治療，可改善攣縮後所導致的血液循環障礙和畸形。針刀刀口寬度以0.3～0.4mm 為宜。

（一）針刀對肌肉起點的治療

每個患兒都需要接受此胸鎖乳突肌起點的治療。患兒取側臥位，患側在上。在起點處及有壓痛及硬結或條索處標出若干個進針點。局部皮膚術野消毒，覆蓋無菌紗布。將針刀刀口線與肌纖維垂直，在起點處進針，深達骨面後，上下切割 2 ～ 3 刀，出針刀，壓迫止血。在接近起點處，有條索、硬結、壓痛的胸鎖乳突肌處，刀口線和肌纖維平行，先縱行切開條索和硬結，然後縱行剝離 2 ～ 3 下，再橫行剝離 2 ～ 3 下，出針，壓迫止血，用 OK 繃封貼傷口。

（二）針刀對肌腹部的治療

攣縮性病變主要位於胸鎖乳突肌肌腹部的下段。患兒取側臥位，患側在上。在胸鎖乳突肌下段肌腹部的條索或硬結處取 3 ～ 4 點。局部皮膚術野消毒，覆蓋無菌紗布。用手將肌腹捏起，針刀體與體表呈 15 ～ 20 度斜行，刀口線與肌纖維平行刺入，用通透剝離法，注意勿垂直刺入，不可穿透肌肉，以避免損傷頸部大血管。

（三）針刀對肌肉止點的治療

患兒取側臥位，患側在上。在止點處的壓痛點及硬結或條索處標定 2 ～ 3 個進針點。局部皮膚術野消毒，覆蓋無菌紗布。刀口線與肌纖維平行刺入，深達乳突骨面，採用縱行切開剝離法，縱行疏通 2 ～ 3 下，出針，壓迫止血，用 OK 繃封貼傷口。

二、輔助治療

一般 6 個月以內的患兒不用針刀治療，僅用輕柔的手法加姿勢矯正；5 歲以下的患兒進行針刀治療時，需配合麻醉來鎮痛；而 5 歲以上的患兒，除了需增加針刀治療的次數外，還需同時對頸、胸椎的側彎畸形進行矯正。

如患兒未得到及時治療，胸鎖乳突肌的攣縮及缺血性肌纖維變性會隨年齡增長而加重。

三、手法治療

（一）針刀術後即刻手法

每次針刀術後，均須立即進行手法治療。主要的方法為分筋、理筋及肌抗阻力牽拉。頸托固定 7 天。

（二）針刀間隔期間手法

以傳統的推拿按摩手法為主。尤其加重彈撥胸鎖乳突肌，目的是幫助肌肉恢復功能，促進血液循環，解除硬結與條索狀，以及增加肌肉組織彈性。

四、藥物治療

必要時可以給予適當活血化瘀及消炎止痛之中西藥物配合治療。

五、康復治療

（一）功能鍛鍊

（二）物理治療

針刀治療後立刻配合彈性頸托固定。行小劑量（牽引重量為體重之 5%）持續牽引，每日 3 次，每次持續 40 分鐘。可根據所具有的條件，選擇超短波或紅內線等配合治療。

8、頸椎小關節紊亂症診療規範

小關節在解剖學上亦稱為椎間關節、關節突，臨床稱為後關節，為滑膜性關節。頸椎的小關節呈上下關係，關節突較低，上關節面朝上偏於後方，下關節面朝下偏於前方，上下呈現疊瓦狀，關節面與椎體水平面是 45 度角傾斜，且頸椎關節囊較鬆弛，可以滑動，加上兩橫突間之橫突間韌帶非常薄弱，對頸椎連結和穩定功能無重要作用，然因頸椎活動度較大，故易發生關節突關節微小移動的錯位現象，導致頸椎疼痛以及功能障礙等症狀，謂之頸椎小關節紊亂症。

【診斷依據】

一、頸椎的穩定性既然較小，頸部肌肉扭傷、挫傷、撞傷或突發性前後擺動過大，猶如揮鞭而損傷，故易導致小關節滑膜嵌頓而致病，甚至可使小關節超出正常活動範圍而發生側向滑移。

二、頸椎前後伸屈以及左右旋轉功能受限，活動時疼痛加劇，可伴有雙上肢麻木無力，感覺與肌力減退。

三、疼痛位置與疼痛範圍因不同部位的小關節紊亂而異動。

四、檢查時可發現頸部肌肉稍僵硬或痙攣，轉動不靈，頭歪向健側或略前傾。與紊亂病變頸椎有關的棘突或棘突旁可有壓痛。以雙手拇指觸摸棘突旁軟組織，多能在指下感到紊亂病變頸椎棘突有輕度偏歪。

五、頸椎 X 線正位片檢查，可見頸椎向患側側凸，棘突偏離中線。側位片可見頸椎正常生理前凸變小或生理曲度變直。

【治療】

早期患者一般可先用手法復位，治療後臨床症狀可明顯緩解。對手法復位治療無效時，再採用針刀加手法復位治療。

一、針刀治療

（一）針刀鬆解患椎上下相連之棘間韌帶

方法：患者採用坐俯位，或採用俯臥屈頸位更好。在患椎壓痛點、硬結或條索等陽性反應物之棘突上緣標定一點作為進針刀治療點。局部皮膚術野消毒，覆蓋無菌紗布。使刀口線與人體縱軸平行，針體與進針點皮膚平面垂直，加壓分離後刺入皮下，當刀鋒緩慢刺達骨面後，調節針體與棘突間隙平行，再將刀鋒旋轉 90 度，使刀口線與棘突上緣之骨平面平行，然後上下切開棘間韌帶 2 ～ 3 刀。務必注意刺入深度，需保持距離脊髓 3mm 以上。患椎下位棘間韌帶的鬆解方法同上。

（二）針刀鬆解患椎上下相鄰的關節突關節囊

方法：患者採用俯臥位，在患椎棘突根部，兩側取兩點標定作為進針刀治療點。局部皮膚術野消毒，覆蓋無菌紗布。使刀口線與人體縱軸平行，針體與人體矢狀面約呈 45 度角刺入體內，當刀鋒緩慢刺達骨面後，再沿骨面向側方滑動，當感覺刀鋒遇到坡狀骨性阻擋時，說明已到達椎骨的上關節突。再沿坡面略微上移，即可探及關節間隙，此時旋轉針體使刀口線與關節間隙平行，切開關節囊 2 ～ 3 刀。出針後用 OK 繃封蓋針孔。患椎下位關節突關節囊的鬆解方法同上。

二、手法治療

方法：患者採用俯臥位，頭伸出床外，在患者作各種活動時，醫師必須用手扶持其前額頭。

1. 先令一助手用雙手分別捧住下頷骨及頭後枕骨部位，使患者頭呈微俯位，用力牽引。
2. 再令另一助手用雙手扳住患者兩肩，作反方向牽引。
3. 醫師用兩手拇指分別放在側偏的棘突的左右兩側，用力推壓側偏的棘突向中間靠攏，使其復位。
4. 在復位過程中，往往可聽到清脆的復位聲音。
5. 正確復位後，兩側上肢麻木感覺立即減輕，頸部肌肉活動恢復有力，在 3 天至 1 週內，症狀可完全消失。
6. 對陳舊性頸椎小關節損傷，在手法復位後，還需利用其他輔助療法。例如用頸托固定三週。

三、藥物治療

必要時可以給予適當活血化瘀及消炎止痛之中西藥物配合治療。

四、康復治療

物理治療與功能鍛鍊。

9、頸椎病

頸椎病又稱頸椎綜合徵。是由於外傷、勞損、外感風寒濕邪等所致的頸部曲度的改變， 以及椎間盤、關節、韌帶的退行性改變，引起頸椎的內外平衡失調，刺激或壓迫頸部血管、神經、脊髓而產生的一系列症狀。多發於 40 歲以後，男女都會發生。近年來發病率逐漸增多，發病年齡下降，好發部位依次為頸 5/6 及頸 6/7 之間。主要臨床表現為頸、肩、臂痛，上肢麻木，頸部活動受限或有頭痛、眩暈、耳鳴、噁心、嘔吐、視物不清等症狀，甚至出現上下肢活動障礙或痙攣性癱瘓。或可引起一些類似內科疾病的症狀。

(1) 頸型頸椎病診療規範

【診斷依據】

一、項肌緊張，頸部變直，呈立正姿勢。

二、以晨起多見，頭不正或偏左或偏右，多數有落枕病史且反覆發作。

三、頸部活動受限，頸背部，肩胛骨疼痛酸脹，周邊多處肌肉僵化疼痛。頭頸部活動時用手彈撥有彈響聲，用手加壓按揉有鈣化硬物感。

四、多在項部上、中段發現壓痛點，常在棘間和棘上壓痛，有時在上位頸椎的橫突後、前結節處亦有壓痛點或條索狀物。

五、X 光顯示：頸椎生理屈度變淺或消失，項韌帶可能有鈣化點。頸椎正位片可見年齡較大者可有鉤椎關節等處的骨質增生表現。頸椎側位片可見頸椎生理曲度變直或消失。

【治療】

一、針刀治療

（一）治療原則

針刀鬆解肥厚、鈣化與黏連的軟組織。

（二）操作常規

1. 患者坐位或俯臥位，頭前屈 3 ～ 5 度，定點：俯臥位縮下巴，綳緊頸椎上的肌肉。定位好再下針。
2. 常規消毒。
3. 治療點選在陽性反應椎體上、下棘突間，及旁開 1.0 ～ 1.5cm 處選兩點，刀口線與脊柱縱軸平行，先針刺陽性椎體上病椎體棘突上下緣的棘間韌帶，縱行縱切、橫行鏟撥。依針感由上往下分段進針，針刀到落空處即收針。要注意不可在骨面上滑動過度，以免頸椎上的硬膜發炎。

（三）注意事項

術前：針刀在頸部分離鬆解治療時，必須熟悉解剖位置，（枕大神經、枕小神經、耳下神經及脊椎動脈）不可刺入過深，應緊貼骨面上治療，切忌損傷椎動脈和脊髓。

術後：針孔的護理必須周全，術後先檢視每一個針孔有無血腫，再塗消炎藥膏，之後貼上 OK 繃。

飲食要忌口如腥羶食物，避免術後針孔發脹感染。頭頸不宜大幅度搖晃，必要時可用護頸保護頸椎。

二、手法治療

仰臥定椎矯正法：患者仰臥，針刀術後先做頸後肌群放鬆手法：醫師一手扶握患者下頷，另一手托住枕部，輕度拔伸下緩慢搖動 2—3 下，讓病人充分放鬆。隨後醫師一手 2—4 指扶握住患者下頷，拇指指關節尺側按壓於錯位頸椎橫突處下方作為固定支點，另一手手掌以空掌蓋住耳朵，四指掌側托住頷頰部作一個以皮膚牽引方式的復位力點，緩慢使頭部旋轉至最大角度時，托頷頰部的手和固定錯位支點拇指同時稍加閃動力按壓，常可聽到關節復位聲。

三、康復治療

1. 用下巴寫米字操，一日數回，以緩慢不費力為原則。
2. 症狀急性發作期應休息，不宜增加運動刺激。症狀稍緩時可用濕熱敷療法，應用熱毛巾或熱水袋局部外敷，以改善血循消除腫脹。

四、藥物治療

中醫認為頸椎綜合徵屬於項痹，是因長期低頭工作，年老體虛，經氣不利等所致。以項部經常疼痛麻木，連及頭、肩、上肢，並可伴有眩暈等為主要表現的肢體痹病類疾病。採取辨證論治如下：

1. 風寒襲絡證：頸部痛達肩臂，活動受限，上肢乏力或麻木，惡風寒，舌質淡紅，苔薄白，脈浮緊或浮緩。應用主方：葛根湯。
2. 風寒濕阻證：頸部疼痛連及頭、肩部、上臂，頸部僵直，活動受限，冷痛沉重，喜溫惡寒，舌質淡紅，苔薄白，脈弦緊。主方：蠲痹湯。
3. 瘀血阻絡證：頸部刺痛固定、拒按、活劫受限，舌質紫暗或有斑點，脈澀。主方：身痛逐瘀湯。
4. 瘀痰內阻證：頸部刺痛連及頭、肩、上臂，夜尤甚，痛處拒按，麻木，頸部僵直，轉動不利，頭暈，胸悶，舌質紫暗或有斑點，苔白膩，脈澀或滑。主方：加味四物二陳湯。

5. 腎陽虧虛證：頭痛連及頭、肩、上臂，上肢乏力，肌肉萎縮，頭暈，耳鳴，畏冷肢涼，腰膝酸軟，小便清長，舌質淡紅，苔薄白，脈沉遲無力。主方：右歸丸。

另也有用中藥三黃加活血化瘀藥，預防血腫不適。針孔外用西藥消炎藥膏擦拭，另以 OK 繃覆蓋，避免外來因素感染。

(2) 神經根型頸椎病診療規範

多見於 30 ～ 40 歲，一般有頸部外傷史，無明顯外傷史而起病緩慢者多與長期低頭或伏案工作有關。其發病率較高，在各型中約占 60%。

【診斷依據】

一、一側或雙側手臂麻木無力、疼痛，頸部活動受限。

二、肱二頭、三頭肌腱反射減弱或消失，肱二頭肌、上肢前臂肌、大小　際，骨間肌可有輕、中度萎縮。

三、頸肩痛沿頸神經向上肢和手部放射，嚴重者呈針刺麻木電擊狀。一指麻木或一組麻木（前臂多指）、整組麻木（糖尿病只有指尖）。

四、頸後部酸痛、反覆發作，壓力、勞累、或受風寒感冒較易誘發。

五、椎間孔擠壓試驗陽性，臂叢神經牽拉試驗陽性。

六、頸椎 X 光檢查：可見椎間隙變窄，椎間孔變小，骨質增生，頸椎生理曲線變直或項韌帶鈣化等。

七、要排除頸椎外病變如前斜角肌綜合徵、頸肋或胸腔出口綜合徵、網球肘、腕、肘管綜合徵、五十肩、肱二頭肌腱鞘炎、冠心病等各種形成上肢疼痛為主的病因。

八、影像學電腦斷層、核磁共振所見要求與臨床症狀吻合。在此建構下，不管診斷或治療，療效都叫肯定。

【治療】

一、針刀治療

（一）治療原則

經微創針刀術鬆解剝離黏連的軟組織後，解除骨關節軟組織對神經血管的壓迫。

(二)操作常規

1. 同頸型頸椎病，但須辨清臂叢神經(C5N—T1N)受壓部位並先作物理診察，影像診察，以明確下針刀位置。

2. 治療點選在病變錐體上、下棘突間及兩側旁開 1—1.5cm 處。刀口線與脊柱縱軸平行，先切開病變錐體棘突上下緣過度沾黏的的棘間韌帶，然後刺入達關節突關節囊，刀口線與頸椎縱軸平行，針體垂直於皮膚。如橫突結節有損傷點，針刀刀口線與頸椎縱軸平行，針體垂直於橫突後結節外側面，針刀達骨面後將刀口線調轉 90 度，在橫突末端上、下邊緣處鬆解幾刀，鬆開部分橫突間肌與橫突間韌帶。

二、手法治療

1. 同頸型頸椎病的仰臥定椎矯正法。

2. 坐姿定椎旋扳復位法：患者坐位，以第五頸椎棘突右偏為例，頸前屈 30 ～ 45 度，左偏 30 度、右旋轉 45 度，醫師站於患者背後，左手拇指尺側固定偏移棘突，其於四指置於患者左側頸項部。右手扶持在下頜部或左面部，再拉向右後上方向，旋轉的瞬間，左手拇指將棘突輕推向患者左側，常可聽到 " 咯嗒 " 聲，拇指下有可有輕度移位感覺。

三、藥物治療

同頸型頸椎病

四、物理治療

1. 軟式護頸限制頸部活動。

2. 頸椎牽引：同頸型頸椎病。較嚴重者需中西配合、中醫傷科推拿、西醫物理治療師儀器牽引。

3. 推拿按摩

4. 功能鍛鍊：同頸型頸椎病。

(3) 椎動脈型頸椎病診療規範

椎動脈型頸椎病是由於頸椎骨刺和頸椎間盤萎縮、變性或動脈硬化、椎動脈變形等引起椎——基底動脈供血不足而發病。

【診斷依據】

一、常見中老年人，病程緩慢，無明顯外傷史。由於 3C 產品盛行，電腦、手機長期低頭使用，此型病患年輕化老、中、青、各年齡層皆有可能患此症。三高患者血管內膜或粥樣或變形或狹窄化血流量變少、也可能患此病。

二、頸性眩暈、旋頸試驗陽性、有持續性頭痛或偏頭痛、頭昏、耳鳴、反胃、嘔吐或出現一眩暈，甚至突然昏倒。此症需排除眼源性、耳源性眩暈。此症多伴有交感症狀。

三、椎間孔壓迫試驗陽性，臂叢牽拉試驗陽性。

四、頸椎 X 光檢查，樞椎骨質增生，椎間隙變窄，椎間孔變小，椎體移位或頸屈異常。

五、椎動脈顯影可見椎動脈受壓變細或完全阻塞。

六、顱內超音波診察可見椎動脈行走變異、管徑變小、每分鐘流量減少，供血不全。

七、CT、MRI 掃描及可明確診斷病因。

【治療】

一、針刀治療

（一）治療原則

針刀剝離頸椎上段（C1 ～ C2）的椎體外小關節周圍變性、黏連軟組織，解除對神經血管的壓迫刺激症狀。

（二）操作常規

在枕骨部的腦空、玉枕、腦戶穴與寰枕部的風府穴、上天柱穴（天柱穴直上、風府穴旁）兩側，刀口線與人體縱軸平行，下針於穴上，並沿枕骨上縱行疏通。另在天柱穴與頸部上段陽性反應點做縱型疏通與橫型剷撥手法。

（三）注意事項

同頸型頸椎病

二、手法治療

同頸型頸椎病

三、藥物治療

同頸型頸椎病。

(4) 交感型頸椎病診療規範

由於椎間盤退變和節段間不穩定等原因，使得頸椎周圍的交感神經末梢受刺激，產生交感神經功能紊亂。交感型頸椎病的症狀繁多，大多數表現為交感神經興奮症狀，少數為交感神經抑制症狀。由於椎動脈表面富含交感神經纖維，當交感神經功能紊亂時常常累及椎動脈，導致椎動脈的舒縮功能異常。因此交感型頸椎病可能出現全身多個系統的症狀，還常常伴有椎——基底動脈系統供血異常的表現。單純交感型頸椎病較少見，而且診斷困難。交感神經型頸椎病的症狀表現主要是退行性變化，如椎間隙狹窄，鉤椎關節不對稱、增生，後側小關節錯位，椎間孔狹窄以及骨刺等等。

【診斷依據】

一、有頸椎病，神經根型的症狀及陽性體症。頸部活動正常。頸椎棘突間或椎旁小關節面周圍軟組織有壓痛感。某些出現眼球小、眼裂小、瞳孔小等徵象。

二、有交感神經興奮或抑制的症狀。如：視力模糊、流淚、失眠、記憶力減退、頭沉枕部痛、頭痛、眩暈、鼻過敏、咽喉異物感、聽力下降、耳鳴、耳聾。腸胃道腹脹腹瀉、消化不良、味覺改變。

三、血管擴張：心血管症狀，心悸、胸悶氣短、心律不整、血壓忽高忽低、偶出現手指發紅、發熱或感覺過敏，一側肢體多汗或少汗，閉眼患者站立不穩，枕大神經壓痛等。

四、X 光顯影：頸椎變直，椎間隙變窄，骨質增生，椎間孔變小，鉤椎關節骨刺形成。

五、CT、MR 掃描或椎動脈顯影，呈現椎動脈孔縮小、椎動脈受壓。

【治療】

一、針刀治療

（一）治療原則

鬆解壓迫椎動脈的軟組織。

（二）操作常規

同神經根型頸椎病。

二、手法治療

同神經根型頸椎病。

三、藥物治療

頸椎型頸椎病。

(5) 脊髓型頸椎病診療規範

脊髓型頸椎病是由於外傷性頸脊髓損傷，或頸椎退行性變、頸椎間盤突向椎管壓迫脊髓或因椎體後方的骨刺，關節突關節增生、黃韌帶肥厚或鈣化，甚至椎板增厚等，致使椎管狹窄壓迫脊髓或影響脊髓的血液循行而發病。本病約佔頸椎病的 10% ～ 15%。

【診斷依據】

一、以中老年人居多。脊椎直接受壓，導致脊髓血液供應障礙而發病。病變多發生在頸脊髓較粗的頸椎下段。

二、早期單側或雙側下肢腫脹緊繃、中長期手部無力，甚至四肢癱瘓，常併發頭痛、眼痛、耳痛等。

三、時間久、病情加重、軀體與上肢、或下肢不規則的感覺障礙。麻木無力。

四、下肢腱反射亢進，肌張力增高，並有病理反射。重者踝痙攣，站立或行走困難。嚴重者大小便功能障礙、時間越久、症狀逐漸加重、脊髓呈不可逆損害。

五、脊髓型頸椎病、由於局部不穩、或血管因素、發病較急、症狀較重。

六、X 光片顯影：頸椎變直，椎間隙變窄，椎間關節移位、椎體後緣及骨質增生、椎間孔縮小、椎管狹窄。

七、CT、MRI 掃描可發現硬膜囊、脊髓受壓或椎管狹窄。

【治療】

一、針刀治療

（一）治療原則

針刀鬆解剝離頸軟組織、小關節面周圍陽性黏連點，解除對脊髓的壓迫。

（二）操作常規

參照影像學與臨床症狀，在病變位置棘突間、棘突兩側、頸神經分佈區等局部陽性反應點用針刀鬆解。

（三）注意事項

1. 針刀剝離時應緊貼骨面上施針，切勿過深，定點定位要準確，操作手法要輕穩。

2. 診斷依據要精準，症狀嚴重者應考慮手術及其它療法。

二、手法治療

患者坐姿，使用屈肘拉頸，定點定姿旋扳法。注意以提拉為主，旋扳不可過度。

三、藥物治療

同頸型頸椎病

四、康復治療

1. 如有頸椎移位，正骨後，軟式護頸固定。

2. 牽引推拿可加重症狀，應避免使用。

3. 其他同神經根和頸型頸椎病。

第四章 肩背部

1、肩胛提肌損傷診療規範

肩胛提肌位於頸項兩側，肌肉的上部位於胸鎖乳突肌深側，下部則位於斜方肌的深面，為一對帶狀長肌。起自上4個頸椎的橫突，肌纖維斜向後下稍外方，止於肩胛骨上角和肩胛骨內側緣上角附近。具有上提肩胛骨並使肩胛骨下迴旋的作用。肩胛提肌損傷多數只在單側，雙側受累較罕見。急性發作時，肩胛骨內側上緣部疼痛，亦或頸部上段出現疼痛，經休息後可緩解。轉為慢性則遷延難癒。患側上肢後伸受限，不能伸到背部搔癢。睡眠時如健側再下則翻身困難。白天常有患側抬肩異樣。肩胛骨內上角損傷明顯者會出現向枕骨旁及太陽穴的放射痛。

【診斷依據】

一、急性損傷如頭部單向一邊低垂睡覺、或慢性勞損如長期講電話、側頸轉向打字、單肩背沉重皮包、長時間拍照攝影手肘高於心臟位置等。

二、在頸1～頸4橫突處有壓痛點，多是肩胛提肌的起點或止點（肩胛角與肩胛崗之間）處有壓痛，尤以肩胛骨內上角有壓痛點為特徵。

三、頸部肌肉僵硬疼痛。

四、手臂後伸，肩胛骨提舉或內旋迴轉，引起疼痛加劇，或不能完成此動作。

五、頸椎與肩胛骨X光片可排除骨骼異常。

【治療】

一、針刀治療

（一）治療原則

分別於肩胛提肌起止點取陽性疼痛點、縱行疏通減少肌筋膜張力，以疏筋散結、疏通經絡氣血為主。分離沾黏的軟組織。

（二）操作常規

患者靜坐，低頭伏於診療床邊緣。

1. 如壓痛點在肩胛骨內側的邊緣：將刀口線方向和肩胛提肌縱軸平行，先縱行疏通剝離，後用橫行鏟剝。然後將針刀提起至皮下，令針身向頸部傾斜，約與皮膚呈 50 度角，刀刃斜向下刺至肩胛骨內上角骨面，再行縱行疏通剝離。刀刃在肩胛骨邊緣骨面上作縱向縱切，1—2 次即可出針。
2. 如壓痛點在頸椎 C1-C4 橫突：俯臥頭頸微前屈，在頸椎橫突部進針刀，刀口線方向和頸椎縱軸平行刺入，針體垂直於於頸椎達橫突尖部時，先作縱行疏通，再作橫行擺動（刀口線定點定向要穩住；定在橫突尖部骨面上活動；進針深度要輕巧分段突破）。
3. 在肩胛骨脊柱緣最上端有明顯的局限性壓痛者：令患者坐位，臂後伸，肘關節屈曲放於背部，將肘壓向前方，這時肩胛骨翹起，離開胸廓約 1cm，醫師在肩胛骨內上角脊柱緣易摸到肌肉有準確壓痛部位。將針刀刀口線與肌纖維方向平行，針體垂直於肩胛骨背面，刀刃向肩胛骨內側，逐漸探至肩胛骨脊柱緣，刀刃在骨內上角骨面劃割 3—5 下。

（三）注意事項

1. 在肩胛骨內上角進針刀時，針刺面不能過大、肩胛骨緣較表淺，應緊貼骨面 30 度向外斜刺，不能過深，防止超過肋間誤入胸腔。
2. 在頸椎橫突處進針刀時進針點應橫突後結節外端，不可向內偏，應緊貼骨面上施針，以防傷及椎動脈及神經。
3. 操作要輕柔。

二、手法治療

醫師一手壓住患側肩部，一手壓于患側枕部，牽拉肩胛提肌 1—2 次。

三、藥物治療

中藥內用驅風散寒活血化瘀藥，針孔外用西藥消炎藥膏擦拭，外用 OK 繃覆蓋，避免外來因素感染。

四、康復治療

（一）物理治療：

伸展運動：坐姿左手抓住椅子固定身體、右手放在左耳上方頭部、頭部向右傾斜並用手加壓。左右交替、施力強度循序漸進。

2、崗上肌損傷診療規範

崗上肌在肩關節肌群中，是肩部各方力量集中的交叉點，因此是容易損傷的肌肉，尤其是一些重體力勞動者。崗上肌肌腱發生炎症後很容易產生鈣化而變脆弱、壞死的腱纖維，常因跌倒或因肌肉突然收縮而引起不完全性或完全性斷裂。

【診斷依據】

一、手臂往上提舉時肩膀活動受限。譬如刷牙、洗臉、梳頭、塗口紅、運動打網球發球等。伸直手臂提舉重物與肩等高時、手臂往旁等高提舉時，都會有劇烈疼痛感，或搬重物用力過度延伸也同樣易有劇烈疼痛不適感。多發生於長期體力勞動者，有肩部勞損或外傷史，或感受風寒濕邪病史著。

二、肩膀側面疼痛僵硬、肩關節偶發磨擦聲。肩外側肱骨大結節處有明顯壓痛，或肩峰下壓痛。疼痛弧是本病的特點，即在肩外展 60 度—120 度時疼痛加重，不到 60 度或超過過 120 度以上疼痛消失。

三、慢性損傷者，起病緩慢，但在着涼或外傷後疼痛加劇，疼痛可放射到頸項及手臂部。

四、X 光片顯示部分患者肱骨大結節處有鈣化點。

【治療】

一、針刀治療

(一)治療原則

在崗上肌起止點黏連處進行鬆解、舒筋散結、疏通經絡氣血。

(二)操作常規

適合於陳舊性崗上肌損傷的治療。損傷 15 天以後，即為陳舊性，時間越久，治療效果越顯著。

患側上肢外展 90 度角(舉臂齊肩等高)。在崗上肌止點肱骨大結節壓痛點，針體垂直於肱骨大結節骨面刺入，達骨刀口線和崗上肌縱軸平行刺入，達骨面上，針體與與上肢呈 135 度角。先縱行剝離，再橫行鏟撥。

若病變在崗上窩，患者採坐姿，伏臥在治療枕上；上肢自然下垂，針刀體垂直於陽性疼痛背面 90 度角，刀口線和崗上肌纖維平行刺入，上中下分段進針，深度達崗上窩骨面上。先縱行剝離，再橫行鏟撥，若痛點面積較大，刀鋒可提至皮下(拿捏提起皮)，將針和背平面呈 45 度角。先斜刺縱行疏通後橫行鏟撥，出針。壓迫針孔 5 分鐘，檢查針孔有沒有血腫、外敷消炎藥膏，無菌紗布或 OK 繃覆蓋。

(三)注意事項

在崗上窩處鬆解時，針體要與局部皮膚垂直，從肩胛崗上方刺入，深達崗上窩骨面，剝離時針禁向外斜刺防止離開骨面，以防傷及肩胛上神經及肩胛橫動脈，或刺入胸腔。

二、手法治療

針刀術後，

1. 患者正坐位，在肩關節下垂並稍內收的姿勢勢下，稍外展肩關節，醫師一手托肘上部，一手在崗上肌處用大拇指作拿、揉、放鬆術後緊張肌肉、再按壓 1—2 次，並用滾、拿、揉等手法舒緩過度內收患側上肢 1 次，以牽拉崗上肌。
2. 患者仰臥位，患肢外展，醫師在患者患側，先用滾拿揉手法放鬆術後緊張肌肉、然後雙手握住腕部抬高患臂至最大程度，順勢瞬間向上牽拉患肢，即是鬆開崗上肌症候，此手法肩周炎也適用。
3. 將患者上臂向外側牽拉，使肱骨大結節突出。用右手拇指掌面壓於肱骨大結節前下方，用力向後上部按揉、彈撥崗上肌肌腱。在此同時，醫師兩手握住患者手腕向上拔伸，分別向前、後活動其肩關節 2—3 次。此手法肩周炎也適用。

4. 伸展運動：右手轉到背後，指尖往上向左側肩胛骨貼近數 10 拍、左右手交替為 1 組，一組做 5 次、逐日依疼痛極限體能增加。

急性期疼痛的患者，手法宜輕柔緩和，或待疼痛緩解後，再按上法治療。治療後也應囑患者主動作肩關節的功鍛鍊。

三、藥物治療

中藥內服驅風散寒活血化瘀藥，針孔外用消炎藥膏擦拭，外用 OK 繃覆蓋，避免外來因素感染。

四、康復治療

物理治療與功能鍛鍊。

3、肩峰下滑囊炎（三角肌下滑囊炎）診療規範

肩峰下滑囊位於三角肌下緣與崗上肌上緣，所以本病亦可稱為“三角肌下滑囊炎”。肩峰下滑囊在肱骨頭肩峰下滑動，內壁被蓋的滑膜往往因長期摩擦而引起損傷，產生滑囊水腫、增厚、發炎或發生滑囊壁內互相黏連，使上臂外展和旋轉肩關節活動受限。肩峰下滑囊炎常和鄰近軟組織退行性炎症合併存在，尤其與崗上肌肌腱炎密切相關。因為崗上肌肌腱位於滑囊底部，當肌腱發生退行性病變時，肩峰也可受到影響，故肩峰下滑囊有病變時，往往隱藏著崗上肌肌腱的疾病。

【診斷依據】

一、有急性損傷史或慢性勞損史。肩峰下壓痛為本病的特徵。疼痛晝輕夜重；當過度勞累或天氣濕度溫度驟降時、經常會夜痛失眠。

二、急性初期，肩外側疼痛，活動微受限、慢慢疼痛腫脹引痛到三角肌止端、隨即發炎。

三、時間拉長，外展外旋姿勢時，肩峰與肩關節部位疼痛加劇，繼誘發崗上肌肌腱發炎、出現外展中間疼痛弧症。

四、在肩峰下及三角肌的中部前緣可出現輕度腫脹，或可摸到條索筋結物。

五、疼痛向肩胛部，頸部及手部等處延展。

六、X 光片顯示，當肩峰下滑囊壁增生增厚時，可見三角肌下有密度增高影像。

【治療】

一、針刀治療

(一)治療原則

針刀刺入肩峰下滑囊，減輕壓力。

(二)操作常規

1. 患者取坐位，患肢自然下垂於身側。若取側臥位，患肢在上，肘關節屈曲呈 90 度，置於胸前。標定下針點。
2. 局部行常規消毒。
3. 在肩峰下，三角肌的中上部前緣陽性疼痛點進針（肩關節外側腫脹壓痛點定位），針體與病灶定位點呈 90 度，刀口線平行於三角肌肌纖維（上肢縱軸平行）走行方向，刺入到滑囊，行“十字”切開通透剝離，出針，按壓針孔。檢查明確無血腫、塗上消炎刀傷藥後、覆蓋無菌紗布、預防外因感染。

(三)注意事項

1. 出針按壓針孔，防止深部出血、血腫。
2. 針刀治療時，不可將肩關節置於外展內旋位。

二、手法治療

先以滾法、揉法、拿法、放鬆肩部，繼用旋肩法使滑膜囊在肩峰、三角肌、肱骨頭間進行間接按摩（可滲出潤滑液潤滑肌肉與筋膜）。再下壓滑囊、使囊內滑液向肩周擴散，滋潤肩峰附著周邊肌肉與筋膜群。

三、藥物治療

中藥用驅風散寒加活血化瘀藥，針孔可外用消炎藥膏擦拭，外用 OK 繃覆蓋，避免外來因素感染。

四、康復治療

物理治療以伸展運動：右手放在左肩上，左手握住右手肘後方，將右臂盡量往身體後方推。每次 5 拍、左右手交替做、先做健側、再做患側。對稱性牽引，依體能，一日數回。

4、崗下肌損傷診療規範

崗下肌起於肩胛骨崗下窩，止於肱骨大結節中部。基本功能可外旋、內收肩關節。由肩胛上神經支配本區肌肉。崗下肌是組成肩袖的四塊肌之一，作為一個整體的功能是把肱骨頭穩定在關節窩內。手臂運動到不同位置時，每塊肌都對操縱肱骨頭的運動方向發揮其特定作用。特別是崗下肌與小圓肌一起可使肱骨頭向後下，就位於關節窩內並可防止肱骨頭撞擊肩胛骨的喙突。崗下肌損傷較常出現崗下肌區和肩關節前方疼痛，肩關節內旋受限（往後伸手到後背），睡躺在患側不適，有些患者還會表現出肘內側和肘外側疼痛，在肱骨內、外上髁部可找到明顯壓痛點。有時候會導致小圓肌替補崗下肌工作出現代償性肥大，卡壓腋神經。

【診斷依據】

一、是否受傷或受風寒。

二、肩背部和上臂部感覺痠脹無力，疼痛不適。肩部內收外展及旋轉活動困難。

三、崗下窩壓痛，觸診可否觸及硬塊或條索狀物，肱骨大結節處有壓痛。

四、肩內收、內旋時崗下肌疼痛加劇，外展、外旋抗阻力試驗陽性。

五、X 光片可以排除骨性病變。

【治療】

一、針刀治療

1. 治療原則

針對崗下肌的起止點行鬆解剝離、減低張力與舒壓作用

2. 操作常規

(1) 崗下窩壓痛時：

讓患者坐姿，上半身扶臥在診療床邊，醫師在崗下窩取 2—3 個進針點，刀口線和崗下肌肌纖維平行，針體和肩胛骨平面成90度角刺入，達骨面後，先縱行剝離，然後橫行擺動針體。

如沾黏嚴重者，作切開剝離；黏連面積較大者，使用通透剝離。

(2) 如痛點在肱骨大結節：

讓患者正坐前俯於診療床軟墊上，兩上肢肘部自然放在胸前。在肩部後上方壓痛點處取一或二個進針點，另一點在黏貼肱骨大結節的肌腱上，刀口線和崗下肌纖維走向平行，針體和上臂背面成 90 度角刺入。各點先縱行剝離，後橫行剝離，沾黏較嚴重者作切開剝離。

二、手法治療

針刀術後，醫師在患者後面，一手用力按壓住患側崗下肌，另一手握住患側手腕向對側偏下方用力牽拉 4—6 次。

三、藥物治療

必要時適當配合中西藥物，予以活血化瘀消炎止痛治療。

四、復健治療

物理治療與功能鍛鍊。

5、小圓肌損傷診療規範

小圓肌位於崗下肌下方，肩關節的後面。起始於肩胛骨的腋窩緣上三分之二背面，經肩關節後部，抵止於肱骨大結節下部。部分肌被三角肌和斜方肌覆蓋，在上臂充分外展和三角肌後部放鬆的情況下，可觸及肌肉的大部分。該肌受腋神經（C5-7）支配，其作用是與崗下肌協同使上臂外旋並內收。其病因常是由於肩後長期受風寒濕刺激，導致該肌緊張、痙攣，日久肌纖維黏連成條索狀。或上肢運動不當，強力外旋肩關節或用力投擲等動作過猛，外力直接撞擊，均可令小圓肌出血、滲出、水腫。因其損傷後局部症狀模糊，未及時得到正確治療，牽延日久，結疤鈣化而成痼疾。

【診斷依據】

一、常由投擲、拋物或受風著涼引起該肌肉損傷，多伴有肱二頭肌短頭肌腱的損傷。。

二、患側肩後部肌肉酸脹不適，乏力。嚴重者傷側不能臥位，偶有手指麻涼感。

三、患者手腕放於對側肩上，可觸及肩貞穴處有壓痛點或條索狀硬塊，疼痛向患側上肢呈放射酸痛。

四、患側肱骨大結節後下部出現壓痛。

五、X 光片室檢查可排除骨病變。

【治療】

一、針刀治療

（一）治療原則

對小圓肌起止點鬆解剝離。

（二）操作常規

1. 患者側臥位，患肢屈肘內收放於胸前，標定下針點。

2. (1) 患部在肩胛骨外緣：行常規局部消毒，鋪無菌紗布。在患處進針，針刀垂直於皮膚，刀口線與小圓肌纖維方向平行刺入，達骨面，緊貼骨面在肌纖維或條索狀肌束中行縱行剝離，有硬結則切幾刀，出針。

   (2) 如痛點在肱骨大結節下部：讓患者正坐前俯於診療床軟墊上，兩上肢肘部自然放在胸前。在肩部後上方壓痛點處取一或二個進針點，另一點在黏貼肱骨大結節的肌腱上，刀口線和小圓肌纖維走向平行，針體和上臂背面成 90 度角刺入。各點先縱行剝離，後橫行剝離，沾黏較嚴重者作切開剝離。

（三）注意事項

針刀達肩胛骨，注意勿使針刀誤入胸腔，傷及肺部。

二、手法治療

手法操作（分以下三個步驟）

（一）外展撫摩滾揉法：

患者取坐位。醫師立於傷側，一手托其肘部將上臂外展，另用大魚際部推或撫摩肩關節後方及肩胛骨的腋窩緣 2 分鐘；繼之，用一手掌指關節或小魚際在上述部位施滾揉手法數分鐘，同時活動肩關節，以達到舒筋通絡之目的。

（二）彈撥理筋頓拉法：患者取坐位。

醫師一手握傷肢肘部將上臂外展、內收、同時另手拇指彈撥該肌數十次，並順該肌纖維方向施理筋手法數遍；而後，（一助手雙拇指重疊按壓該肌肩附著處）術者立於健側，一手固定健側肩部，另手握傷肢腕部，先活動肩關節數次，趁其不備，迅速向健側前方頓拉一次。

（三）按摩俞穴痛點法：

患者取坐位。醫師用一手拇指按壓缺盆，揉壓天宗、肩貞、肩髎等穴與肩部痛點各、分鐘左右。

施手法後，應配合局部濕熱敷。疼痛顯著的病例，施手法後應注意肩部制動；疼痛緩解後，適當配合功能鍛煉。

三、藥物治療

必要時，適當配合中西藥物，給予活血化瘀及抗感染治療。

四、復健治療

物理治療與功能鍛鍊。

6、大圓肌損傷診療規範

大圓肌位於小圓肌的下側，其下緣為背闊肌上緣遮蓋，整個肌肉呈柱狀，起於肩胛骨下角背面，肌束向外上方集中，止於肱骨小結節。其作用是肩關節旋內、肩關節內收、肩關節後伸，由於該肌對手臂的作用與背闊肌很相似，被稱為背闊肌的小助手。大圓肌損傷多具有外傷史或慢性勞損史。肩胛下部酸痛不適，有時引起上臂疼痛乏力。在肩胛下角上方可觸及條索狀肌束，按壓則疼痛加劇。作肩關節外展、外旋活動時疼痛加劇。X 光片檢查可排除是否有肩胛骨骨性病變。

【診斷依據】

一、曾經有外傷史或慢性勞損史。

二、肩胛骨下部酸痛無力，有時引起上臂疼痛。

三、肩胛骨下角外上方疼痛或出現條索狀硬塊。

四、肩關節外展，外旋活動時疼痛加劇。

五、X 光片檢查排除骨性病變。

【治療】

一、針刀治療

（一）治療原則

在大圓肌起止點鬆解剝離。

（二）操作常規

1. 患者取坐姿前俯於診療桌，或採用側臥位，屈肘內收，放於胸前定點。
2. 患部多在肩胛骨外側下緣或肱骨小結節處。常規局部消毒，鋪無菌紗布。
3. (1) 病變若在肩胛下角上方偏外側：將刀口與大圓肌肌纖維平行，針體與皮膚垂直刺入，達肩胛骨邊緣，緊貼骨面先行縱行剝離 2—3 刀，如遇結節條索狀肌束，可行通透剝離，出針，乾棉球壓按止血，出針。
   (2) 如痛點在肱骨小結節：讓患者側臥，患肢肘部自然放在胸前。在肩部前黏貼肱骨小結節的肌腱上，刀口線和大圓肌纖維走向平行，針體和上臂背面成 90 度角刺入。各點先縱行剝離，後橫行剝離，沾黏較嚴重者作切開剝離。

（三）注意事項

1. 針刀直達肩胛骨，稍提起 1—2 毫米，在肌纖維中剝離，勿刺入胸腔，傷及肺部。
2. 操作輕柔，注意患者是否有呼吸困難。

二、手法治療

術畢，對病灶行點按、輕揉等順筋理筋手法並內收、外展肩關節以鬆解大圓肌痙攣。

三、藥物治療

必要時適當配合中西藥物，活血化瘀及抗感染治療。

四、復健治療

物理治療與功能鍛鍊。

7、菱形肌損傷診療規範

在 C7-T5 與肩胛骨脊柱緣是菱形肌分布範圍，參與固定肩胛骨，上提肩胛骨和使肩胛骨靠近脊柱的作用，所以當勞動過度或猛力牽拉前臂時容易致傷，以體力勞動者較多見。早期多表現為項背部酸脹不適與沉重感，其後逐漸發展為持續性的鈍痛，甚至不能入睡。上肢前舉可引起疼痛加劇。在 C7-T5 棘突上或肩胛骨脊柱緣被動壓痛，並可觸及痛性結節或條索狀物。

【診斷依據】

一、曾經有菱形肌損傷史。

二、將患者上被動向前上方上舉，可出現菱形肌疼痛加劇。

三、在第五胸椎和肩胛下端的連線以上，大多數近肩胛骨的內側緣有壓痛點。

【治療】

一、針刀治療

（一）治療原則是對菱形肌起止點採取鬆解剝離，分離黏連。

（二）操作常規

讓患者正坐前俯於診療床軟墊上，兩上肢肘部自然放在胸前。找準痛點，沿肋骨在菱形肌上作橫行剝離治療。進針刀時，注意不可刺入肋間，以防傷及肺部。

腫脹嚴重者，可用 25mg 可體鬆 (cortisone) 加 40mg 利度卡因 (lidocaine) 在患處注射，五天不癒，可再作一次治療，一般不超過三次即可治癒。

（三）注意事項：

針刀刺入不可過深，只可達肋骨面，勿刺入肋間隙，以免傷及肺部。

二、手法治療

患者取俯臥位，在患側菱形肌實施推揉，活血止痛，緩解肌肉緊張，然後在壓痛點處用一指禪推拿。

三、藥物治療

必要時適當配合中西藥物，給予活血化瘀及抗感染治療。

四、復健治療

物理治療與功能鍛鍊。

8、斜方肌（頸段）損傷診療規範

由於斜方肌在頸部屈曲時半徑是最大的，因而淺筋膜很容易損傷。通常急性損傷可由頸椎一過性的過度伸展、屈曲導致，如急剎車導致的揮鞭式損傷，交通事故中的碰撞，落枕的患者經常有斜方肌的急性損傷。慢性損傷的起病緩慢，由長期的肩扛重物，伏案工作等使斜方肌長期處於緊張狀態而導致。斜方肌在頸段的損傷多有勞損史；頸肩背部酸脹不適、沉重、疼痛。固定患肩頭頸向健側旋轉時，可引起疼痛加劇；枕骨粗隆下稍外部肌肉壓痛陽性，呈條索狀，下頸部於肩峰之間，肩胛崗上、下緣可觸及條索狀物與壓痛。斜方肌在頸段纖維激痛點症狀是：1、可在頸部側面向上到顱骨底部感覺到；2、疼痛可擴散到耳朵周圍，甚至蔓延到太陽穴；3、被疼痛者描述為深度疼痛；4、慢性緊張和頸部疼痛。

【診斷依據】

一、大部分有勞損的過去史。

二、頸肩背部酸脹不適，沉重疼痛，可出現抬高畸形；患者的頭部會略向患側歪斜。

三、固定患肩讓頭頸向健側旋轉時，會引起疼痛加劇。

四、枕骨粗隆下稍外部肌肉隆起處有壓痛，呈條索狀，下頸部到肩峰之間，肩胛崗上、下緣常可摸到條索狀物，而且有壓痛。

【治療】

一、針刀治療

（一）治療原則

對斜方肌（頸段）的損傷點，採用剝離黏連，減除張力和鬆解。

（二）操作常規

1.患者採取坐姿向前俯臥位，前額稍向前屈曲20度，以外科筆定點。

2. 局部行常規消毒、然後鋪無菌紗布。

3. 假如病變在枕骨粗隆外側，針體垂直於枕骨骨面進針，刀口線與後正線平行刺入，在枕骨骨面上，進行縱行疏通剝離 2—3 刀，再橫行鏟撥，擺動鏟開黏連。

4. 假如病變在肩部，可將肩部皮膚的肌肉提捏起來，針體垂直於皮膚，刀口線與斜方肌肌纖維方向平行刺入到達該肌肌腹中，進行縱行疏通或橫行撥離 2—3 刀，出針，以無菌紗布按壓針孔。

5. 假如病變在肩胛崗上，針體垂直於皮膚進針，刀口線與斜方肌肌纖維方向平行刺入，進行縱行及橫行剝離 1—2 刀，出針，以無菌紗布按壓針孔。

（三）注意事項

1. 斜方肌枕部附著處，有第三枕神經穿出，一定要避開神經，以免損傷。

2. 肩部操作須避免損傷副神經，進針不可過深，避免誤入胸腔。

二、手法治療

針刀手法結束，對病變點做按壓和分筋手法，同時對斜方肌施以滾法、按揉法與順筋理筋法。

三、藥物治療

如有必要，可配合適當的中西藥，予以活血理氣及消炎止痛治療。

四、康復治療

物理治療與功能鍛鍊。

9、肩周炎診療規範

肩關節周圍炎的病名較多。因睡眠時肩部受涼引起者稱“漏肩風”或“露肩風”；肩部活動明顯受限，形同凍結，又稱“凍結肩”；因該病多發於50歲以上患者而俗稱為“五十肩”。此外，還有“肩凝風”、“冰凍肩”等。它是一種多因素的病變。肩周炎",是一種肩關節周圍軟組織的無菌性炎症。傳統中醫認為本病是由於感受外界風寒濕邪氣的侵襲，或慢性勞損、或肩部外傷，促使經絡阻滯、氣血不通所致。常為單側發病，以右側多見，偶有雙側同病者。初期肩部酸楚、疼痛、晝輕夜重，伴有肩關節活動受限，後期由於軟組織變性、攣縮、關節發生黏連，出現明顯的功能障礙，同時可見到肌肉萎縮等症。

【診斷依據】

一、患者多為四十歲以上，好發年齡在五十歲左右，女性比男性多，體瘦者比體胖者多。

二、肩部疼痛，患病時間較長，夜間較嚴重，且為漸進性。

三、多無外傷史，如有外傷史者多為肩部肌肉陳舊性損傷。

四、肩部活動時，會出現明顯的肌肉痙攣，在肩部外展或後伸動作時最為明顯。

五、X 光片影像檢查，有時可看見骨質疏鬆，崗上肌腱鈣化或大結節處有高密度影像。梳頭試驗陽性。

【治療】

一、針刀治療

（一）治療原則

對肩周病變點，進行鬆解黏連和瘢痕組織，減低張力。

（二）針刀治療

1. 體位側臥位，患側向上，充分暴露患側肩部，手臂平行置放在軀體上。

2. 定點常規定 5 點。

(1) 喙突：沿腋部三角肌，胸大肌間溝向上捫及，該間溝的頂端之圓形骨突即是；

(2) 結節間溝：大小結節之間，並可捫及一條粗大的肱二頭肌長頭腱

(3) 肱骨大結節外下部小圓肌止點；

(4) 肩胛骨外下緣壓痛點，即大圓肌起始部；

(5) 崗上窩最外緣，崗上肌腱腹結合部。

3. 皮膚常規消毒，戴帽子口罩、無菌手套，鋪無菌紗布。

4. 定向見針刀操作部分。

5. 針刀操作

(1) 喙突點的操作：

左手拇指捫及喙突，指尖頂住外下緣，右手持針， 刀口線與臂叢走向相平行（刀口線向外下，與人體縱軸呈60度），到達喙突骨面後，調轉刀口90度與肱二頭肌腱短頭垂直，針體向頭部方向傾斜45度，緊貼喙突排切3刀，鬆解攣縮的肱二頭肌短腱及其深面的滑囊；將針提起2mm，刀口線仍與臂叢走向平行，針體向內下方傾斜60度，緊貼喙突外上緣排切2～3刀，鬆解攣縮的喙肱韌帶，深度達深面1cm

我們將此點的針刀操作稱為"喙突一刀二式"，認為是針刀治療肩周炎的關鍵所在。

(2) 結節間溝的操作：刀口線與肱二頭肌長頭腱平行，針刀體與該平面垂直，刺入肌腱深面，在間溝骨槽面做縱行疏通，橫行剝離各一次即可。

(3) 肱骨大結節外下部小圓肌止點的操作：刀口線與上臂平行，針刀體與大結節骨面垂直，刺達骨面後排切3刀即可。

(4) 肩胛骨外下角大圓肌起點的操作：刀口線與小圓肌肌纖維平行，針刀體與腋下皮面呈75度刺入，達肩胛骨外緣骨面，做縱行疏通與橫行剝離，亦可切開1～2刀。

(5) 崗上窩最外緣，崗上肌腱腹結合部的操作：在肩峰內緣1.5cm處進針刀，刀口線與崗上肌走向平行，針體向外下傾斜15度，深達崗上窩骨面，將崗上肌腱腹結合部沿骨面鏟起。鬆解因腱腹結合部缺血、滲出導致的黏連。

上述(3)、(4)兩點的操作，不僅鬆解了大、小圓肌的攣縮，同時鬆解了四邊孔的上下緣，因此達到鬆解腋神經的目的，從而起到有效解除疼痛的效果。術畢，針眼貼OK繃。

(三)注意事項

1. 在喙突處治療時要摸準喙突尖而且指切進針避免損傷神經血管。

2. 崗上肌進刀後，需要緩慢提插，以防止傷及肩胛上神經。

3. 在肱骨結節間溝治療時，刀口線應平行於肱二頭肌長頭肌腱的方向，將黏連鬆解，勿橫向切斷。

二、手法治療

針刀術後，先讓患者仰臥治療床上，患肢外展，醫師站於患側，並囑咐患者充分放鬆，醫師一手將三角肌推向背側，另一手的拇指沿胸大肌將肱骨上的附著點進行撥離，將胸大肌，胸小肌分開來，然後再將胸大肌（在腋窩前緣）向肩峰方向推壓。

再令患者俯臥位，胸前置軟墊。醫師雙手合力撥分開崗上肌，崗下肌，大圓肌，小圓肌在肱骨大結節處的止點，確實將各條肌腱撥分開。通常此時患肢外展上舉可增加 30 度到 50 度。醫師雙手再托扶住患肢，並囑患者盡量外展上舉，當達到最大臨界限度時，醫師雙手迅速的向上一推（推彈速度必須快至 0.5 秒）待患者反應過來時，手法已結束。

肩周炎患者經上述針刀和手法治療，通常即可上舉 120 ～ 160 度左右。推彈手法是把肩關節黏連的關節囊鬆解，屬於輕微損傷的治療。

微創針刀療法是將嚴重的黏連點剝離鬆解，手法則是將散在於三角肌深面的筋膜與崗上肌、崗下肌、胸大肌、大小圓肌在肩部的止腱黏連鬆解，最後的彈壓手法則是將最後黏連區的關節囊內黏連鬆開。

三、藥物治療

必要時配合適當的中西藥物，予以活血化瘀及消炎止痛治療。

四、康復治療

物理治療與功能鍛鍊。

10、胸段棘上韌帶損傷診療規範

棘上韌帶損傷亦稱棘上韌帶炎，為韌帶中最常見的慢性損傷疾病，本病多見於中年人。棘上韌帶是由腰背筋膜、背闊肌和多裂肌的延伸部分組成，起自第 7 頸椎棘突（項韌帶），止於骶中脊，常跨過 2—4 個棘突，限制脊柱過度前屈。胸段棘上韌帶急性損傷者，只在患部棘突局部疼痛，次日疼痛加重，背腰僵直不能彎腰，疼痛可沿脊柱向上、下擴散。嚴重者，咳嗽、打噴噓時均感損傷部位疼痛加劇。慢性損傷者，多有長期低頭或彎腰損傷史，主訴腰背中線由酸困不適逐漸發展為疼痛，以酸痛為多，也可出現憋脹感。症狀可向頸部或臂部擴散，伏案或彎腰使症狀加重。

【診斷依據】

一、多數有有外傷史或慢性勞損史。

二、抬物試驗陽性，彎腰加重。

三、胸椎棘突處疼痛，有壓痛，而且比較局限性。

【治療】

一、針刀治療

（一）治療原則

對病灶處棘上韌帶採取減低張力，分離黏連，切開瘢痕。

（二）操作常規

1. 患者取坐位，前俯於診療床軟墊，胸椎向前屈，以外科筆標定下針點。
2. 局部行常規消毒，鋪無菌紗布。
3. 在離壓痛點最近的棘突頂上進針刀，刀口線和脊柱縱軸平行，針體和背面成 90 度角，達棘突頂部骨面。將針體傾斜，如疼痛點在進針點棘突上緣，使針體和下段脊柱成 45 度角，如疼痛點在進針點棘突下緣，使針體和上段脊柱成 45 度角，再分別斜向兩側刺約 4—5mm 左右。

先縱行疏通，然後沿脊柱縱軸使針體向棘突的另一方向調轉 90 度，使其與上段脊柱或下段脊柱成 45 度角，刀鋒正對棘突的上、下角，在棘突頂部上下角的骨面上先横行剝離 1—2 下，再縱行疏剝，針刀下如果感覺遇有韌性硬結，則縱行切開，再出針。

二、手法治療

術畢，對病變處行按揉理筋與胸椎整脊手法。

胸椎立姿提扳整脊法：患者站立，雙手頸後十指交叉。醫師立於患者身後，雙手由患者雙側腋下往前上方握住患者雙腕，並以一側胸大肌頂住胸椎患部（女醫師則於該側胸前置一薄墊），雙手與胸部合力將患者向後斜上頂 60 度，扳動患椎，可聽得一連串胸椎滑膜彈響聲，表示理想復位。

三、**藥物治療**

必要時配合適當的中西藥物，予以活血化瘀及消炎止痛劑。

四、**康復治療**

物理治療與功能鍛鍊。

11、下後鋸肌損傷診療規範

下後鋸肌位於背闊肌中部的深面，腱膜起自第 11、12 胸椎棘突及第 1、2 腰椎棘突，肌纖維斜向外上方，止於第 9—12 肋骨肋角外面，受肋間神經支配，其作用是下拉肋骨向後，並固定肋骨，協助膈的呼氣運動。下後鋸肌損傷是在劇烈運動或突然轉身彎腰或者其它不協調運動造成的損傷，主要表現為忽然出現胸腰椎旁邊的疼痛，疼痛劇烈呈刀割樣，急性期由於劇烈疼痛不敢呼吸，甚至出現強迫性呼吸困難，上半身常向患側側彎。

【診斷依據】

一、會有突發性肋外側疼痛的病史。

二、從第 11、12 兩個胸椎與第 1、2 兩個腰椎到 9—12 等 4 條肋骨的外側面區域有自發疼痛和明顯壓痛。

三、呼氣時疼痛明顯加重。

四、少數的患者局部可摸到條索狀腫塊。

【治療】

一、**針刀治療**

（一）治療原則

對病灶點行鬆解剝離。

（二）操作常規

1. 患者取側臥位，患側在上，健側在下、患側上肢放在胸前，以外科筆標定下針點。

2. 局部行常規消毒，鋪無菌紗布。下後鋸肌損傷通常分兩型：

(1) 肌腱撕裂型：疼痛點在下後鋸肌止點，9—12 肋外側。在壓痛點最靠近肋骨面位置下針刀，刀口線和患處肋骨呈 90 度角，達肋骨面，貼著肋骨面和肋骨上下緣沿肌纖維縱軸，先縱行疏通後再橫行剝離，出針。

(2) 屈曲捲折移位型：疼痛點在下後鋸肌中段。在壓痛點進針刀，達肋骨面。刀口線和下後鋸肌縱軸平行刺入，先縱行疏通，再橫行剝離，將肌肉從肋骨面上鏟起，遇有腫脹硬結，將其縱行切開然後出針，針孔上覆蓋無菌紗布。如果原局部後鋸肌有出現肌束帶，則用拇指推頂使恢復。

(三)注意事項

1. 進針點必須選擇肋骨骨面上，再從肋骨表面行鬆解治療，勿離開肋骨切割或誤入肋間隙，防止刺入胸腔，造成氣胸。
2. 醫師手法要輕柔，防止粗暴動作。

二、手法治療

針刀術後，患者正坐。如果患側在左，醫師以左前臂自前向後插於腋下，以左前臂向上拔伸，將移位的關節和痙攣的肌肉舒緩。隨後囑患者用力吸氣，醫師以右手掌根叩擊左胸背側患部數次。再令患者作深呼吸數次，則疼痛可明顯減緩。

三、藥物治療

必要時，配合適當的中西藥物，給活血化瘀及消炎止痛劑。

四、康復治療

物理治療與功能鍛鍊。

第五章 胸腹部

1、肋間神經痛診療規範

肋間神經痛又名肋間神經炎，是一組症狀，指胸神經根由於不同原因的損害，一般多為周圍組織病變後引起的繼發性疼痛，多與臨近器官和組織的感染、外傷、壓迫等有關，如胸膜炎、肋骨骨折、肋椎關節錯位、骨質增生、胸椎損傷、腫瘤、強直性脊柱炎等疾病或肋骨、縱膈、胸膜病變，肋間神經受到上述疾病產生的壓迫、刺激，出現炎性反應。當咳嗽，噴嚏或深呼吸時疼痛加劇。有些患者神經功能障礙而出現束帶狀感覺，相應皮膚區感覺過敏。中醫學認為本病屬"胸脅痛"範圍。《靈樞・五邪》篇指出："邪在肝，則兩脅中痛"，闡述本病的發生主要由於肝膽臟象病變，多因情志失調、跌仆閃挫或血虛陰虧所致。

【診斷依據】

一、主要為一個或幾個肋間的經常性疼痛，發病時，可見疼痛由後向前，疼痛劇烈時可放射至同側的肩部或背部，有時呈帶狀分布。

二、疼痛呈刺痛或燒灼樣痛。咳嗽、噴嚏時疼痛加重。

三、原發性肋間疼痛極少見，繼發性者多與病毒感染、機械損傷及異物壓迫等有關，且疼痛性質多為刺痛或灼痛，並沿肋間神經分布。

四、檢查時可發現相應皮膚區感覺過敏和相應肋骨邊緣壓痛，於肋間神經穿出椎間孔後在背部、胸側壁、前胸穿出處尤為顯著。

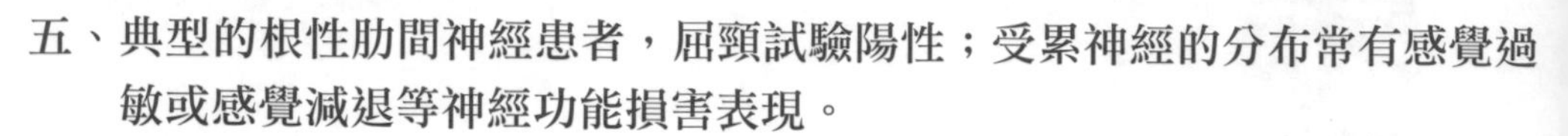

五、典型的根性肋間神經患者，屈頸試驗陽性；受累神經的分布常有感覺過敏或感覺減退等神經功能損害表現。

【治療】

一、針刀治療

（一）治療原則

應用針刀對肋間神經和周圍相關組織損傷進行分離鬆解、疏導剝離。

（二）操作常規

1. 患者取平臥位頭偏向健側或取側臥位、尋取肋間神經痛之脊神經相應根部位（華佗夾脊穴）、痛區陽性應點、期門穴、日月穴、陽陵泉穴、支溝穴，以外科筆定點。
2. 常規用優碘、75% 乙醇消毒，鋪無菌紗布。
3. 取 0.45mm 針刀垂直刺入反應區或壓痛點，進行疏通鬆解，在肋神間可以沿神經往周邊方向用波針法分別通透鬆解 2—3 刀，出針後用無菌紗布壓迫止血，必要時也可用 OK 繃敷貼保護針孔 2—4 小時。
4. 注意事項：注意安全與有效深度，針刀操作時切勿深入胸腔損傷內臟。

二、手法治療

1. 於阿是穴，即疼痛最明顯處，常規消毒後，取皮膚針，由輕而重進行叩刺，叩刺至皮膚發紅，以閃火法吸附其上，或用真空拔罐器吸拔。留罐 3—5 分鐘，待皮膚瘀血呈紫紅色時取罐。
2. 患者取坐位，腰微挺直，雙腳平放與肩同寬，左手掌心與右手背重疊，輕輕放在小腹部，雙目平視微閉，呼吸調勻，全身放鬆，靜坐 1—2 分鐘。醫師按揉其肩井、外關穴，推揉膻中穴區；分推胸肋間法：雙手指張開呈爪狀，將指尖附於同側胸骨旁肋間處，適當用力從胸前正中線沿肋間向兩側分推 0.5—1 分鐘。可寬胸理氣；另以分推肋下法：將雙手 4 指並攏，分別放於同側劍突旁，沿肋骨分推 0.5—1 分鐘。可用以調中和胃，理氣止痛。

以上手法每天操作 1—2 次。在治療前應明確疼痛的原因，以排除推拿禁忌症。推拿時手法操作宜輕柔，一般可緩解疼痛。

三、藥物治療

藥物方面以行氣活血治療，疏肝理氣為主，多以血府逐瘀湯合柴胡疏肝湯，加減川芎、佛手、枳殼、厚朴、赤芍、川楝子、丹參、川七、絳真香等。

2、肋軟骨炎診療規範

肋軟骨炎又稱肋軟骨疼痛性非化膿性腫脹、胸軟骨痛、軟骨增生病，是一種常見的疾病，分為非特異性肋軟骨炎和感染性肋軟骨炎，臨床中最常見的是非特異性肋軟骨炎，可佔門診量的 95% 以上，是肋軟骨的非特異性、非化膿性炎症，為肋軟骨與胸骨交界處不明原因發生的非化膿性肋軟骨炎性病變，表現為局限性疼痛伴腫脹的自限性疾病。多發於 25—35 歲成年人，女性居多。老年人亦會罹患此症。好發於第 2—5 肋軟骨交界處，一般見於一側胸骨旁，或為兩側對稱性，單發者以第 2 肋軟骨常見。感染性肋軟骨炎又稱化膿性肋軟骨炎，是一種較少見的外科感染。本病屬中醫的胸肋骨痺症或胸肋內傷、瘀血阻滯之症。多為單發，偶可見多發或侵犯兩側。發病較急的患者，驟感患處刺痛、跳痛或痠痛、脹痛。疼痛呈現持續性或間歇性，上肢活動或咳嗽時，可由於胸肌的牽拉而引發劇痛。本病疼痛 3 至 4 週後常可自行緩解或消失，但亦可隨時復發。

【診斷依據】

一、通常本病與病毒感染或胸肋關節損傷有關聯。

二、胸骨旁局部腫脹，邊緣規則，隆起疼痛，有壓痛點。

三、在成人 2—4 肋常見，上肢外展上舉，胸廓局部疼痛加劇。

四、上肢運動或咳嗽等牽拉肋骨肌肉可引起疼痛。

五、X 光診察無異常。

【治療】

一、針刀治療

鬆解壓痛部位軟組織，發揮局部減壓作用。

1. 患者姿勢：仰臥位。

2. 治療點：胸肋點壓痛點處。

3. 針刀方向：刀口線與胸肋韌帶平行。

4. 治療：

(1) 病在胸肋端處：針體垂直皮膚，直進到骨面進行鬆解剝離。

(2) 病在肋軟骨上方者，刀口與肋軟骨平行，針體垂直肋面直進皮膚達肋骨面，進行鬆解，以鬆弛為度。

二、手法治療

病發在胸肋關節者，針刀內手法結束必須屏氣，醫師以掌根抵住手術部位，給予向下輕壓，有時可聽到關節錯動之彈響聲。

三、藥物治療

藥物必要時適當配合中西藥物，予以活血化瘀及消炎止痛治療。

四、康復治療

術後可配合復健物理治療，逐漸可以加強功能鍛鍊

3、胸小肌損傷診療規範

胸小肌位於胸大肌深面，像鋸齒或摺扇狀肌肉。起自第3—5肋骨，止於肩胛骨喙突的內側面。由胸前內側神經支配。胸小肌之功用是拉肩胛骨向前下方，當肩胛骨固定時，可上提肋脇以助呼吸。當上肢過度外展時出現神經血管束的壓迫，受壓的部位在鎖骨下動脈過渡到腋動脈的部分。最明顯的體徵是在喙突下胸小肌壓痛，在此處加壓後可使前臂、手掌、手指麻木、灼刺等症狀重複出現。患肢過度外展可阻斷橈動脈的搏動。

【診斷依據】

一、有外傷史或慢性勞損史。

二、前胸一側疼痛、不適、上肢外展外旋時可使症狀加重。

三、第三至第五肋骨胸前面及肱骨喙突內下角有壓痛，深吸氣時可誘發或加劇疼痛。

【治療】

一、針刀分離胸小肌起止點處和肌腹處的沾黏

1. 患者姿勢：仰臥。

2. 治療點：胸小肌起始點或肌腹。

3. 針刀方向

起點處：刀口線與肋骨線軸平行，針體與皮膚垂直，進針刺入達肋骨面上，進行鬆解。

喙突處：刀口線與胸小肌纖維平行，以左手拇指為引導，按住喙突內緣，刺入達骨面進行縱疏橫剝鬆解，以鬆弛為度。

二、手法治療

對胸小肌肌腹病變處及起止點處進行局部按揉。

三、注意事項

在肋骨面上進行，控制針柄針身，千萬不可刺入肋間隙。

在胸小肌止點，鬆解黏連時應在喙突內側部分進行，否則，鬆解不徹底，療效受限。

四、藥物治療

必要時適當配合中西藥物，予以活血化瘀及消炎止痛治療。

五、康復治療

術後可配合復健物理治療，慢慢可以加強功能鍛鍊。

4、胸大肌損傷診療規範

胸大肌為一扇形扁肌，在胸廓的前上部，其外上為三角肌，其內部為鎖骨下肌，胸小肌和前鋸肌（部分居於胸大肌下部）起點；上部為鎖骨部（借二頭肌間溝與三角肌相隔），起自鎖骨內側 1/2 的前面，肌纖維走行：肌纖維斜向下外；中部為胸肋部，起自胸鎖關節到第六肋軟骨之間的胸骨前面半側和上 6 個肋軟骨的前面，肌纖維走行：肌纖維大部分橫行向外；下部為腹部，此部分起點最小，起自腹直肌鞘前葉，肌纖維走行：肌纖維斜向上外旋行；止點：三部分肌纖維向外集，移行於堅韌的腱膜。在三角肌前緣及肱二頭肌長頭之間，止於肱骨大結節處。胸大肌與背闊肌和大圓肌的走形附著肌束呈交叉。背闊肌和大圓肌斜向上，胸大肌鎖骨部斜向下，它們互相形成拮抗。當胸大肌鎖骨區的肌束損傷時它會將痛覺轉移至肩關節的前方、包括胸大肌本身鎖骨部附近（相當於前三角肌和肱二頭肌長短頭接連處附近區域）。有時候不能做外展肩關節時用力向外伸展手臂的甩窗簾的動作，當上述姿勢突然發力時會引起前臂前三角肌下端、肱肌的附近撕裂般疼痛。

【診斷依據】

一、曾經有外傷史或慢性勞損史。
二、前胸疼痛、胸口悶、上臂外展與內旋動作受限。
三、鎖骨面、胸骨前、第一至第六肋軟骨壓痛點。肱骨大結節處有壓痛點。
四、深吸氣或提重物時疼痛加劇。

【治療】

一、針刀分離胸大肌起止點及肌腹處的沾黏

1. 患者姿勢：仰臥。
2. 治療點：胸大肌起止點及肌腹。
3. 針刀方向及治療：
   (1) 鎖骨內前方，刀口線與鎖骨線軸平行，針體垂直皮膚，進針達鎖骨骨面，進行鬆解，以鬆弛為度。
   (2) 胸骨或肋軟骨處，刀口線與胸骨或肋骨縱軸平行，針體與皮膚垂直，進針達骨面，進行鬆解，以鬆弛為度。
   (3) 肱骨大結節處，刀口線與肱骨縱軸平行，針體胸大肌纖維垂直，刺入皮膚達骨面，進行鬆解，以鬆弛為度。

二、注意事項

1. 微創針刀操作應在鎖骨、胸骨及肋骨之解剖部位上進行，千萬不可刺入鎖骨下方及肋間隙，以免刺傷鎖骨下大血管或胸腔內臟器官造成大出血或氣血胸。
2. 在鎖骨與胸壁施術時，動作宜輕柔，在肱骨大結節處施術時，由於肌肉附著部較大，可實施瘢痕刮切法加大鬆解幅度。

三、手法治療

肩關節外展 90 度，對胸大肌施以外展外旋，彈剝、提拉，鬆解胸大肌與胸小肌間的黏連。

四、藥物治療

可搭配中藥或西藥治療。

五、復健治療

術後可配合復健物理治療，逐漸加強功能鍛鍊。

5、腹外斜肌損傷診療規範

本症以下八肋的腹外斜肌起點處疼痛，轉身困難為主症，深呼吸或咳嗽時，可使症狀加重。患者有在腰部屈曲狀態下，脊柱突然扭轉的損傷史，急性損傷以銳痛為主症，慢性損傷以脅肋部酸痛為主。腰部單側損傷，多呈側屈稍後伸姿勢；雙側損傷者，肋骨多下降；呈腰前凸勢，觸診在下八肋腹外斜肌起點處有壓痛、硬結，髂骨嵴的前上緣壓痛，肌肉緊張。

【診斷依據】

一、脅肋部酸痛可牽引少腹，腰部活動不便。

二、曾經有腰部屈曲位，脊椎突然旋轉之扭傷史。

三、髂嵴前部止點處疼痛或壓痛，下八肋起點處壓痛或有硬結。

四、側屈位作脊椎旋轉時脅肋部疼痛加劇。

【治療】

一、針刀治療

（一）治療原則

在壓痛點行針刀治療。

（二）操作常規

1. 患者側臥位，病位在上。常規消毒，鋪無菌紗布。
2. 起點的損傷在壓痛點的肋骨面上進針刀，刀口線和腹外斜肌走向平行，行縱切與橫撥手法。
3. 止點的損傷在髂嵴前部痛點進針刀，刀口線和腹外斜肌平行，和人體矢狀面垂直刺入 0.5cm，後沿人體縱軸傾斜 30 度角，於痛點縱切與橫剝 2—3 刀。

（三）注意事項

1. 在起點的治療，針刀始終在肋骨面上進行。擺動不可過大，以免刺入胸腔或腹腔。

2. 止點的治療注意深度勿入腹腔。

二、手法治療

術後患者直立兩腿分開，彎腰向健側轉動數次。

三、藥物治療

必要時使用中藥活血化瘀配合西藥抗生素及止痛藥。

四、康復治療

物理治療與功能鍛鍊。

6、盆腔炎診療規範

女性內生殖器官及其周圍結締組織、盆腔腹膜發生的炎症，稱為盆腔炎。盆腔炎為婦科常見病、多發病，具有病程長、病情纏綿、復發率高等特點。屬中醫"婦人腹痛"、"帶下病"等範圍。西醫認為盆腔炎一般為混合感染，致病菌（如溶血性鏈球菌、厭氧鏈球菌、葡萄球菌、大腸桿菌、變形桿菌、沙眼衣原體等）通過血液、淋巴或直接擴散引起盆腔器官及結締組織、盆腔腹膜發生炎症。中醫認為本病的病理性質以腎氣不足、帶脈失約為本，濕熱、瘀血、寒凝、痰濕為標，屬於本虛標實證，其病理變化與月經週期有關：月經後期由於胞宮空虛，體內肝腎精血趨於暫時不足階段，軀體防禦功能降低，病邪乘虛而作；月經前期腎虛肝鬱影響脾運，濕邪下注，致本病諸症多於月經前後發作或加重。

【診斷依據】

一、絕大多數患者全身症狀不明顯，下腹墜脹及腰骶部疼痛。在勞累、性生活後和經期加劇，常伴有月經不調，白帶增多，子宮活動受限。

二、在子宮及輸卵管一側或雙側可觸及囊狀物，並有輕度壓痛，盆腔結締組織炎時，一側或雙側有狀增厚、壓痛，或可捫及包塊。

三、據病史、症狀、體徵及實驗室檢查可做初步診斷，此病臨床診斷準確性不高。2006 年美國疾病控制中心推薦盆腔炎的診斷標準如下：

(1) 最低標準：宮頸舉痛；子宮壓痛；附件區壓痛。

(2) 附加標準：體溫在 38.3℃；宮頸或陰道異常黏液膿性分泌物；陰道分泌物用 0.9% 氯化鈉液塗片見大量白血球；紅血球沉降率升高；血 C 反應蛋白升高；實驗室證實的宮頸淋病奈瑟菌或衣原體陽性。

(3) 特異標準：子宮內膜活檢組織學證實子宮內膜炎；陰道超聲或磁共振顯示輸卵管增粗、輸卵管積液，伴有或不伴有盆腔積液、輸卵管卵巢腫塊，以及腹腔鏡檢查發現盆腔炎性疾病徵象。

【治療】

一、針刀治療

1. 依據胸腰段 X 線片，瞭解 T12、L1-2，椎體有無移位情況，找到病變椎體，在此椎體上、下椎體的棘間韌帶、左右關節突關節囊定六個點，刀口線與人體縱軸平行，垂直刺入，按骨關節移位方法進行鬆解。

2. 如果有陽性壓痛點、條索結節在 T12、L1-2 病理區帶範圍內，或者在骶骨孔周圍，可以在此處進針刀，刀口線和陽性物縱軸平行，垂直刺入，條索和硬結者務必切開、刮碎。

二、腧穴治療

1. 關元、中極各定一點：刀口線和人體縱軸平行，針體與皮膚平面垂直刺入 0.8cm，縱行剝離 2 ～ 3 下。

2. 三陰交：在小腿前內側面下部，當內踝上緣上 3 寸，脛骨內側緣後方凹陷處，比目魚肌與屈趾長肌之間定兩點，刀口線與人體縱軸平行，針體與皮膚平面垂直刺入 1 cm，刺入縱行剝離 2 ～ 3 下。

3. 腎俞：在第 2 腰椎棘突與第 3 腰椎棘突連線的中點旁開 1.5 寸定兩點，刀口線和人體縱軸平行，針體與皮膚平面垂直，刺入 1 cm，縱行剝離 2 ～ 3 下。

4. 八髎：在八個骶骨外孔處進針刀，注意避開神經血管，在骶骨孔內緣進行縱向剝離 2 ～ 3 下，出針。注意剝離時，速度應慢。

三、手法治療：

手法矯正錯位的骶髂關節和恥骨聯合。對骶髂關節損傷導致的盆腔內疾患療效肯定，應引起高度重視。只有保證了人體上下之樞紐的骨盆的力學平衡，解除了骶叢神經的卡壓，才能徹底根除各種導致瘀血的因素，從而治療各種婦科疾病。

四、康復治療

物理治療與功能鍛鍊。

第六章 上肢部

1、肱二頭肌短頭肌損傷診療規範

肱二頭肌位於上臂前面，上部被三角肌和胸大肌遮蔽。肌腹呈梭形，上部有長、短兩頭。長頭起自肩胛骨的盂上結節，長頭腱通過肩關節囊，經肱骨大、小結節之間的結節間溝下行；短頭起自肩胛骨的喙突尖。長、短兩頭在肱骨中點處互相會合，形成肌腹。肌腹下行移行為肌腱和腱膜。肌腱經肘關節的前面，止於橈骨粗隆。腱膜離開肌腱後、斜向內下方，移行於前臂深筋膜。

當肱二頭肌收縮，肘關節處於屈曲狀態時，肩關節作過度外旋和伸展，肱二頭肌短頭的喙突附著部會出現撕裂，短頭腱與喙突部份分離。損傷部位馬立刻血液滲出，局部疼痛，肩關節運動受限，之後血滲停止，緩慢吸收，但可產生肱二頭肌短頭腱與喙肱肌等在喙突部位黏連，繼續疼痛，肩關節活動功能障礙。如果肩關節處於內旋、內收位，肱二頭肌放鬆，短頭腱張力降低，可減輕疼痛。

【診斷依據】

一、肩部急慢性勞損史。

二、肩臂上舉、外展、後伸、旋後疼痛，功能受限。

三、肩前方喙突部疼痛，有壓痛點。有時可觸及條索狀。

四、肱二頭肌抗阻力試驗陽性（Yergason Sign）。

【治療】

一、針刀治療

（一）治療原則

在肱二頭肌短頭起點之壓痛點進行針刀鬆解。

（二）操作常規

1. 患者坐姿患肢手插腰或仰臥位，患側上肢外展 30 度。局部消毒，鋪無菌紗布。主要以喙突處為進針刀點，刀口線與二頭肌平行。達骨面（喙突骨面外 1/3）縱切、橫剝，瘢痕較重者可鬆解切開。

（三）注意事項

進針點須準確，於骨面操作。慎防刺入胸腔或傷及周圍神經血管。

二、手法治療

術後屈肘將肩關節外展，後伸、外旋，在二頭肌腱繃緊的狀態下用拇指在喙突部彈撥理筋 7—10 次，然後局部按壓 3—5 分鐘，再搖動肩關節。

三、藥物治療

必要時，活血化瘀中藥配合西藥抗生素及止痛藥。

四、康復治療

（一）物理治療

（二）功能鍛鍊

治療後應鼓勵患者做肩關節前舉、後伸、內收、外展、內旋、外旋等功能鍛鍊。

2、肱二頭肌長頭肌腱腱鞘炎診療規範

肱二頭肌長頭位於上臂的前面，肱二頭肌長頭肌腱起於盂上粗隆，經結節間溝，節間韌帶的深面穿出關節囊。此肌腱的滑液鞘位於結節間溝段。肱二頭肌的作用是屈曲關節，且受 C5-6 的肌神經支配。任何肩關節的急性外傷、慢性炎症，或日常生活中的反覆機械性刺激，都可以引起此肌腱腱鞘的充血、水腫，甚至纖維化，腱鞘增厚，黏連形成，肱二頭肌長頭肌腱滑動功能障礙。本症屬中醫 " 傷筋 " 的範圍。

【診斷依據】

一、有肩部急慢性外傷史，勞損史。

二、好發於 40 歲以上，患者大多慢性發病。

三、肩部活動加重，休息後症減。早期痠脹不適，逐漸發展為持續性肩前痛，夜間更為明顯。

四、肩關節外旋姿勢使疼痛加劇。肱骨結節間溝壓痛明顯。肱二頭肌收縮時常觸及輕微摩擦感。

五、肱二頭肌抗阻力試驗陽性：檢查時囑患者屈肘，醫師一手扶住患者肘部，一手扶住腕部，囑患者用力伸肘，醫師給予阻力，如出現肩關節前方疼痛則為陽性，提示肱二頭肌長頭肌腱腱鞘炎。

六、肩關節內旋試驗陽性：囑患者做肩部極度內旋活動，前臂置於背後，引起肩痛者則為陽性，提示肱二頭肌長頭肌腱腱鞘炎。

【治療】

一、針刀治療

（一）治療原則

對結節間溝的黏連進行疏通剝離。

（二）操作常規

1. 患者坐姿患肢手插腰或仰臥位上肢外展 30 度。常規消毒，鋪無菌紗布。
2. 結節間溝壓痛處為進針刀點。刀口線和二頭肌長頭方向平行垂直刺入，達骨面後行縱切與橫剝，如有韌性結節可切開剝離。

（三）注意事項

1. 急性期患肢宜制動休息，慢性期以漸進鍛煉為主。
2. 微創針刀以快速穿刺引流腱鞘積液，達到止痛和增加肩關節活動範圍的目的，但在治療後應避免肩關節用力活動，以免加重二頭肌長頭腱的損傷。

二、手法治療

針刀術後在肩前輕按彈撥。患者屈肘，醫師握腕上部作牽拉對抗，將患肢拉至伸直位，治療後應做肩關節功能鍛鍊。

三、藥物治療

必要時，活血化瘀中藥配合西藥抗生素及止痛藥。

四、康復治療

物理治療與功能鍛鍊。

3、肱骨外上髁炎診療規範

肱骨外上髁是肱骨下端外側的膨大隆起部。該部為前臂伸肌腱的總起點，5 塊肌肉（橈側腕長伸肌、橈側腕短伸肌、指總伸肌、小指固有伸肌、尺側腕伸肌）的肌腱在環狀韌帶平面成為腱板樣伸肌總腱，此處有微細的血管神經束穿出。

手肘外側的肱骨外上髁炎俗稱網球肘，為手肘疼痛常見的原因之一。其成因源於腕部伸展肌群及旋後肌群的過度使用，造成伸肌群肌腱附著於肱骨外上髁處疼痛，因而影響肘腕部伸展及功能性的活動。最常受到影響的是橈側伸腕短肌，因為肱骨外上髁是橈側伸腕短肌的起始點，所以此點發炎是起因於橈側伸腕短肌拉傷所產生的炎症。

本病常因慢性積累性勞損，導致肱骨外上髁腕伸肌腱附著處發生撕裂，出血，退化形成纖維組織致病。本病名稱較多，如肱骨外上髁綜合徵、肱橈關節外側滑膜囊炎、肱骨外上髁骨膜炎、網球肘等。

【診斷依據】

一、通常沒有明顯的外傷史，但此病常見有經常使用前臂內旋工作或運動的勞損史。

二、肘關節的活動正常，但前臂旋前活動時疼痛加重，在肱骨外上髁處有明顯壓痛。

三、旋臂屈腕試驗，Mills 徵陽性。

四、在肱骨外上髁處疼痛、按痛。

【治療】

一、針刀治療

（一）治療原則

使肱骨外上髁處的黏連、攣縮、瘢痕鬆解開來，解除受壓的神經血管束，使其恢復局部的動態平衡。

（二）操作常規

1. 體位：坐位，肘關節屈曲 90 度，平放於治療臺上，或仰臥位，肘關節屈曲 90 度置於胸前。

2. 定點：視病情不同，選擇 1—3 個治療點。也可用如下五個治療點。

A. 肱骨外上髁骨突壓痛點。

B. 肱骨外上髁骨突上方，內側凹陷點（肘髎穴）。

C. 肱骨外上髁骨突內側的凹陷處。

D. 肱骨外上髁骨突外側凹陷處。

E. 肱骨外上髁骨突後外側下方 2.5 釐米凹陷處（肘肌起始部）。

3. 皮膚常規消毒，醫師戴口罩、無菌手套，鋪無菌紗布。

4. 定向：見針刀操作。

5. 針刀操作

(1) 肱骨外上髁骨突點。刀口線與臂縱軸平行，針刀體與外上髁皮面垂直刺入，直達骨面。切開剝離後，再縱行疏通，然後使針刀體與骨面呈 45 度角左右行橫行鏟剝，使刀刃緊貼骨面剝開骨突周圍軟組織黏連。如有骨脊樣物則將骨脊樣物鏟平。再疏通一下伸腕肌、伸指總肌、旋後肌腱。

(2) 肱骨外上髁上方內側凹陷點（即肱橈肌、肱肌與肱三頭肌內側頭肌膜之間的黏連點）。刀口線與肱骨縱軸平行，針刀體與皮面垂直刺入直達骨面，行縱行疏通，橫行剝離。

(3) 肱骨外上髁骨突內側凹陷點（即旋後肌在外上髁骨面的起點）。

刀口線與前臂縱軸平行，針刀體與皮面內側量 75 度刺入達骨面，行縱行疏通，橫行剝離。

(4) 肱骨外上髁骨突尺外凹陷點（即外上髁與尺骨鷹嘴之間的凹陷處）。

刀口線與前臂縱軸平行，針刀體與皮面垂直刺入達骨面，稍提起針刀，做縱橫疏通剝離，不可損傷橈骨頭軟骨面。

(5) 肱骨外上髁骨突後外側下方 2.5 釐米凹陷處。

刀口線與前臂縱軸平行，針刀體與皮面垂直刺入達骨面，稍提起針刀，做縱橫疏通剝離，不可損傷橈骨頭軟骨面。

二、手法治療

在針刀術後，患者正坐，醫師坐在病人患側，右手抓住病人手腕使其右前臂旋後位，左手用屈曲的拇指端按於肱骨外上髁前方，其他四指放在肘關節內側，醫師用右手慢慢屈曲病人肘關節至最大限度，左手拇指用力按壓病人肱骨外上髁前方，使其伸直肘關節，同時醫師左手拇指按在患肢橈骨頭前側，沿橈骨頭前外緣往後彈拔腕伸肌起點，術後病人的橈側 3 指麻木感及疼痛多可減輕。另外也可將患肢前臂旋後、曲肘，放在桌上，肘下墊以軟物。醫師以雙手食指和中指將肱橈肌和伸腕肌往外扳，再請患者將患肢前臂旋前，用拇指往外方推鄰近橈側腕長伸肌及橈側腕短伸肌，反覆數次。

三、注意事項

肱骨外上髁炎的治療效果與下列因素有關：

1. 定點準確與否除骨突外，還要對其周圍組織進行全面檢查，如有另外壓痛點，一併定點。
2. 針刀操作一定要到位，即一定要把黏連、疤痕剝離開來，直到刀下有鬆動感。

四、藥物治療

肱骨外上髁炎的治療以保守療法為主，包括疼痛緩解藥物、必要時，可以適當配合中西藥物給予活血化瘀及抗感染治療。西醫常用局部類固醇注射，若症狀仍無法獲得改善，審視評估病人的接受度與臨床效益後，方考慮施行手術治療。

五、康復治療

物理治療與功能鍛鍊。

4、肱骨內上髁炎診療規範

由急性損傷或慢性勞損引起肱骨內上髁或周圍軟組織炎性病變稱為肱骨內上髁炎，又稱高爾夫球肘。肱骨內上髁為尺側腕屈肌群和旋前圓肌的起始點，肱骨內上髁炎的病機與肱骨外上髁炎（網球肘）相似，但作用的外力相反。

【診斷依據】

一、常見於青壯年，多有肘部損傷或肘部慢性勞損史。

二、肱骨內上髁處有疼痛及明顯壓痛。常在肱骨內上髁處可摸到直徑約 1.0 cm 大小的硬性結節。

三、前臂屈肌腱牽拉試驗陽性，肘關節被動伸直和前臂用力旋後時內上髁疼痛加劇。

【治療】

一、針刀治療

（一）治療原則

鬆解肱骨內上髁周圍組織的黏連、刮除瘢痕，使手肘內側端恢復動態平衡。

（二）操作常規

在肘關節內側的壓痛點進針刀，將刀口線和屈肌腱走向平行，針體與進針點處之骨平面垂直刺入，針刀達骨面後，先縱行疏通，再橫行剝離，遇有瘢痕結節，則做切開剝離，注意勿傷到尺神經。

二、手法治療

治療手法和肱骨外上髁炎類似，只是部位在肱骨內上髁處。

三、藥物治療

必要時可以適當配合中西藥物，給活血化瘀及抗感染治療。

四、康復治療

物理治療與功能鍛鍊。

5、肱橈關節滑囊炎診療規範

肱橈關節滑囊又稱肱二頭肌橈骨滑囊，位於二頭肌止點橈骨粗隆與橈骨頭之間，其外側為肱橈肌，後外側為旋後肌。正常情況下滑囊內有少量滑液具有潤滑作用。肱橈滑囊炎系由肱二頭肌與橈骨頭、肱橈肌間摩擦、擠壓、勞損或炎症等引起。肱橈滑囊滑膜水腫、充血和肥厚，囊內滲液增加，張力增高而產生症狀。患者主訴肘部外側疼痛，前臂旋前時疼痛加劇，局部有壓痛和肘關節活動不便。當滑囊內滲液較多時，局部會隆起。

【診療依據】

一、通常有慢性勞損史，肘關節功能一般正常。

二、患肢在關節橫紋，肱二頭肌腱和肱橈肌間、肱骨外上髁前內側與橈骨小頭的內側會有壓痛點。

三、橈骨粗隆處有明顯壓痛。

四、上肢伸直，肘關節的陰側，橈骨粗隆處會有明顯壓痛。

【治療】

一、針刀治療

（一）治療原則

將滑囊切開以減壓。

（二）操作常規

使患肢伸直，平放在治療台上，在橈骨粗隆處按壓，找尋壓痛點當作進針點。醫師左手拇指按在橈骨粗隆處將肱橈肌扳向外側，且沿肱橈肌內側緣，斟酌力量來回鏟切，刀口線沿著左手拇指指甲平面刺入皮下，即可到橈肱關節滑囊，更進針刀達骨面，鏟切 2—3 刀即可出針。用無菌紗布覆蓋針孔。醫師左手拇指按壓針孔，右手過度伸、屈患者肘關節 1—2 下。

（三）注意事項

治療時要避免損傷橈神經。

二、手法治療

針刀術後，讓患肢過度伸直，再屈患肘 2—3 次，以使囊內滑液排除。

三、藥物治療

必要時可以適當配合中西藥物，給活血化瘀及消炎止痛劑。

四、康復治療

物理治療與功能鍛鍊。

6、尺骨鷹嘴滑囊炎診療規範

尺骨鷹嘴滑膜囊炎系指鷹嘴與皮膚間的鷹嘴皮下囊和肱三頭肌腱深淺兩層間的肌腱下囊的炎性改變。常見於礦工、棒球投手、學生，故又稱礦工肘、棒球肘、學生肘。鷹嘴滑囊有二個：一個位於鷹嘴上面的肱骨面和肱三頭肌腱之間;另一個在肱三頭肌腱和皮膚之間。常因損傷或經常摩擦而引起。急性損傷後滑液積聚使滑囊膨隆，穿刺可得血性液體。尺骨鷹嘴慢性滑囊炎多見於礦工，又稱"礦工肘"。主要表現為鷹嘴部囊性腫物，直徑約 2—4cm 大小。無痛及功能障礙。滑囊炎合併感染時，則局部有紅、腫、熱、痛、波動感和壓痛及功能障礙，肘關節取半伸直位。穿刺液為膿性或膿血性，全身有發燒、寒戰和血白細胞增高。

【診療依據】

一、一般有外傷史或勞損史。

二、患肢關節後面積疼痛，屈伸受限。

三、可在肘關節背面摸到囊樣腫物，質軟，有波動感，輕微壓痛。

四、要和肱三頭肌肌腱炎及尺骨鷹嘴骨折相鑑別：肱三頭肌肌腱炎痛點在肘關節背面，但沒有膨脹波動感，也無囊樣腫物，在肱三頭肌對抗阻力時疼痛加劇。而尺骨鷹嘴骨折有明顯的外傷史，疼痛劇烈，壓痛非常明顯，可觸及骨擦音，X 光片顯示骨質有異常改變。

【治療】

一、針刀治療

（一）治療原則

以針刀切開囊樣腫物使其減壓。

（二）操作常規

1. 患肢置軟墊上，屈 45 度角。局部常規消毒，蓋無菌紗布。

2. 如果痛點在肘關節背面皮下稍偏遠側者，是鷹嘴皮下囊，以痛點當作進針刀點，使針體與尺骨背面進針刀點的骨平面垂直，而刀口線和肱三頭肌走向平行刺入，到骨平面，不要刺入肘關節囊，以免傷及尺神經，縱行切 2—3 刀，再橫行剝離即出針，蓋上無菌紗布，用拇指腹按壓進針點片刻，再將患肢過伸及過屈 1—2 次即可。

3. 如果痛點在鷹嘴尖部的關節間隙處，即是鷹嘴腱內囊或肱三頭肌腱下囊，較淺的是前者，較深的是後者。在痛點處進針，使針體和進針處皮膚平面約成垂直角，稍向近側傾斜刺入，而刀口線和肱三頭肌走向平行，到鷹嘴尖部骨平面，較淺的不要到骨面，不要刺入肘關節囊，以免傷及尺神經，切開剝離 2 至 3 刀後即取出針刀。

二、手法治療

針刀術後用力垂直下壓滑囊，使囊內液體排除。

三、藥物治療

必要時可以適當配合中西藥物，給活血化瘀及抗感染治療。

四、康復治療

物理治療與功能鍛鍊。

7、肘管綜合徵診療規範

肘管綜合徵是由於位於肘部後方內側肘管的尺神經循行路徑被壓迫，使前臂內側、小指和無名指麻痺、遲鈍，握手無力，甚至手掌肌肉軟弱萎縮、手指變形。由於肘管內的尺神經線受擠壓，壓力或源於筋膜發炎、肘部肌肉萎縮或肘關節因退化衍生的骨贅。患者的肘關節常會較僵硬，難以伸直。

【診斷依據】

一、肘部有損傷、發育畸形或過度勞損史，肘關節常會較僵硬，難以伸直。

二、早期表現為小指和靠近小指的半邊環指感到麻痺。

三、無名指與小指痛覺減退，精細動作不靈活，且呈漸進性的加重。

四、後期症狀，手背一側的小指小魚際肌肉會出現萎縮。若情況嚴重，無名指和小指會變得軟弱無力，影響每一隻指頭，打開手掌便出現「爪型手」的畸形現象。

五、肱骨內上髁外側的尺神經觸叩，出現疼痛及異常感。

六、屈曲測試，Tinel 氏徵陽性。

七、X 光有助於確認尺神經受肘部周圍骨贅增生所影響的位置。其他更客觀的測試方式有電生理學檢查，包括肌電圖和神經線傳導檢查，亦可幫助確診。

【治療】

一、針刀治療

（一）治療原則

以針刀切斷部分纖維膜，鬆解肘管。

（二）操作常規

1. 患者呈坐位，患肘外旋，半屈曲置於治療臺上，以外科筆先做定點。
2. 局部行常規消毒，鋪上無菌紗布。
3. 治療部位於肱骨內上髁尺神經的尺側，刀口線的方向與尺神經和肘管平行，應避開神經，針刺達骨面，切割數刀，切開部分張力過大的纖維膜，出針，充分壓迫止血。

（三）注意事項

手法應輕柔緩慢，針刀宜緊貼骨面進行切割，以免損傷尺神經。

二、手法治療

針刀術後，患者用力外旋，屈伸患肘數次使針刺部位纖維膜更加鬆解。

三、藥物治療

必要時適當配合中西藥物，予以活血化瘀及抗感染治療。

四、康復治療

功能鍛鍊：術後，患者應進行活動及增強手指的鍛鍊，促進功能康復。

五、預防方法

1. 應限制屈曲肘部動作的時間與頻率，以防止尺神經受到過度刺激。

2. 長期對肘部直接施壓亦會導致肘管綜合徵，因此坐著時應避免屈曲手肘靠著桌邊。長途駕車時、長期使用扶手或操作機器，都會使尺神經線疼痛，應撥空休息。

8、橈骨莖突部狹窄性腱鞘炎診療規範

橈骨莖突部有外展拇長肌腱和伸拇短肌腱的共同腱鞘。在日常的工作中，拇指的對掌和伸屈動作較多，使拇指的外展肌和伸肌不斷收縮，以致造成該部位發生狹窄性腱鞘炎。台灣俗稱為”媽媽手”，與提物或胸前抱小孩姿勢過久有關。

【診斷依據】

一、起病緩慢，大多有勞損史，早期症狀僅覺局部酸痛，好發於成年女性及長期從事腕部操作者，亦有因用力過度而突然發病者。

二、腕關節橈側疼痛，橈骨莖突處壓痛明顯，腕關節無力、活動受限，有時疼痛可向下放射到拇指或向上放散至前臂或上臂。

三、與健側對比，可見患側橈骨莖突處有一輕微腫脹且壓痛明顯，橈骨莖突處可觸及摩擦音，還可觸及與軟骨相似的豆狀硬結。

四、屈拇握拳尺偏試驗（Finkelstein 氏徵）陽性。X 光影像檢查無異常。

【治療】

一、針刀治療

（一）治療原則

將針刀於鞘內鬆解黏連，使狹窄腱鞘部分切開。

（二）操作常規

將患側腕部握拳立放於治療桌面上的脈枕上，先在橈骨莖突處尋找最敏感的壓痛點或腱鞘肥厚處以外科筆先標定點。常規消毒後，將針刀刀口線和橈動脈平行，針體垂直於皮膚刺入腱鞘。（注意勿傷及橈神經和橈動脈），在腱鞘兩側縱行疏通剝離。將針刀先刺腱鞘一側使刀口接觸骨面，傾斜針體，將腱鞘從骨面上剝離鏟起，再將針刀移至腱鞘另一側，同樣手法，縱行疏通手法，出針。以無菌乾紗布壓迫針孔 2 分鐘。若治療 1 次未痊癒，5—7 天後再做 1 次，一般不超過 3 次應可

痊癒。

（三）注意事項

注意施術時勿傷及橈動脈、橈神經皮支等。

二、手法治療

用拇指揉按橈骨莖突部及其上下方，以達到舒筋活絡的目的。手法操作：病人取坐位，醫師立於傷側一手與傷側手掌相合握住拇指，另手拇指按壓於橈骨莖突部，餘四指固定腕部尺側，進行對抗牽引，並將患者腕部向尺側和掌側屈曲，同時拇指緩緩旋轉推按橈骨莖突，反覆 3—4 次。

三、藥物治療

必要時患處可敷消炎止痛膏，內服蠲痹湯加減組成以搭配治療。

9、腕隧道症候群診療規範

腕隧道係指掌側的腕橫韌帶與腕骨所構成的骨—韌帶隧道。腕管中有正中神經，拇長屈肌腱和 4 個手指的指屈深肌腱、指屈淺肌腱。腕隧道症候群又稱為腕管綜合徵，是由於正中神經在腕管中受壓，而引起以第 1 ～ 4 手指麻痛乏力為主的症候群。

【診斷依據】

一、腕管掌側稍偏尺側有壓痛，或有條索狀結節，患肢掌面橈側正中神經支配區三個半手指麻木、刺痛或燒灼樣疼痛。

二、夜間症加重，腕關節僵硬，喜將患手伸出被子外，或不時甩動，以求舒適感。

三、病程長者，患手可有大魚際肌肉萎縮，拇指不能完成對掌動作，正中神經支配區感覺異常。

四、Tinel's sign（+）（壓迫試驗陽性），Phalen's test（+）（屈腕試驗陽性：腕關節掌屈 90 度，半分鐘後可出現手部症狀加重）。

五、指壓腕管或腕關節背屈可使局部疼痛和手掌麻木加劇。

【治療】

一、針刀治療

（一）治療原則

對腕橫韌帶部分切開，鬆解腕橫韌帶的緊張。

（二）操作常規

手腕平放於治療臺，仰掌於脈枕上。讓患者用力握拳屈腕，在腕部掌側可見三條縱行皮下的隆起，橈側為橈側屈腕肌腱，中間為掌長肌腱，尺側為尺側屈腕肌腱。在遠側腕橫紋尺側屈腕肌腱的橈側緣，定一進針刀點，沿尺側屈腕肌的內側緣向遠端移動 1.5—2.0 cm 左右再定一進針刀點；在遠側腕橫紋上的橈側屈腕肌腱的尺側緣定一點，再沿橈側屈腕肌腱向遠心端移動 1.5—2.0 cm 左右再定一點。在此 4 點上分別進針刀，將針體和腕平面成 90 度角，刀口線和肌腱方向平行，沿橈、尺屈腕肌腱的內側緣入針刀，深約 5 mm 左右，避開尺、橈動靜脈與神經，將腕橫韌帶分別切開 2—3 mm。與此同時，將針刀沿屈肌腱內側緣向中間平推數下，以剝離屈腕肌腱和腕橫韌帶之間的黏連，但應避免損傷正中神經，出針，以無菌乾棉球壓迫針孔 2—3 分鐘。

（三）注意事項

1. 此處神經血管密集，針刀應在豌豆骨、大多角骨、鉤骨等骨面的邊緣切割，以避免損傷重要神經血管。
2. 施術中要時常詢問病患針感，如果出現異常的電擊感，應該立刻移動刀鋒。

二、手法治療

針刀術後，患者正坐，手背朝上使前臂置於旋前位。醫師雙手握住患者掌部，一手在橈側，一手在尺側，拇指平放於腕關節背側，將拇指指腹按於腕關節背側。在拔伸情況下搖晃腕關節。然後，患者手腕在拇指指壓下背伸至最大限度後隨即又屈曲，並左右各旋轉二至三次，使腕橫韌帶之間的黏連更加鬆解。

三、藥物治療

可適當配合中藥如黃耆五物湯和烏藥順氣散加減丹參、川七、赤芍、雞血藤等，以益氣溫經，和營通痹。

四、康復治療

腕隧道症候群的預防之道在於正確的使用和保護雙手，避免手腕長久處於彎曲或扭轉，減少重覆性手部操作或使用震動工具，避免腕隧道長時間壓迫，如使用電腦滑鼠，應定時讓雙手休息，並且常做腕部伸展運動。

10、腕背伸肌腱鞘囊腫診療規範

腕背伸肌腱鞘囊腫是指出現於腕背部位腱鞘內的囊性腫物。古稱“腕筋結”、“腕筋瘤”、“筋聚”、“筋結”等，實際上，腱鞘囊腫不是腫瘤，而是由於關節囊、韌帶、腱鞘中的結締組織退變所致的病症。囊內含有無色透明或橙色、淡黃色的濃稠黏液，囊壁為緻密硬韌的纖維結締組織，囊腫以單房性為多見。患者多為青壯年，女性多見。起病緩慢，發病部位可見一圓形腫塊，有輕微酸痛感，嚴重時會給患者造成一定的功能障礙。

【診斷依據】

一、主要表現為局部有一發展緩慢的半球形包塊凸起。早期質軟有輕度波動感；後期因纖維化而顯得小而堅硬，用力按壓時有痠脹感，或向囊腫周圍放散性疼痛。

二、有外傷史或慢性勞損史，以中青年女性較多見。

三、病人感覺囊腫局部輕度痠脹、疼痛，腕手部無力。患部遠端出現軟弱無力感者，可能是囊腫與腱鞘相連所致。但部分病例無任何不適感，僅覺是種累贅，不美觀。當腕部活動過度，因內壓加大而出現痠脹無力感。

四、X 線檢查，無異常發現。

【治療】

一、針刀治療

（一）治療原則

切開囊腫壁層，排除囊內液體。

（二）操作常規

1. 患者手腕呈旋前微掌屈位，置於脈枕上，標定下針點。

2. 於局部進行常規消毒，鋪無菌紗布。

3. 在囊腫中心點，將針刀刀口線平行於肌腱進針，分別用縱行，橫行等法將腱鞘切開數刀，出針，壓迫止血，另可用火針刀方式刺入切割。

二、手法治療

術後，醫師用雙手拇指重疊按壓囊腫部位，用力壓迫上下抖動腕關節數次使囊液排出，腫物消散後，加壓包紮 2—3 小時。

三、藥物治療

必要時適當配合中藥物予以活血化瘀、消腫散結。

四、康復治療

術後應避免患側腕關節做激烈活動。

11、屈指肌腱狹窄性腱鞘炎診療規範

屈指肌腱狹窄性腱鞘炎又稱為“彈響指”、“扳機指”，多發現於拇指、中指與環指，病變發生在與掌骨頭相對應的指屈肌腱纖維鞘管的起始處（掌指關節部位）。本病症是由於屈指肌腱與掌指關節處的屈指肌腱纖維鞘管反復摩擦，產生慢性無菌性炎症反應，局部出現滲出、水腫和纖維化，鞘管壁變厚，肌腱局部變粗，阻礙了肌腱在該處的滑動而引起的臨床症狀。當腫大的肌腱通過狹窄鞘管隧道時，可發生一個彈撥動作和響聲，故又稱為板機指或彈響指。

【診斷依據】

一、有手部勞損病史，多見於手工勞動者，好發於拇指，中指及無名指。

二、手指疼痛，活動不靈活，有彈響聲，晨起或勞累時症狀加重，掌指關節掌側壓痛，可觸及結節。

三、手指屈伸時可感到結節狀物滑動，壓痛明顯。或在手指屈伸時有發生板機樣動作或彈響。嚴重者手指交鎖於屈曲位不能伸直或伸直位不能屈曲。

【治療】

一、針刀治療

（一）治療原則

鬆解肌腱上的硬結，並切開部分狹窄的纖維鞘。

（二）操作常規

患者手掌掌心向上平放於治療台，在患指掌側指橫紋觸到硬結處或壓痛點處即為進針刀點，針體和手掌面呈 90 度，沿肌腱走行方向先後在兩側做切開剝離，並做上下挑割，若有硬結則用切開剝離。不要向兩側偏斜，否則可損傷肌腱、神經和血管。如彈響已消失，手指活動恢復正常，則表示已切開腱鞘。創口以無菌紗布加壓包紮即可。

（三）注意事項

1. 治療時應注意鬆解部位的解剖層次，切割鞘韌帶時，針刀不可刺入太深而造成肌腱的損傷。
2. 本病屬於勞損性疾病，患者平時做手部動作要緩慢，避免勞累，少用涼水，以減少局部刺激。對發病時間短、疼痛嚴重的病人更要充分休息，有利於損傷筋腱的恢復。

二、手法治療

治療結束，將患者的手過度掌屈背伸手指 5—6 下。

三、藥物治療

必要時適當配合中西藥物，予以活血化瘀及抗感染治療。

第七章 腰臀部

1、腰椎棘上韌帶損傷診療規範

患者多為 20—50 歲的體力勞動者，有彎腰勞動或腰背部外傷史。主訴在脊柱中線部疼痛，輕者痠痛，重者可呈斷裂樣、針刺樣或刀割樣疼痛。疼痛點常固定在 1—2 個棘突，彎腰時疼痛加劇，可向棘旁甚至臀部擴散。若彎腰搬物時用力過猛，或軀幹突然屈曲旋轉，或長期彎腰負重等，都會使棘上韌帶發生剝離、撕裂、劇痛。腰背部深層有酸痛感，偶伴腰腿部反射性隱痛，檢查可見損傷棘突頂點以及其兩側有明顯壓痛。

【診斷依據】

一、長期低頭彎腰的勞損史或有明顯的外傷史。

二、以脊柱酸痛為主，腰背僵硬，疼痛可向頸部或　部擴散，有些患者伴有神經的症狀，以胸 3 至腰 3 處損傷為主。

三、活動受限，腰部活動明顯受限，尤以前側彎屈及旋轉受限為明顯。

四、X 光檢查，常顯示胸椎、腰椎後關節紊亂。核磁共振 可清晰地顯示韌帶斷裂的部位及程度。

【治療】

一、針刀治療

（一）治療原則

對棘突上的變性棘上韌帶做鬆解，對併發的滑囊切開剝離。

（二）操作常規

患者俯臥於治療床，在離壓痛點最近的棘突頂上進針刀，刀口線與脊柱縱軸平行，針體與背面成 90 度角，達棘突頂部骨面。將針體傾斜，如痛點在進針點棘突上緣，使針體和下段脊柱呈 45 度角，如痛點在進針點棘突下緣，使針體和上段脊柱呈 45 度角，再斜刺 4mm 左右，先縱行疏通，然後沿脊柱縱軸使針體向相反方向移動 90 度角，使其與上段脊柱或下段脊柱成 45 度角，刀鋒正對棘突的上、下角，在棘突頂部上下角的骨面縱行疏剝，再在骨面上橫行剝離 1—2 下，刀下如遇見有韌性硬結，則縱行切開、出針。

（三）注意事項

1. 針刀深度不可刺入棘突間隙，以免損傷健康組織。
2. 注意工作姿勢，改善不良習慣。

二、手法治療

一般可分三個步驟：

1. 彈撥按抹韌帶法：病人取俯臥位，腹部墊枕（亦可坐位）。術者立於其左側，一手拇指按壓損傷段韌帶上方，另手拇指在患部左右彈撥棘上韌帶（急性彈撥數次，慢性可增加彈撥次數）然後，拇指順韌帶方向滑動按壓數遍，再用拇指自上而下抹數遍。
2. 按揉兩側擦棘法：接上法。兩手拇指沉穩地按揉損傷段棘上韌帶兩側數分鐘；隨後一手掌在腰背部直擦督脈，至熱為度。
3. 按壓俞穴通絡法：接上法。用拇指端或偏峰按壓身柱、命門、腰俞、委中穴，各半分鐘；然後囑患者坐位，術者立其前方，兩拇指同時按壓兩側扭傷穴。有得氣感時再令病人活動腰部。

三、藥物治療

必要時適當配合中西藥物，予以活血化瘀及消炎止痛治療。

2、腰段棘間韌帶損傷診療規範

腰椎棘間韌帶損傷患者多為 20—50 歲的體力勞動者，有彎腰勞動或腰背部外傷史。主訴在脊柱中線部疼痛，輕者痠痛，重者可呈斷裂樣、針刺樣或刀割樣疼痛。疼痛點常固定在 1—2 個棘突，彎腰時疼痛加劇，可向棘旁甚至臀部擴散。若彎腰搬物時用力過猛，或軀幹突然屈曲旋轉，或長期彎腰負重等，都會使棘間韌帶發生剝離、撕裂，症見脊柱中線部位酸痛，痛點常固定在 1 至 2 個棘突，彎腰時劇痛。腰背部深層有酸痛感，偶伴腰腿部反射性隱痛，檢查可見損傷棘突頂點以及其兩側有明顯壓痛。由於腰 5—骶 1 處無棘上韌帶，且處於活動腰椎和固定的骶椎之間，受力最大，故此處棘間韌帶損傷機會也最大。

【診斷依據】

一、有脊柱外傷史和或慢性勞損史。

二、腰背部疼痛，以彎腰時明顯，特別是下腰部酸痛無力，可向頸部或　部擴散，有些患者伴有神經的症狀，以胸 3 至腰 3 行走時脊柱有僵硬感。

三、脊柱微屈被動扭轉脊柱，引起疼痛加劇。棘突兼有深在性脹痛，拾物試驗陽性但壓痛不明顯。

四、在損傷韌帶處棘突或棘間有壓痛，但無紅腫。有時可捫及棘上韌帶在棘突上滑動。損傷可通過超音波或 MRI 證實。

【治療】

一、針刀治療

（一）治療原則

將黏連鬆解，瘢痕刮除。

（二）操作常規

患者俯臥於治療床上，脊柱微屈。在疼痛的棘突間隙進針刀。刀口線與脊柱縱軸平行，針體沿棘突直下，與進針刀平面垂直刺入 1cm 左右，當患者說有痠脹感時，即為病變部位。先縱行剝離 1—2 下，再將針體傾斜與脊柱縱軸成 30 度角，在上一椎骨棘突的下緣和下一椎骨棘突的上緣，沿棘突矢狀面縱行剝離，各 2—3 下後出針。

（三）注意事項

1. 針刀切勿過深，誤傷黃韌帶、脊髓及馬尾神經。術畢，針孔處壓迫 0.5—1 分鐘，防止出血造成棘間血腫。

2. 在極度彎腰時，該處棘間韌帶所受拉力更大；當在膝關節伸直位彎腰時，骨盆被固定在旋後位，棘間韌帶受到高度牽拉，都是棘間韌帶損傷好發在腰骶部的原因。

二、手法治療

1. 術畢，告訴患者立正，助手雙手壓住患者雙膝，醫師一手摟住患者腹部，一手壓在患者背部，告訴患者自行彎腰至最大限度，醫師壓於患者背部的手突然用力下壓，反覆 2—3 次。

2. 屈伸脊柱按揉法：病人取坐位。術者坐其後方，一手固定肩部，根據需要將脊柱緩慢的前屈與伸直，同時另手拇指按揉數分鐘，按揉時注意痛重用力輕，痛輕用力重。而後，掌擦督脈與兩側數分鐘，或以熱為度。

三、藥物治療

必要時適當配合中西藥物，予以活血化瘀及消炎止痛治療。

四、復健運動

物理治療與功能鍛鍊。

3、腰肋韌帶損傷診療規範

胸腰筋膜中層上部止於第 12 肋與第 1 腰椎橫突之間的部分增厚，稱為腰肋韌帶。腰背筋膜為腰部的深筋膜，分為三層：淺層較厚，位於背闊肌和下後鋸肌的深側面，向上與頸部深筋膜相連續，向下附著於髂脊和骶外側；中層位於髂脊肌與腰方肌之間，呈腱膜狀，白色有光澤，在髂棘肌的外側緣與淺層膜癒合而構成腹肌起始的腱膜；中層筋膜的上部明顯增厚的部分叫腰肋韌帶，該韌帶上止於十二肋背側下緣，下附於髂脊，內附於腰椎橫突。此韌帶左右各一條，主要作用是維持人體直立姿勢。腰部頻繁屈伸運動或突然大重量負荷時，腰肋韌帶最易受損。

【診斷依據】

一、有外傷史或長期勞損史。

二、腰背部疼痛，呈僵硬狀態，活動受限，如果雙側損傷，患者行走成鴨步態。

三、在第 5 腰椎橫突外側緣髂骶處或十二肋下緣，第 1 腰椎橫突外側有壓痛。
四、拾物試驗陽性，但 X 光檢查無異常發現。

【治療】

一、針刀治療

（一）治療原則

鬆解髂骶第 12 肋的組織黏連，切斷部分緊張攣縮的腰肋韌帶。

（二）操作常規

患者俯臥於治療床上，以 L1 橫突尖點或第 12 肋壓痛點為進針刀點。

定點：主要為第 12 肋尖、或其背面壓痛點、L1 橫突尖壓痛點。若壓痛點在第 12 肋，則在第 12 肋壓痛點上緣處，刀口線和腰椎縱軸成 15 度角，與進針刀處平面垂直刺入，達骨面，然後，將刀口移至第 12 肋下，刺入 1—2mm，沿刀口線縱行剝離 2—3 下，刀口線方線不變，將針體向下傾斜和肋平面成 150 度角，在第 12 肋下緣骨面上先行縱剝離 1—2 下，再橫行剝離 1—2 下，出針。若壓痛點在 L1 橫突尖點，要分層鬆解骶棘肌及筋膜、橫突尖部的病變組織。刀口線和腰椎縱軸成 15 度角，針體和髂骨面成 90 度角刺入，達骨面後，將針體傾斜和橫突成 60 度角，刀口線方向不變，在橫突上緣骨面縱行剝離 2—3 下，再橫行剝離 2—3 下，出針。

（三）注意事項

進針刀到達骨面時，刀口剝離不能離開骨面，切勿過深誤傷腹腔臟器和重要器官。

二、手法治療

斜扳：患者側臥位，下面腿伸直，上面腿屈曲，頭向背側轉，全身放鬆，醫生做閃動式斜扳手法。斜扳動作要柔和，力量適當，不可過猛，兩側各做一遍。

三、藥物治療

必要時適當配合中西藥物，予以活血化瘀及抗感染治療。

四、復健運動

物理治療與功能鍛鍊。

4、第三腰椎橫突綜合徵診療規範

第三腰椎橫突綜合徵是以第三腰椎橫突部位明顯壓痛為特點的慢性腰痛，亦稱做「腰三橫突周圍炎」或「腰三橫突滑囊炎」，多見於青少年，大多數患者有扭傷史，特別是突然彎腰，或長期從事彎腰作業的人。因動作的不協調，腰背部肌肉收縮使肥大的橫突周圍軟骨組織被牽拉，附於橫突上的深筋膜被撕裂而造成慢性纖維組織炎變，有的因肌肉上下滑動於腰三橫突形成保護性滑囊，一旦發生炎變即產生局部疼痛。第 3 腰椎橫突其生理凸的頂點，是腰椎活動的中心，其橫突較長，與腰背筋膜的深層接觸更為緊密，而且活動範圍廣泛，因此，腰部外傷或受寒時，橫突上附看的肌肉容易發生損傷，與其接觸緊密的腰背筋膜，亦易致傷，出現水腫滲血，引起腰背肌閃緊張或痙攣，從而刺激或壓迫脊神經後支的外側文而發生本病。腰三橫突綜合徵是腰部中段單側或雙側疼痛，在晨起或彎腰時加重。彎腰後直起困難，活動後減輕。疼痛多呈持續性，可向臀部、大腿內側或後外側放射，一般疼痛不過膝，患者不能久坐久站。觸診第三腰椎橫突部有明顯的局限性壓痛，位置固定。

【診斷依據】

一、有外傷史或長期局部勞損史。

二、腰痛向臀部放射，彎腰後直立起身困難，無法久坐、久立，嚴重時行走困難。

三、在第 3 腰椎橫突尖部單側或雙側有明顯的壓痛點與肌束緊張團塊，位置固定不移，且可觸摸到較長的橫突。

四、屈軀試驗為陽性反應。

【治療】

一、針刀治療

（一）治療原則

針刀鬆解第三腰椎橫突尖部的沾黏與瘢痕組織，使第三腰椎橫突末端的力學平衡獲得改善。

（二）操作常規

在發作期和緩解期都可用針刀療法。在第 3 腰椎橫突尖部（也是壓痛點），小針刀到達橫突骨面後，將小針刀稍提起，調整小針刀達橫突尖端，在橫突尖端的上、外、下骨端與軟組織交界處，行鏟開剝離。鏟開時小針刀的扁平線，要緊貼骨端，隨骨端轉動，不得離開骨面。鏟開完成後，再縱行疏通，橫行剝離即可，感覺肌肉和橫突尖端有鬆動感即可出針。此種鏟開剝離法，在橫突距離皮面較深，組織緊張度較高，橫行剝離困難時更適用。

如果 1 次尚未完全治癒，還存有餘痛感，可在 5 天後再作 1 次，最多不超過 3 次。

（三）注意事項

操作時刀口持續緊鄰橫突，不離開骨面，切記不可過深，以防止刺入過深傷及腹腔內之臟器。

二、手法治療

（一）患者俯臥位

術者在脊柱兩側的豎脊肌、臀部及大腿後側，以按、揉、推、攘等手法，並按揉腰腿部的膀胱經腧穴，理順腰、臀、腿部肌肉，解除痙攣，緩解疼痛。再以拇指及中指分別擠壓、彈撥、按揉腰 3 橫突尖端兩側，剝離黏連，活血散瘀，消腫止痛。

（二）患者立於牆邊

雙足跟抵牆，醫師一手托住患側腹部令其彎腰，另一手壓住患者背部。當患者彎腰至最大限度時，突然用力壓背部 1 次，然後讓患者作腰過伸俯仰伸展 4—6 次。

三、藥物治療

腎陽虛者治宜溫補腎陽，方用桂附地黃丸；腎陰虛者治宜滋補腎陰，方用知柏地黃丸或大補陰丸加減；瘀滯型者治宜活血化瘀、行氣止痛，方用地龍散加杜仲、續斷、桑寄生、狗脊之類；寒濕型者治宜宣痹溫經通絡，用獨活寄生湯或羌活勝濕湯。另可外貼活血止痛類或跌打風濕類膏藥，亦可配合中藥熱熨或熏洗。

四、康復治療

（一）物理治療

（二）功能鍛鍊

站立，兩足分開與肩同寬，兩手拇指向後叉腰拇指頂按腰三橫突，然後旋轉腰部，連續動作 5 ～ 10 分鐘，最後旋轉、前俯、腰後伸，雙手拇指捻散腰部，以放鬆腰肌，解除黏連，消除炎症。

5、骶棘肌下段損傷診療規範

骶棘肌又叫豎脊肌，為背肌中最長最大的肌。骶棘肌縱列於脊柱兩側的溝內，由棘肌、最長肌、髂肋肌共同組成。骶棘肌的作用：使脊柱后伸和仰頭，為強有力的伸肌，對維持人體直立姿勢有著重要的作用。

骶棘肌起於骶正中脊和骶骨背面，向上附著於胸 11—12 棘突及棘上韌帶，肌肉外側部起於髂脊背內側和骶外側脊，在此與骶結節韌帶和骶髂後韌帶融合。肌纖維在上腰部分為 3 個縱柱，即外側的髂肋肌、中間的最長肌和內側的棘肌。骶棘肌下段是指骶棘肌腰骶部分，通常指腰 3 —薦椎範圍內。骶棘肌下段損傷由突然的暴力或積累性勞損所引起。骶棘肌下段處在人體腰骶部位，是脊柱做屈伸、側彎活動最頻繁的部位，也是做這些運動時應力最集中的地方，因此骶棘肌下段最易損傷。

【診斷依據】

一、腰骶部有暴力損傷史或積累性勞損史。

二、腰骶部疼痛，彎腰困難，不能久坐久立，不能做腰部輕度彎腰活動，喜歡側臥。

三、骶骨脊或髂背部骶棘肌附著點處疼痛，並且伴有壓痛點。

四、腰椎橫突尖部和棘突下緣壓痛，彎腰症狀加重。

五、拾物試驗陽性。

【治療】

一、針刀治療

（一）治療原則

鬆解病變部位軟組織的沾黏。

（二）操作常規

讓患者俯臥於治療床上，令患者放鬆。

1. 扳機點定位：讓患者指出疼痛區域，醫者用拇、食指觸摸肌肉，遇到緊張度明顯增高的帶狀區域即為包含扳機點的高張力肌梭，肌梭內最硬的點即為扳機點。
2. 消毒：患者取俯臥位，腹下墊枕，觸診找到體表扳機點後，用指端垂直向下做十字壓痕，用外科筆標出此位置，注意十字壓痕的交叉點對準扳機點的中心。用優碘、酒精常規消毒皮膚，其範圍略大於治療的操作範圍 2 倍，術者戴無菌手套。
3. 進針：單手進針，右手拇、食指捏定針刀柄的尾部，中指頂抵刃針針柄的中部，略用力與拇、食指產生一對抗力，此時針刀略呈弧形彎曲，與扳機點中心局部體表呈垂直快速刺入。將刃針捏緊，進針時手與針之間不致滑動，易於進針。當針刀穿過皮下時，針尖的阻力較小，進針的手下有種空虛感，當針尖刺到深筋膜及疾病扳機點時，會遇到較大的阻力，持針的手下會有種抵抗感。
4. 鬆解：A. 縱行切割及將軟組織壓下縱行擺動，橫行切割及將軟組織壓下橫行擺動，必要時調轉針刃 90 度切割一下。B. 將針提至皮下組織層，針尾稍向內傾斜深入，尋找橫突尖部，沿尖部外端及上下端行 邊緣切割。C. 逐層退出，如遇肌肉或筋膜有病變，常規縱 行切割、橫行切割或十字切割。
5. 出針：完成鬆解以後，用酒精棉球壓住進針點，迅速將針拔出，持續按壓進針點 1 — 2 分鐘，無菌 OK 繃覆蓋，24 小時患處不得沾水及濕敷。

二、手法治療

1. 神經按壓阻滯在鄰近疼痛部位上方，胸、腰椎棘突旁 2—4 cm 範圍內的壓痛和異常改變處（相當於脊神經後支內、外側支筋膜出口處）。

2. 起點按壓：在骶骨背面和髂脊後面尋找壓痛和異常改變處進行按壓與撥筋。

3. 止點按壓：在以下部位的壓痛和異常改變處進行按壓、分筋、理筋。

(1) 棘肌止點：頸椎和胸椎的棘突。

(2) 最長肌止點：顳骨乳突以及頸椎和胸椎的橫突。

(3) 髂肋肌止點：肩胛骨以下的肋骨後面的肋角。

4. 肌腹按壓：由第 5 腰椎棘突旁開始，逐次向上按壓並分筋，直至第 1 胸椎棘突旁。

5. 牽拉：患者仰臥位，雙下肢併攏，屈曲髖、膝各 90 度，術者立於一側與其面對，一手按患雙膕窩部，另一手扶患雙踝後部，膝關節仍保持 90 度然後逐漸加大角度屈患髖數次，最後一次屈至極度，稍停片刻，頓挫按壓一下。

三、藥物治療

必要時，適當配合中西藥物，予以活血化瘀以及預防感染治療。中藥外用治療對於治療有效但容易復發的病例腰部用「腰痹膏」(白芷、獨活、生半夏、血竭、川烏、草烏、防風、荊芥、乳香、沒藥、杜仲、補骨脂，各等份。另加每等份 1/10 量的冰片、樟腦粉、蘇合香油，共研細末，製成膏藥)貼於腰部。

四、康復治療

針刀鬆解術後，患者在術後第二天即可開始腰　部一般性功能鍛煉。功能鍛煉的原則是活動範圍由小到大，程度由輕到重，循序漸進，貴在堅持。因手術對　棘肌有不同程度的創傷，在一定時間內疼痛有所加劇，要囑咐一些注意事項，要求患者口服抗炎鎮痛藥和活血化瘀中藥。7 天後複診，根據病情具體治療。

6、髂腰韌帶損傷診療規範

髂腰韌帶位於腰 4、5 橫突與髂脊、骶骨上部之間，為寬而厚的三角形纖維束。第 5 腰椎在整個脊椎中承上啟下，對整個脊柱起支撐的作用。髂腰韌帶則將第 5 腰椎固定於兩髂骨之間，起加強和穩定的作用。所以，在持續大幅度活動腰部或站、坐、彎腰等外力作用發生形態、位置改變的機會也較多，持續保持上述姿勢過久可使韌帶慢性損傷進而攣縮變性。在腰部過度屈曲、扭轉、側屈的情況下負重可使髂腰韌帶纖維撕裂、腫脹，日久鈣化黏連影響氣血循環而致痛。

【診斷依據】

一、多發於 40 歲以上中年人，長期彎腰工作者 或習慣於長時間看電視、錄相者。有腰部的外傷或局部慢性勞損史。

二、下腰部疼痛、僵硬，勞累或腰部過度活動後加重。第 5 腰椎兩側或一側深部壓痛點，患者能指出疼痛部位，但無法明確說出疼痛點，彎腰、側屈、內旋、外旋活動角度皆受限。

三、腰部活動功能受限，下腰部外觀常無明顯變化或生理曲度稍變直，在第 4 和第 5 腰椎外側緣和髂骨內棘之間的髂腰角處有深部壓痛點。

四、請患者坐直，向患側背後轉身，引起髂腰韌帶局部疼痛明顯加劇。

五、X 線片示：腰椎生理弧度在病變節段 常有改變。

【治療】

一、針刀治療

（一）治療原則

針刀鬆解髂腰韌帶起止點的沾黏及瘢痕組織。

1. 讓患者俯臥於治療床，令其放鬆肌肉。定治療點。
2. 常規皮膚消毒，鋪無菌紗布。
3. 雙髂脊連線通過第 4 腰椎棘突或第 4、5 腰椎間隙，距棘突連線 4cm 左右做一垂線，兩線交點大致為腰 4 橫突外緣。
4. 操作：如痛點偏向第 4、5 腰椎橫突，以第 4、5 橫突為依據，刀口線與人體縱軸平行，針體垂直於皮膚從選點刺入，緩慢進針探至腰 4 橫突骨面，慢慢向外移動至橫突尖部， 對橫突尖部和下緣做切開剝離；然後將刀尖移至腰 5 橫突尖，與腰 4 尖操作相同。再稍稍提起刀尖，刀尖 斜向股骨頭方向，慢慢推進針刀，直至斜下方髂骨脊內側骨面，尋找高應力纖維後進行鬆解，針下有輕鬆感後出針。

若痛點偏於髂脊，以靠近痛點的髂骨邊緣為進針點，使刀口線與進針點和第 5 腰椎橫突的連線平行，令針體和進針部的皮膚平面垂直刺入，達骨面後，使刀鋒至髂棘邊緣的內唇。然後使針體沿刀口線方向往第 5 腰椎橫突方向傾斜，使針體與內側皮膚平面成 15 度角，令刀鋒貼緊髂脊邊緣內唇的骨面，先縱行剝離，再橫行剝離，然後將刀口線轉動 90 度，作切開剝離 2 到 3 刀後出針。

（二）注意事項

在橫突及髂腰韌帶處進行切開、剝離等操作必須細心，刀鋒始終以橫突和髂骨邊緣骨 面為依據進行操作，不可向深部盲目操作，以免損傷 主要血管、神經。即使雙側腰部病變，亦應先治療一側，待一側恢復後再行另一側治療，治療期間應注意休息，治癒後一段時間內，要避免腰部負重及劇烈活動。

二、手法治療

1. 神經按壓阻滯：在第 11 ～ 12 胸椎和第 1 ～ 4 腰椎棘突旁 1 釐米左右（相當於夾脊與膀胱經內側線之間）處按壓，通過肌肉可傳導到關節突外側的腰神經後支的內側支；在腰椎棘突旁 2 釐米左右（相當於膀胱經內、外側線之間）處按壓， 通過肌肉可傳導到橫突背面的腰神經後支的外側支。深按並分筋 20 秒。
2. 止點按壓：患者俯臥，髖關節和膝關節均屈曲 90 度、雙上肢撐起，術者四指撥開股內收肌群，觸到股骨小轉子按壓、揉動。
3. 肌腹按壓：可在兩個部位按壓。患者仰臥位，身體轉向健側，在臍與股骨大轉子最高點連線中段深層按壓。患者仰臥位，身體轉向健側在第 12 肋與腹股溝之間的深層按壓。
4. 牽拉：患者側臥位，患側下肢在上，屈膝、健側下肢在下，伸膝。術者立於其後，一手頂推患腰，另一前臂托患小腿、手勾拉患膝，使患側下肢後伸數次，最後一次至極度，鎮定、頓挫。

用拇指按壓第 5 腰椎患側，再使用提踝按腰法將患者向對側過度彎腰數次。

三、**藥物治療**

必要時適當配合中西藥物，予以活血化瘀及預防感染治療。

7、慢性腰肌筋膜損傷診療規範

慢性腰肌勞損或稱"腰背肌筋膜炎"、"功能性腰痛"等，中國醫學稱為"腎虛腰痛"。主要指腰背部肌肉、筋膜等軟組織慢性疲勞性損傷，是引起慢性腰痛的主要疾病之一。慢性腰肌筋膜損傷是腰痛中最常見的一種，它系指腰部累積性的肌肉，筋膜、韌帶、骨與關節等組織的慢性損傷，有人稱為功能性腰痛，多見於老年人及身體瘦弱者，由於腰部肌肉（骶棘肌）較長，而且經常承受重力，加上腰肌起止點均為腱性組織彈性及血液循環均較差，因此容易發生勞損。引起勞損的原因很多，多因腰部姿勢不良，或長期從事彎腰工作，或急性腰部外傷未獲及時而有效的治療，或因腰部骨骼的先天性結構異常，造成腰部肌肉、筋膜緊張、痙攣或鬆弛，從而表現為腰痛隱隱時輕時重，反覆發作，休息後減輕，喜溫喜按，陰雨天時腰部酸痛沉，活動不利等。

【診斷依據】

一、少數患者具有急性外傷史，多數患者具有慢性勞損史。

二、疼痛多為隱隱的痛，時輕時重，勞累之後疼痛加重，休息後緩解。時常腰背酸痛、僵硬，喜用雙手捶腰來減輕疼痛。觸診可有局部壓痛點，或檢出痛性筋結或條索性結節。

三、若以患者誘發因素，局部紅腫壓痛及活動受限等為診斷依據，治癒程度、功能恢復都以自覺症狀為判定結果。往往造成診斷或治療不當。由骨骼肌肉超音波得知正常肌組織和損傷肌組織都有不同的影像特點，可彌補臨床診斷和治療觀測的不足。

【治療】

一、**針刀治療**

（一）治療原則

針刀鬆解，剝離沾黏結疤的腰肌筋膜。

（二）操作常規

1. 病人俯臥位。定治療點。

2. 局部進行常規消毒，鋪無菌紗布。

3. 針體垂直進針，刀口線平行於痛點處肌纖維、血管、神經，針體與皮膚呈 90 度，針刀刺入達到增厚的淺層筋膜，切開剝離。

（三）注意事項

針刀刺入不能過深，以免誤傷正常組織。

二、手法治療

推拿按摩能夠健腰強腎，疏通經絡，加強局部血液循環，改善腰痛。治療腰肌勞損主要推拿手法：(1) 取穴：腎俞、氣海俞、大腸俞、環跳、委中、殷門、陽陵泉、三陰交、太溪。(2) 手法：推、滾、撥、按、揉、打、搓。(3) 操作：患者俯臥，醫生站於一側，沿患者腰部兩側足太陽膀胱經和督脈，用手掌自上而下推 3 遍，然後用手掌從腰椎向兩側分推，沿患者腰部兩側膀胱經用滾法、按揉法上下往返治療，點按腎俞、氣海俞、大腸俞穴，並在上述穴區用撥法、揉法、打法治療。再用搓法在腰部兩側膀胱經進行治療，橫搓腰部，均以透熱為度。再按點下肢環跳、殷門、委中穴；患者仰臥，屈膝、曲髖，醫師將患者的膝關節向腹部方向按壓，以患者腰部有牽扯感為宜，然後按點氣沖、陽陵泉、三陰交、太溪等穴。以上手法可舒筋活血、防止沾黏。

三、藥物治療

1. 湯藥常用經驗方：黃芪，黨參，白朮，當歸，陳皮，柴胡，升麻，甘草，秦艽，川芎，桃仁，紅花，五靈脂，香附，牛膝，地脂，地鱉蟲各三錢。水煎服，每天 2 次，每次 150 mL。

2. 獨活寄生湯：祛風濕、止痹痛、益肝腎、補氣血。方取《備急千金要方》之獨活寄生湯為主方化裁加減：獨活，桑寄生，茯苓，當歸各四錢；杜仲，牛膝，肉桂心，防風，川芎，白芍藥，乾地黃各三錢；秦艽，人參，甘草各二錢；細辛一錢。

3. 中醫分型治療。

四、康復治療

理療可根據臨床表現、病理變化選擇相應的方法，常可取得很好的治療效果。其主要作用是促進局部血液迴圈，解除肌肉痙攣，使肌肉放鬆，達到止痛目的；同時可阻止局部肌肉的纖維變性、防止肌肉硬化、韌帶鈣化，使勞損組織得到恢復。常用的理療方法主要是熱療、蠟療、微波、中頻電療等。

在康復後期和症狀緩解期主要進行腰背肌功能鍛煉，預防 復發。公認的效果較好的方法是：(1)“拱橋式”：仰臥床上，雙腿屈曲，以雙足、雙肘和後頭部為支點（五點支撐）用力將臀 部抬高，如拱橋狀，隨著鍛煉的進展，可將雙臂放於胸前，僅以雙足和頭後部為支點進行練習。反復鍛煉20—40 次。(2)“飛燕式”：俯臥床上，雙臂放於身體兩側，雙腿伸直，然後將頭、上 肢和下肢用力向上抬起，不要使肘和膝關節屈曲，要始終保持伸直，如飛燕狀。反復鍛煉 20—40 次。睡前和晨起各做 1 次。

8、腰椎滑脱症診療規範

椎弓上下關節突之間的部份稱為峽部。由於先天或後天的某些原因致使峽部缺損斷裂，稱為峽部不連或椎弓崩裂。峽部不連可發生在單側也可發生在雙側，如果發生在雙側勢必將完整的椎骨分為前後兩部份。若前後兩部份分離或椎體部份連同以上的脊柱向前移位就稱為脊柱滑脱。本症病變部位以第 4、第 5 腰椎最為常見，好發於長期彎腰勞動的勞動者之中。通常將有峽部不連的滑脱稱為真性滑脱，以區別於因退變而造成的假性滑脱。以真性滑脱而言，單純性峽部不連或僅有輕度滑脱者，一般無明顯陽性體微。若病情較重者，腰部檢查時可見腰椎前凸增加，臀部後翹，脊柱下段的自然曲線消失。脊柱滑脱病變棘突處可出現一小的凹陷，觸診有壓痛，指下有臺階狀的感覺，有時可見局部肌肉痙攣及腰椎運動受限。

【診斷依據】

一、滑脱程度輕者症狀多不明顯，程度嚴重者多有腰痛，疼痛點多在腰部、臀部，疼痛特點有酸痛、牽拉痛、脹痛，以長久站立後更明顯。腰向前向後伸曲受限，直腿抬高測試陽性。

二、罹患椎骨棘突向前凹陷，棘突兩側有壓痛，且往下腰、臀部及下肢放射。有些由於腰椎滑脱造成相應椎管狹窄，馬尾神經和神經根產生刺激和壓迫的相應症狀，如麻木、腰骶部酸痛、下肢放射性疼痛等。

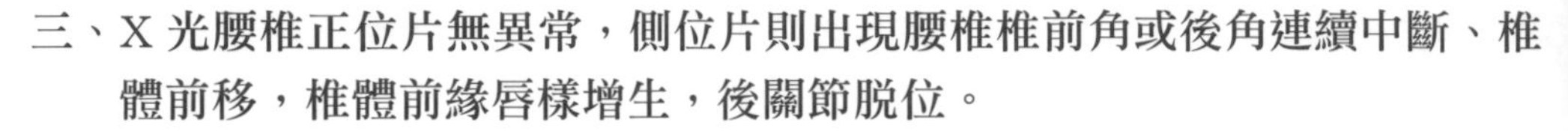

三、X 光腰椎正位片無異常，側位片則出現腰椎椎前角或後角連續中斷、椎體前移，椎體前緣唇樣增生，後關節脫位。

【治療】

一、針刀治療

（一）治療原則

鬆解、剝離沾黏結疤的腰肌筋膜，以恢復腰椎的動態平衡。

（二）操作常規

1. 患者俯臥位、定點；常規皮膚消毒，鋪無菌紗布。
2. 在罹患椎骨棘突的上下間隙各取一點進針刀，將棘間韌帶作切開鬆解術。另在此兩進針刀點各向兩側旁開 1.5—2.0 cm，選四個進針刀點，刀口線和脊柱縱軸平行進針，達到橫突平面之後，調轉刀鋒，約和脊柱縱軸成 90 度，做切開剝離，鬆解橫突間肌與橫突間小韌帶。以上在病椎棘突上下及上下標定點之兩旁共取六點。

（三）注意事項

1. 腰椎滑脫，包括椎弓峽部裂及峽部不連等先天性椎體移位，及椎弓骨折所引起的真性滑脫，與由小關節病變和椎弓的假性滑脫，針刀療法對後者治療效果較好。操作時一定要用力緩柔，不可粗糙行事。
2. 術後一定要讓患者絕對臥床休息，才能保證周圍軟組織得到充分修復，增加復位成功率。

二、手法治療

患者仰臥治療床上，兩手重疊平放於小腹部位。令患者屈髖屈膝，臀部稍稍抬離床面，以移位椎體之上一椎體做支撐點。醫師屈左肘，以前臂按壓於患者脛骨結節下緣，右手手掌平貼患者腰骶部，應用皮膚牽引腰椎姿勢，囑患者深呼吸後摒氣，醫師以左前臂用力向前胸方向按壓，反覆數次，有時可聽到椎體震動彈響聲，即告復位。若檢查棘突仍有凹陷，可重複做上法，直到棘突平復為止，然後盡量臥床 2—3 週。禁止彎腰搬重等勞動。

三、藥物治療

必要時適當配合中西藥物，予以活血化瘀及抗感染治療。

四、康復治療

物理治療與功能鍛鍊。

9、腰椎間盤突出症診療規範

腰椎間盤突出症，又稱腰椎間盤纖維環破裂髓核突出症，是指因腰椎間盤發生退變，在外力作用下使纖維環破裂、髓核突出，刺激或壓迫神經根而引起以腰痛及下肢坐骨神經放射痛為特徵的疾病。在兩個相鄰腰椎椎體之間由椎間盤相連接，椎間盤由纖維環、髓核、軟骨板三個部分組成。纖維環位於椎間盤的外周，為纖維軟骨組織構成，其前側緊密的附著於堅強的前縱韌帶，後側較薄弱，疏鬆的附著於薄弱的後縱韌帶。髓核位於纖維環之內，為富有彈性的乳白色透明膠狀組織，髓核在幼年時呈半液體狀態或膠凍樣，隨著年齡增長，其水分逐漸減少，纖維細胞、軟骨細胞和無定型物質逐漸增加，逐漸變成顆粒狀和脆弱易碎的退化性組織。軟骨板位於椎間盤的上、下面，為透明軟骨構成。腰椎間盤具有很大的彈性，具有穩定脊柱、緩衝震盪等作用。當腰前屈時，椎間盤前方承受重量，髓核後移，腰後伸時椎間盤後方負重，髓核前移。本症好發於 30 ～ 50 歲青壯年，是臨床很常見的腰腿痛疾患之一。

【診斷依據】

一、多發生於 30—50 歲的青壯年，男女發生頻率無明顯區別。患者多有反覆腰痛發作史。

二、腰痛合併坐骨神經痛是本病的主要症狀。腰痛常侷限於腰　部附近，程度輕重不一。坐骨神經痛常為單側。疼痛沿大腿後側向下放射至小腿外側，足跟部或足背外側。多行、久站或咳嗽、噴嚏、排便等腹壓增高時均可使症狀加重，休息後可緩解。

三、多數患者有程度不同的脊柱側彎。側彎多突向健側。

四、用拇指深壓棘突旁，在患部常有壓痛並向下肢放射。

五、下肢麻木多侷限於小腿後外側，足背與足外側緣的皮膚感覺減退。

六、患側直腿抬高試驗陽性、直腿抬高加強試驗陽性。

七、反射和感覺功能降低：神經跟受累後，可發生運動功能和感覺障礙。腓腸肌肌張力減低，背伸肌力減弱。腰 2 與腰 3 神經跟受累時，膝反射減低；腰 4 神經跟受累時，膝、跟腱反射減弱；腰 5 和骶 1 神經根受累時，跟腱反射減弱。神經根受累嚴重或過久，相應腱反射可消失。

八、X 光檢查：在正位平片上，常見腰椎側彎，患側間隙較寬。側位片可見腰椎生理前凸減小或消失，甚至向後凸，椎間盤突出的後方較寬，所謂前窄後寬表現。晚期椎間隙可明顯變窄，相鄰椎體邊緣有骨贅生成。

【治療】

一、針刀治療

（一）治療原則

針刀深入椎管旁的髓核突出周圍，改善發炎腫脹組織。

（二）操作常規

1. 患者取俯臥位，下腹部墊枕。以外科筆定點。
2. 定點：根據腰椎間盤突出不同情況，可設計如下定點：(1) 棘間點病變節段的棘間點，即棘間的中點，鬆解棘間韌帶。可定 1—3 點，依病變節段多少而定。(2) 橫突點不同部位的橫突定點方法也不同，具體方法如下：A. 腰 5 橫突點平腰 5 棘突中線的兩側 25—30mm 處定點，兩側可同時各定 1 點；B. 腰 3 橫突點：平腰 3 棘間水平脊柱中線兩側 25—30mm 處定點，可兩側同時定點。C. 腰 4 橫突點：腰 5、腰 3 定點的連線的中點，（脊柱中線旁開 25—30mm 處）。以上定點處均是橫突骨面的體表投影所在，橫突距皮面的深度大約 30—50mm。其定點的多少與棘間點定點原則相同，目的是鬆解橫突間韌帶的緊張。(3) 椎間管外口鬆解點：定點的位置與橫突點相同，只是把兩點的針刀操作接連在一起進行即可。一般只做病變側，以病變節段多少相應定點，其目的是鬆解病變節段固定在椎間管外口的神經根。

   在以上位置常規皮膚消毒，鋪無菌紗布。

3. 針刀操作

(1) 棘突間點：在病變棘突間，刀口線與人體縱軸平行，針體與橫突背面垂直刺入，達脊間鬆解，刃下有鬆動感，代表刀鋒已穿過棘上韌帶到達棘間韌帶部位，然後將刀柄向頭側傾斜約 30 ～ 45 度，向下位棘突的上緣推進，達骨面。調轉刀口線 90 度，沿下位棘突的上緣骨面鏟切 2—3 刀，但絕不可離開骨面，縱行疏通、橫行剝離，刀下有鬆動感後出刀，按壓針孔。

(2) 橫突間點：在病變椎間隙，患側旁開 30mm 處進針刀，刀口線與脊柱縱軸平行，針體垂直刺入，快速刺入皮膚。勻速直達橫突骨面，將刀鋒移至橫突下緣，調轉刀口 90 度，沿橫突下緣骨面切開橫突間韌帶 3—5 刀，其切開深度為橫突骨緣的厚度。在切開時，一般先向外，後向內，一直到橫突根部為止。

(3) 椎間管外口點：其操作是橫突下緣點的繼續。當針刀切開達橫突根部後，依照椎間管外上緣的弧度逐漸調整針刀的刀口線角度，使刀刃始終與骨緣平行，即要使刀口線由平行橫突下緣的狀態逐漸旋轉成與橫突下緣呈垂直狀態。與此同時，在椎間管外口的外後上 1/2 骨緣上切開附著在骨緣上的組織，切開的深度與骨緣的寬度一致，實際上只有 1—3mm 的深度，不可切入過深，以免切傷神經根。

二、手法治療

針刀治療後，立即做連續提腿復位手法，使其復位。

連續提腿復位手法操作過程：病人俯臥治療床上，第一助手將患者膝關節屈曲 90 度，使小腿與大腿垂直，該助手站於治療床上，靠近患者膝關節，彎腰握住患者雙踝關節上緣；醫師第二助手站於治療床兩側，用雙手拇指指腹壓於患椎旁壓痛點（引起放射痛之點）上，二人各壓住自己的一邊。

第一助手將雙小腿垂直提起，使患者髂前上棘離開床面為止。在第一助手提雙小腿的同時，醫師和第二助手雙拇指一起下壓椎旁壓痛點。用力的方向與脊柱矢狀面呈 45 度。當第一助手放下小腿，患者膝部著床時，醫師和第二助手也同時鬆開。

第一助手見患者膝部已著床面，醫師和第二助手已鬆開後，再提起患者的雙小腿，高度如前。醫師和第二助手在第一助手提起小腿的同時，再一次用雙拇指按壓患椎兩側壓痛點。如此連續提壓 15—20 次。

將患者小腿放下、伸直，檢查患椎兩側壓痛點；無放射痛或放射痛明顯減輕，即可停止整復，如放射痛無改變，可再做一遍；但一般不超過 3 遍。

手法結束後，按脊柱外傷病人搬運方法，送回病房。在搬送時，保持患者身軀平直，仰臥於病床上，下肢可做屈伸活動，但軀幹不得任意活動，更不得坐起，在床上可翻身，但也必須保持身體平直，不能扭轉腰部，大小便時要保持腰部分前凸位。建議盡量臥床三週。

三、注意事項

1. 診斷必須明確；結合 CT、MRI 排除結核、腫瘤、椎管站位病變，生命體徵在正常範圍，對椎管內施術，只適用腰 2 以下的腰椎間盤突出症。
2. 出針，壓迫針孔 3—5 分鐘，觀察無滲血，外敷 OK 繃，休息七天，如症狀未完全緩解，可行第二次針刀治療。

四、藥物治療

中醫辨證論治，分證選方。

1. 血瘀證：活血通絡湯（《傷科方藥匯粹》）：淫羊藿、補骨脂、伸筋草各 9g，杜仲、牛膝、雞血藤各 12g，透骨草、桑寄生、當歸各 9g，乳香、沒藥各 6g，續斷 12g。水煎服，每日 1 劑；或用身痛逐瘀湯（《醫林改錯》）：秦艽 3g，川芎 6g，桃仁 9g，紅花 9g，甘草 6g，羌活 3g，沒藥 6g，當歸 9g，五靈脂 6g，香附 6g，牛膝 9g，地龍 6g 水煎服，每日 1 劑。
2. 寒濕證：烏頭湯（《金匱要略》）：麻黃、芍藥、黃芪各 9g，炙甘草 9g，川烏 9g。水煎服，每日 1 劑；或用獨活寄生湯（《備急千金要方》）：獨活 9g，桑寄生、杜仲、牛膝、細辛、秦艽、茯苓、桂心、防風、川芎、人參、甘草、當歸、芍藥、地黃各 6g。水煎服，每日 1 劑。
3. 濕熱證：宣痹湯（《溫病條辨》）：防己、杏仁各 9g，滑石

15g，連翹、梔子各 9g，薏苡仁 20g，半夏、蠶砂各 9g，赤小豆 12g，薑黃 9g，海桐皮 15g。水煎服，每日 1 劑；或用加味二妙散（《丹溪心法》）：蒼朮、黃柏各 9g，牛膝、當歸尾各 12g，防己 6g，萆薢 12g，龜甲 15g。水煎服，每日 1 劑。

4. 肝腎虧虛證：牛膝散（《太平聖惠方》）：牛膝 30g，制附子 22.5g，熟地黃 30g，五加皮 15g，桂心 22.5g，當歸 22.5g，赤茯苓 30g，防風 15g，赤芍 30g，羚羊角 22.5g，酸棗仁 22.5g。上為粗末。每次 9g，以水 250ml，煎至 150ml，去滓，食前溫服，每日 2—3 次。亦可入湯劑，用量按原方比例酌減。或用健步虎潛丸去虎脛骨（《傷科補要》）：龜膠、鹿角膠、何首烏、川牛膝；杜仲、鎖陽、威靈仙、當歸各 60g，黃柏、人參、羌活、白芍、炒白術各 30g，熟地黃 60g，川附子 45g。上藥共為細末，煉蜜為丸，如梧桐子大。每次 9g，空腹淡鹽水送服，每日 2—3 次。

必要時適當配合中西藥物，予以活血化瘀及消炎止痛治療。

五、康復治療

（一）物理治療

俯臥位腰椎牽引，牽引重量為 20 ～ 40kg，持續 15 分鐘，每天 1 次，5 天為 1 療程。

（二）功能鍛鍊

10、腰椎椎管狹窄症診療規範

腰椎椎管狹窄症是指腰椎椎管或硬脊膜囊狹窄、神經根管及椎間孔變形或狹窄並引起馬尾及神經根受壓而產生相應的臨床症狀的疾病，又稱腰椎管狹窄綜合徵，多發於 40 歲以上的中年人。好發部位為腰 4、5，其次為腰 5、骶 1，體力勞動者多見，男多於女。 退變是引起腰椎管狹窄症的首要病因。臨床上可將腰椎管狹窄症分為原發性和繼發性兩種，前者是由於先天性骨性椎管發育異常所致表現為矢狀徑、橫徑均小，椎板肥厚，椎板間隙小，關節突大並向中線靠攏等，但原發性腰椎管狹窄症臨床較少見。繼發性腰椎管狹窄症主要是腰椎管周圍各部份退行性變引起。常見因素有：1. 椎管周圍骨性結構退行性變；2. 黃韌帶肥厚或鬆弛；3. 椎間盤退變萎縮；4. 外傷或脊柱區手術都可能造成局部解剖關係失常而致椎管狹窄；5. 其他因素：如氟骨症，軟骨發育不良，椎管內靜脈曲張等疾病都可能使椎管狹窄。

【診斷依據】

一、腰部外傷史和勞動損傷史。

二、長期腰骶疼痛，脊柱後伸時症狀加重，前屈時症狀減輕。間歇跛行，下肢疼痛麻木，類似坐骨神經痛，活動時出現，休息片刻即消失。

三、晚期病人可出現椎旁壓痛，馬尾神經根支配區，馬鞍區肌力和感覺減弱，大小便功能障礙，合併腰椎間盤突出者，直腿抬高試驗陽性。

四、少數患者下肢肌肉萎縮，跟腱反射減弱或消失，腰過伸試驗陽性。

五、X 光片示腰椎管狹窄、側隱窩狹窄，可有椎體邊緣骨質增生。

六、CT 片可以顯示椎管前後徑、橫徑大小及側隱窩、椎間孔、黃韌帶肥厚等情況。CT 可顯示側隱窩，正常時其前後徑大於 5mm，小於 3mm 為側隱窩狹窄。

【治療】

以針刀治療為主，手法為輔，配合藥物、練功等治療，必要時行手術治療。

一、針刀治療

（一）治療原則

針刀鬆解關節周圍沾黏變性軟組織，切開肥厚的黃韌帶，解除椎管壓迫，恢復腰部力學平衡。

（二）操作常規

1. 患者呈俯臥位置於治療台上，以外科筆定點，按脊椎狹窄的節段不同做不同的定點，即定於椎管狹窄的相應節段。可定於 L3-4、L4-5、S5-L1 節段的下列各點：①棘間點：鬆解棘間韌帶；②橫突下緣點：鬆解橫突間韌帶和橫突間肌。以上兩項可謂橫向鬆解，即椎體運動單位間的橫向鬆解，可以達到脊柱縱向減壓的目的；③椎間管外口點：鬆解神經根外膜，以達到椎管內神經根延長的目的；④側隱窩狹窄點：鬆解黃韌帶，降低椎管內壓；⑤脊神經後支卡壓點：解除合併症，消除脊神經後支卡壓所致的疼痛；⑥相應肌損傷點：依不同情況而定。以上位置局部皮膚常規消毒，鋪無菌紗布。

2. 針刀操作：病變椎體棘間隙及其旁開 1.5cm 處針刀鬆解，刀口線與脊柱縱軸平行，針體垂直於皮膚刺入，刀口線旋轉切開變性的棘間韌帶及肥厚的黃韌帶，鬆解橫突間韌帶。各點的針刀操作與腰椎間盤突出症的操作基本一致，須說明的有以下幾點：

(1) 因腰椎管狹窄多為多節段受累，在定點時，第一次就應該定點 2—3 排，最多做 3 排。做了較全面鬆解，可以取得較好療效。

(2) 患者如果是第一次接受針刀治療，一般只做多排橫向鬆解，以達到縱向減壓的目的。

(3) 如果第一次療效欠佳，第二次針刀治療可進一步鬆解神經根外口。

(4) 一般來說，經兩次治療應有一定療效。如果還遺留頑固症狀，可按該症狀的神經解剖定位定點，進行椎管內鬆解（即側隱窩鬆解）。

鬆解側隱窩方法：將針刀進至椎管外骶棘肌內，針刀體向頭側傾斜 10—15 度緩慢進針刀，穿過黃韌帶，貼部分椎弓根骨面，到達側隱窩的前壁，即椎體的後面。此時，患者有局部脹感，用提插刀法切割 3 刀，深度不超過 0.5cm。以鬆解側隱窩的黏連、瘢痕。其他側隱窩鬆解方法與此相同。因為側隱窩操作比較複雜，一般一次只做一點，如須繼續治療，仍須按神經定位定點治療較適當。

二、輔助手法

(一) 理筋手法

一般可採用按揉、滾、點壓、提拿等手法，配合斜扳法，以舒筋活絡、疏散瘀血、鬆解黏連，使症狀得以緩解或消失。手法宜輕柔，禁止用強烈的旋轉手法，以防病情加重。

(二) 患者側臥位

患側在上，健側下肢伸直，患側下肢屈曲，醫師以一手肘頂住肩部防止前移。另一手前臂置於患側髂脊部，同時推髂崤向前，以 L4/L5 為中心，用穩定的壓迫力使脊柱在縱軸上突然旋轉。然後改變為健側在上的側臥位，做同樣手法，以調節腰椎關節的力平衡失調，使腰椎管產生相對位移，達到調節神經根在椎管內位置的目的。

三、藥物治療

中醫辨證選方。

1. 風寒痹阻證：桂枝附子湯（《傷寒論》）：桂枝 12g，附子 9g，炙甘草 6g，生薑 9g，大棗 4 枚。水煎服，每日 1 劑。

2 腎氣虧虛證：青娥丸（《太平惠民和劑局方》）：杜仲 480g，補骨脂 240g，胡桃 20 個，蒜 120g。上為細末，蒜膏為丸。每次 10g，每日 2 次，溫開水送服。亦可作湯劑，用量按原方比例酌減。

3. 氣虛血瘀證：補陽還五湯（《醫林改錯》）：生黃耆 120g，當歸尾 6g，赤芍 4.5g，地龍、川芎、桃仁、紅花各 3g，水煎服，每日 1 劑。必要時適當配合中西藥物，予活血化瘀及抗感染治療。

四、康復治療

物理治療與功能鍛鍊。

11、臀上皮神經卡壓症診療規範

臀上皮神經是單純感覺神經，起源於 L1—3 的後外側支，從椎間孔發出後穿骨纖維孔，沿肋骨或橫突的背面和上面走行，然後由裏向外走行在骶棘肌內，走出骶棘肌後穿過深筋膜行於皮下淺筋膜層，最後跨越髂脊進入臀部。分佈於臀部外上方，並可繼續下行至大腿後面峽部，臀上皮神經在進入臀部時被堅強的由骶棘肌與腰背筋膜在髂脊上緣附著處形成的扁圓形骨纖維管固定，神經由此隧道通過。如果此管狹窄變形，可壓迫該神經出現腰腿部疼痛。在沒有手術、外傷等外在因素發病的臀上皮神經卡壓綜合徵是由於臀上皮神經反覆受牽拉，造成神經卡壓所而發病。臨床上大部分病例是在爬山、打球等較大體力活動後發病。此外，本病以 40 歲以上居多，可能與中老年人皮下纖維組織增多，組織彈性減低，導致臀上皮神經易於被卡壓有關。

【診斷依據】

一、有腰臀部閃挫、跌仆、扭傷史或慢性勞損史。

二、多發生於中年以上患者，一側腰臀部尤其是臀部的疼痛呈刺痛、痠痛或撕裂樣疼痛，而且疼痛常常是持續發生的，很少有間斷發生。一般可有下肢牽扯樣痛，但大多數不會連及膝部。彎腰則明顯受限。

三、一般在在 L3 橫突和髂嵴中點直下 3—4cm 處局部可觸到條索樣硬結，壓痛，有麻脹感，並向同側大腿後方放射。直腿抬高試驗陽性，但無神經根症狀。部分患者於髂脊至背正中線的連線上可有明顯壓痛。

四、彎腰受限，坐後起立或直立後下坐時均感困難，需人攙扶或雙手扶持其它支撐物方可站起或坐下。

【治療】

一、針刀治療

（一）治療原則

對臀肌筋膜沾黏點進行鬆解剝離。

（二）操作常規

1. 技術一：

患者俯臥於診療床上。局部進行常規消毒，鋪無菌紗布。

(1) 針刀定點：第三腰椎橫突點，髂嵴中後部。

(2) 操作規程

A. 鬆解腰 3 橫突點的黏連和瘢痕：在腰 3 棘突中點旁開 3cm 定位。刀口線與脊柱縱軸平行，針刀垂直經皮膚、皮下組織，達橫突骨面，將刀鋒向外移動，當有落空感時即到達腰 3 橫突尖，在此用提插刀法切割橫突尖的黏連和瘢痕 2—3 刀，深度不超過 0.5cm，以鬆解臀上皮神經在橫突尖部的黏連和瘢痕。

B. 鬆解臀上皮神經入臀點的黏連和瘢痕：在髂脊中後部壓痛點定位。刀口線與脊柱縱軸平行，針刀垂直經皮膚、皮下組織，達髂骨骨面，刀鋒向上移動，當有落空感時，即到達髂脊上緣臀上皮神經的入臀點，在此縱疏橫剝 2—3 刀，深度不超過 1cm，以鬆解臀上皮神經入臀點的黏連和瘢痕。

2. 技術二：

患者俯臥，腰部墊薄枕，暴露腰臀部皮膚。

(1) 針刀定點：腰部豎脊肌外側緣與髂脊線交界處即臀上皮神經穿出骨纖維管處，及其外側亦可捫及的壓痛點。

(2) 操作規程：常規消毒。刀口線與軀幹縱軸平行，針體與進針點皮膚垂直刺入，直達骨面後先縱行剝離 1 次，再橫行剝離 1 次，退針 0.5cm 再重複 1 次縱橫剝離，出針後用滅菌紗布壓迫針孔 3—5 分鐘，以 OK 繃覆蓋。

（三）注意事項

針刀進入皮膚後，應緩慢進針刀，避免損傷臀上皮神經。

二、手法治療

1. 在針刀術後三日，患者俯臥位，醫師立於患側，用滾、按、揉法在患側腰臀部及大腿後外側往返施術，用力宜深沉和緩，時間約 5 分鐘，以放鬆局部及相關的筋肌組織，促進炎症、水腫吸收，達到舒筋活血的目的。

2. 繼上勢，醫師在阿是穴、腎俞、白環俞、環跳、秩邊、承扶、委中等穴位用一指禪推法、按揉法操作，重點在阿是穴、白環俞、秩邊等穴，時間約 5 分鐘，達到舒筋活血、通等止痛的目的。

3. 繼上勢，醫師在髂脊最高點內側 2 ～ 3cm 下方條索狀肌筋處施以彈撥法，手法由輕漸重，以患者能忍受為限，可與按揉法交替操作，時間約 2 分鐘，以鬆解黏連，消除攣縮筋結，達解痙止痛的目的。

4. 繼上勢，醫師沿神經、血管束行走方向施擦法，以透熱為度，以促進局部血液循環，達到祛瘀散結、活血止痛的目的。

三、藥物治療

本症如果呈現急性腰扭傷，一般屬於腰部外傷所致，其發病急驟，局部瘀血內阻，氣行不暢，絡脈不通。或可兼夾濕熱之邪為患。治療宜活血行氣，通絡止痛。中醫依症選方：

（一）氣滯血瘀證

主症閃挫及強力負重後，腰部劇烈疼痛，腰肌痙攣，腰部不能挺直，俯仰屈伸轉側困難，舌暗紅或有瘀點，苔薄，脈弦緊。

用方 1. 腰傷湯（《中醫骨傷科學》）：枳實、厚朴、木香、檳榔各 9g，延胡索 12g，蘇木、赤芍、桃仁各 9g，紅花 6g，木通 9g。水煎服，每日 1 劑。或 2. 獨聖散（《傷科匯纂》）：制香附。研末為散，每次 9—12g，溫開水送服，每日 2—3 次。

（二）濕熱內蘊證

主症勞動時姿勢不當或扭閃後腰部僵硬疼痛，有灼熱感，可伴腹部脹痛，大便秘結，尿黃赤，舌苔黃膩，脈濡數。

用方 1. 當歸拈痛湯（《醫學心悟》）：白朮 4.5g，人參、苦參、升麻、葛根、蒼朮各 6g，防風、知母、澤瀉、黃芩、豬苓、當歸各 9g，炙甘草、茵陳、羌活各 15g。水煎服，每日 1 劑。或 2. 大成湯（《仙授理傷續斷秘方》）：大黃 12g，芒硝、甘草、陳皮、紅花、當歸、蘇木、木通各 6g，枳殼 12g，厚朴 6g。水煎服，每日 1 劑。必要時適當配合中西藥物，予以活血化瘀及消炎止痛治療。

四、康復治療

可加用局部熱敷，但不宜過燙。

12、臀大肌損傷診療規範

臀大肌是臀部肌肉中最大而又表淺的一塊肌肉，覆蓋臀部的大部分。起於髂骨翼內上方骨緣及骶骨背面、豎脊肌腱膜、骶結節韌帶，止於髂脛束和股骨臀肌粗隆；主要作用除協助股骨關節外轉、伸展、內旋外，也能在行走時穩定骨盤。若損傷則易出現仰躺無法翻身，無力抬臀，甚致無法移動身體，只要稍微出力就會下肢痠痛，稍微轉身就會刺痛。

【診療依據】

一、有外傷史或慢性勞損史。臀大肌損傷

二、臀部鈍痛、尾骨部壓痛、刺痛，大腿上外側疼痛，活動時易疲勞。損傷早期的出現臀部疼痛與腫塊。腫物壓痛明顯，但當急性期過後，疼痛可能逐漸減輕或消失。

三、起跳困難，大腿後伸外展疼痛加重。大轉子下外方偏右，股外側肌後緣有明顯深壓痛。可出現臀部萎縮或無力。

【治療】

一、針刀治療

（一）治療原則

針刀鬆解臀大肌附著處的軟組織黏連。

（二）操作常規

1. 患者於治療床上呈俯臥位姿勢，標定下針點。治療區域皮膚進行常規消毒，鋪無菌紗布。
2. 針體與皮膚成垂直，刀口線與臀大肌肌纖維方向一致。刺入後直達髂後上棘外緣，骶骨部外緣或股骨臀肌結節，對黏連點進行切開、縱行疏通與橫行剝離，感覺刀下有鬆動感時，退出針刀，壓迫止血。

（三）注意事項

臀大肌止點範圍較廣，注意鬆解範圍。

二、手法治療

術畢，對病變區進行彈撥、點揉法等手法。

三、藥物治療

必要時適當配合中西藥物，給予活血化瘀及消炎止痛治療。

四、復健治療

物理治療與功能鍛鍊。

13、臀大肌攣縮症診療規範

臀大肌攣縮症是由於臀大肌及其筋膜的纖維變性攣縮，繼發髖關節內收、內旋、屈曲功能障礙，進而呈現特有的步態、姿勢異常的臨床病症。本病是一種醫源性疾病，因其發病原因與多次反覆在臀部肌肉注射藥物有關，因此，亦稱為注射性臀大肌攣縮症。因臨床上以小兒發病為多見，故又稱兒童臀大肌攣縮症。

本病的發生被認為是由於在臀區反覆多次肌肉注射藥物引起臀肌纖維變性的結果。但類似注射史的患兒並不都患此病，因此尚有與兒童易感性及先天性因素有關。當肌肉注射後，由於針刺的機械性損傷造成局部肌纖維內出血、水腫，以及藥物吸收不良和藥物的刺激作用等因素，而引起化學性、無菌性肌纖維織炎甚至變性，最終導致肌肉纖維化及瘢痕攣縮。臀部肌肉及其筋膜的纖維變性，以及產生的攣縮纖維束帶，限制了髖關節的內收、內旋，不能在中立位屈髖。當攣縮波及到臀中肌及髂脛束時，症狀更加典型。

【診療依據】

一、有慢性損傷、藥物刺激或局部感染病史。

二、站立姿勢異常。站立時雙下肢不能完全靠攏，輕度外旋。由於臀肌上部肌攣縮，肌體積變小，相對顯出臀部尖削的外形，稱此為“尖臀徵”。

三、步態異常。尤其是在跑步時。此時雙下肢呈外展外旋狀。屈髖受限，步伐幅度小，有如跳躍前進，故稱“跳步徵”。

四、坐位姿態異常。其表現是雙膝分開，不能靠攏。下蹲時臀部出現局部性凹陷或斜形軟組織凹陷帶。

五、局部有硬韌的攣縮囊帶或包塊。臀部可觸及與臀大肌走行一致的攣縮束帶，一般可有 20—70mm 寬，當髖關節內收、內旋時更為明顯。

【治療】

一、針刀治療

（一）治療原則

針刀鬆解，切開攣縮的臀大肌纖維或腱膜。

（二）操作常規

1. 患者於治療床上呈俯臥位姿勢，定點。治療區域皮膚進行常規消毒，鋪無菌紗布。

2. 定點：

(1) 臀肌束狀帶點：此點可能有壓痛或無壓痛，可定 1—3 點，鬆解臀肌黏連或瘢痕。

(2) 臀肌起始部鬆解點：定點於髂後上棘與　結節連線的稍內處，可定 1—3 點。髂骨翼的內側邊緣部為腱起始部，用以鬆解整個臀大肌，有如骨科臀肌起點移位術一樣，使整個臀肌鬆弛。

(3) 臀肌抵止部鬆解點：定點於股骨上 1/3 背側面及在大轉子之下的髂脛束的內側緣上，可定 1—3 點，以鬆解臀大肌的止點部，從而鬆解整個臀大肌。

(4) 坐骨結節點：此為臀大肌坐骨結節滑囊處，定點於壓痛處 1 點，目的為滑液囊內引流。

3. 針刀操作：

(1) 臀肌束狀帶點的鬆解：針體與皮膚成垂直，刀口線與臀大肌肌纖維方向一致，刺入後直達髂後上棘外緣，骶骨部外緣或股骨臀肌結節，對黏連點進行切開、縱行與橫行剝離，感覺刀下有鬆動感時退出針刀，壓迫止血。

(2) 對於臀肌起始部與抵止步鬆解點：刀口線與軀幹縱軸平行，刀體與皮面垂直，快速刺人皮膚與皮下組織，直達骨面。對臀肌起始的腱性部行切開剝離。各點均同樣處理，達到鬆解整個臀大肌起始部的目的。

(三) 注意事項

臀大肌止點範圍較廣，其鬆解範圍必須徹底。

二、手法治療

針刀術畢，對病變區進行彈撥、按揉法等手法。

三、藥物治療

必要時適當配合中西藥物，給予活血化瘀及抗感染治療。

四、復健治療

物理治療與功能鍛鍊。

14、臀中肌損傷診療規範

臀中肌位於臀大肌的深面，起於髂嵴外側，止於股骨大轉子。其神經支配源於 L4、5 與 S1 的臀上神經。此肌收縮時能外展和內旋大腿，是髖部主要的外展肌之一。單足站立時，此肌能保證骨盆在水準方面的穩定，對於維持人們正常的站立和行走功能，關係極大。臀中肌損傷大多由突然猛烈地外展大腿時所致，在大腿前屈、內收、後伸、外旋運動時損傷的機會較少，損傷日久，臀中肌結疤黏連、攣縮，和附近軟組織黏連，除本身活動受到限制，同時也擠壓摩擦周圍的軟組織，引起其他軟組織的臨床症狀。觸診臀中肌部位有痛性條索狀物，壓痛點多在髂骨連累外側臀中肌起始部，壓之可向患肢放射。這塊肌肉在我們走路時維持骨盆穩定；扮演非常重要的角色．如果臀中臀小兩塊肌肉太緊繃，走路時，骨盆會出現一歪一歪的動作。

【診療依據】

一、多起病緩慢，股骨大轉子及腰臀部酸痛不適，勞累後加重，活動受限。有些患者疼痛可擴散至大腿外側。有些僅表現為患側小腿酸脹不適，甚至發涼發木，或有時伸膝小腿抽筋現象。

二、局限在臀中肌的壓痛點或激痛點，患側下肢或有輕微麻痛感覺，若患者下肢主動作外展運動，引起痛點處疼痛加劇者，屬於臀中肌損傷單純型。

三、臀中肌附著區域疼痛，其位置偏於下側，梨狀肌表面投影區也有疼痛和壓痛，痛點和臀中肌上的痛點相鄰，且兩痛點模糊不清，很難分清，常連成一片。做梨狀肌牽拉試驗可引起疼痛加劇，下肢麻木感覺不太明顯，屬於臀中肌損傷的「臀梨綜合徵」。

四、若臀中肌附著區域有疼痛和壓痛，並牽連下肢沿坐骨神經幹產生痛麻不適。梨狀肌表面投影區有疼痛，並引起下肢沿坐骨神經幹的痛麻加劇。患者走路或站姿均感下肢疼痛不適，此為臀中肌損傷混合型。

五、檢查患側臀中肌部位，可查及痛性條索物，壓痛點多在髂骨翼外側臀中肌起始部。按壓時可有同側臀、骶部的脹痛及膝關節以遠心端難以忍受的痠、麻、脹感。壓之可向患肢放散者，但無神經根受刺激徵。梨狀肌牽拉試驗可誘發臀中肌疼痛加重。

【治療】

一、針刀治療

（一）治療原則

針刀鬆解變性攣縮的臀中肌。

（二）操作常規

患者側臥治療床上，患側朝上，健側朝下腿伸直，患側的膝關節屈曲 45 度。

1. 單純型：

單純型的損傷點大多在臀中肌的起點。壓痛點即為進針刀點，刀口線和臀中肌纖維走向平行，針體與髂骨面垂直刺入，達骨面，先縱行疏通，然後橫行剝離。

2. 臀梨綜合型：

先在臀中肌本身的痛點進行針刀手術，方法和單純型相同。再以梨狀肌的壓痛點為進刀點，刀口線方向和梨狀肌纖維走向平行，針體和臀部平面垂直。針刀達梨狀肌肌腹後，沿梨狀肌縱軸，先縱行疏通，然後作切開剝離 1—2 下。

3. 混合型：

開始的治療如同臀梨綜合型，然後在臀中肌和梨狀肌壓痛點之間，兩痛點連線之中點進針刀，刀口線方向和臀中肌纖維走向平行刺入，達骨面後，縱行疏通 2—3 下，出針。

（三）注意事項

臀部神經、血管豐富，切勿損傷。術後應常規壓迫針孔 1 分鐘。

二、手法治療

患者仰臥位，患側下肢屈髖屈膝，醫師將手壓在膝關節髕骨下緣，向對側肩關節猛壓數下即可。

三、藥物治療

前述臀大肌、臀中肌損傷皆依中醫辨證論治，分證選方：

1. 寒濕證：獨活寄生湯（《備急千金要方》）：獨活 6g，防風 6g，川芎 6g，牛膝 6g，桑寄生 18g，秦艽 12g，杜仲 12g，當歸 12g，茯苓 12g，人參 12g，熟地黃 15g，白芍 10g，細辛

3g，甘草 3g，肉桂 2g。水煎服，每日 1 劑。

2. 濕熱證：四妙丸（《成方便讀》）：川黃柏、薏苡仁各 200g，蒼朮、懷牛膝各 120g。水泛為丸，每次 6—9g，溫開水送服，每日 3 次。

腎虛證：腎氣丸（《金匱要略》）：乾地黃 240g，山藥 120g，山茱萸 120g，澤瀉 90g，茯苓 90g，丹皮 90g，桂枝 30g，附子 30g。研細末，煉蜜為丸。每次 15g，每日 2 次。

3. 血瘀證：正骨紫金丹（《醫宗金鑒》）：丁香、木香、血竭、兒茶、熟大黃、紅花各 30g，當歸、蓮肉、白茯苓、白芍各 60g，丹皮 15g，生甘草 10g。上為細末，煉蜜為丸。每次 10g，每日 3 次。

15、梨狀肌綜合徵診療規範

由於梨狀肌刺激或壓迫坐骨神經引起腰腿痛，稱為梨狀肌綜合徵。梨狀肌起始於骶椎 2、3、4 的前面骶前孔外側和骶結節韌帶，其肌纖維穿出坐骨大孔後，下抵於股骨大轉子。髖部扭閃時，髖關節急劇外旋，梨狀肌猛烈收縮，或髖關節突然內收、內旋、使梨狀肌受到牽拉，均可使梨狀肌遭受損傷。損傷後充血、水腫、痙攣，肥厚的梨狀肌刺激或壓迫坐骨神經而引起腰腿痛。主要症狀為：臀部和下肢沿坐骨神經分佈區放射性疼痛，可因勞累或感受風寒濕邪而致疼痛加重，嚴重者自覺臀部有"刀割樣"，或"燒灼樣"疼痛，無法睡眠，影響日常生活，甚至走路跛行。檢查患者腰部無明顯壓痛和畸型，活動不受限。梨狀肌部位有壓痛和放射痛，局部能觸及條索狀隆起，有鈍厚感或者肌膚呈瀰漫性腫脹，肌束變硬、堅韌、彈性減低。沿坐骨神經可出現壓痛，直腰抬高試驗低於50度為陽性，抬到70度以上疼痛反而減輕。

【診斷依據】

一、大部分病人有扛抬重物或蹲、站時，下肢閃、扭的外傷史，部份患者僅有受涼史。

二、梨狀肌體表投影區有明顯壓痛，疼痛可放射至下肢或陰部。

三、患肢直腿抬高 60 度以前，臀部及下肢疼痛劇烈，當抬腿超過 60 度時，疼痛減輕。

四、急性損傷臀部肌肉緊張或痙攣、局部腫脹；慢性期可有肌肉萎縮，或有輕度瀰漫性腫脹。

五、局部可觸及條索狀物。在骨盆壁加壓，可引起典型的壓痛。臀部疼痛且有神經壓迫症狀，尤以坐骨神經壓迫症狀為多。

六、梨狀肌緊張試驗陽性。

【治療】

一、針刀治療

（一）治療原則

鬆解部分緊張、攣縮的梨狀肌纖維。

（二）操作常規

1. 患者俯臥位。定點：梨狀肌體表投影的壓痛點（A. 髂後上棘、尾骨尖連線中點壓痛點；B. 髂後上棘、尾骨尖連線中點與大轉子連線的中點的中內 1/3 點；C 環跳穴；D. 梨狀肌體表投影區的外 1/3 處壓痛點；E. 梨狀肌在大轉子尖部的附著點）

常規皮膚消毒，鋪無菌紗布。

2. 刀口線應與坐骨神經方向一致，針體與臀部平面垂直。刺入皮膚後，摸索進針。若患者有刺痛感、電擊感受，可能是針刀觸及神經、血管，應迅速將針體上提 1—2cm，可旁移 5mm，繼續進針，待患者自訴有明顯痠脹感時，即顯示針刀已達梨狀肌病變部位。先縱行疏通剝離，後橫行擺動，如刀下緊澀、繃緊感，則用切開剝離。

（三）注意事項

1. 梨狀肌位置較深，治療時不能因位置深而用暴力。
2. 急性損傷時局部不宜作深度針刺。
3. 如髂後上棘與股骨大轉子連線的上、中 1/3 交界處，是臀上血管和神經出骨盆腔點的體表投影。

二、手法治療

1. 放鬆患側臀大肌：病人俯臥。用輕柔的滾、按、揉等手法在臀部沿臀大肌肌纖維的方向治療，配合小幅度的下肢後伸被動活動，使臀大肌的痙攣逐漸鬆弛。

2. 舒筋通絡：在臀大肌痙攣緩解的情況下，用深沉而緩和的挨、按、揉等手法在臀部梨狀肌體表投影區，沿梨狀肌的方向治療，配合下肢較大幅度的後伸、外展活動，使深層的梨狀肌逐漸鬆弛。然後在壓痛點用深沉而又緩慢的彈撥法，與梨狀肌成垂直方向治療。

3. 活血化瘀：在臀部梨狀肌體表投影區沿梨狀肌方向用擦法治療，以透熱為度，最後可再加熱敷，但溫度不宜過高。

三、藥物治療

（一）氣滯血瘀證：

臀痛如錐，拒按，疼痛可沿大腿後側向足部放射，痛處固定，動則加重，夜不能眠，舌暗紅苔黃，脈弦。選方用桃紅四物湯（《中國醫學大辭典》）：桃仁 25 粒，川芎、當歸、赤芍、丹皮、制香附、延胡索各 3g，生地黃、紅花各 2g。水煎服，每日 1 劑。

（二）風寒濕阻證：

臀腿疼痛，屈伸受限，偏寒者得寒痛增，肢體發涼，畏冷，舌淡苔薄膩，脈沉緊；偏濕者肢體麻木，酸痛重，舌淡苔白膩，脈濡緩。選方用真武湯（《驗方新編》）：茯苓、巴戟、白朮各 9g，防風、制香附各 3g，石斛、牛膝各 9g，萆薢 6g。水煎服，每日 1 劑。

（三）濕熱蘊蒸證：

臀腿灼痛，腿軟無力，關節重著，口渴不欲飲，尿黃赤，舌質紅，苔黃膩，脈滑數。選方用當歸拈痛湯（《醫學心悟》）：白朮 4.5g，人參、苦參、升麻、葛根、蒼朮各 6g，防風、知母、澤瀉、黃芩、豬苓、當歸各 9g，炙甘草、茵陳、羌活各 15g。水煎服，每日 1 劑。

（四）肝腎虧虛證：

臀部酸痛，腿膝乏力，遇勞更甚，臥則減輕。偏陽虛者面色無華，手足不溫，舌質淡，脈沉細；偏陰虛者面色潮紅手足心熱，舌質紅，脈弦細數.選方用補腎壯筋湯（《傷科補要》）：熟地黃、白芍藥、當歸、山茱萸、茯苓、續斷、杜仲、牛膝、五加皮各 12g，青皮 6g。水煎服，每日 1 劑。

四、復健治療

物理治療與功能鍛鍊。

16、坐骨結節滑囊炎診療規範

坐骨節滑囊炎位於臀部坐骨隆起之處和臀大肌之間，如果長時間坐在太過堅硬或太過柔軟的座椅上，都可能因反覆磨傷該部位，久而久之導致坐骨滑囊炎。本症是一種常見病多發於體瘦弱而久坐工作的中老年人，由於坐骨結節滑囊長期被壓迫摩擦而發生炎症，導致囊壁慢慢增厚或纖維化。又稱 " 脂肪臀 "。兒童可下蹲牽拉損傷引起。

【診斷依據】

目前診斷坐骨滑囊炎最好的方法，就是利用超音波掃描坐骨滑囊的部位，若發現坐骨滑囊腫起來，即可確定已罹患坐骨滑囊炎。另外可用以下特徵確診：

一、長期坐位工作史或由損傷引起，部分是直接暴力損傷。多發於體質瘦弱而久坐工作的中老年人。

二、臀尖（坐骨結節部）疼痛，坐時尤甚，嚴重者不能坐下。但疼痛局部局限，不向它處放射。臀部接觸椅面的部位疼痛，坐時更甚。

三、做屈膝屈髖動作時，可因擠壓、牽扯滑囊而引起疼痛。

四、疼痛部位多可觸及邊緣清晰的橢圓形腫塊與結節黏連在一起，按之疼痛。

【治療】

一、針刀治療

（一）治療原則

切開變性滑囊壁減壓。

（二）操作常規

1. 取側臥弓身屈膝屈髖位，患側在上。標定下針點。

2. 常規消毒皮膚，鋪無菌紗布。

3. 刀口線與下肢縱軸平行，針體垂直於坐骨結節面刺入，進針達骨面，十字切開滑囊壁。（針刀經皮膚、皮下組織，刀下有落空感時，即到達囊腫壁，穿破囊壁，阻力感消失，緩慢進針刀，當刀下有粗糙感時，即到達囊腫的基底生發層，此時，縱疏橫剝 2—3 刀，範圍 1.5—2.0 cm，以破壞囊腫部位發生層的分泌細胞，然後稍提針刀分別向前後左右刺破囊壁後出針刀。）

（三）注意事項

該滑囊若為急性化膿性感染，需切開引流。

二、手法治療

起針後，推壓，揉按坐骨結節部位，屈膝屈髖活動幾下。（術後，進一步屈曲患髖，醫師用肘尖用力頂壓囊腫，一是使囊液通過針刀刺破的囊壁，到達囊腫周圍的組織間隙，由人體將其作為異物加以吸收，二是使囊壁之間進一步黏在一起，以防止復發。）

具體手法如下：患者俯臥位。醫師在急性期作撫摩、輕揉、向心性推壓、掌側擊大腿後側肌群，以緩解肌肉痙攣，並能減輕疼痛，配合肘尖按揉環跳、殷門、風市、委中等穴。一次治療 5 ～ 6 分鐘 .

急性損傷後期或慢性損傷者，繼續以前述手法放鬆肌肉，重點按揉、掐撥痛點和發硬部位，按壓阿是穴、環跳、承扶、委中等穴，最後以掌側擊臀部及大腿後側肌群肌肉結束。一次治療約 10 分鐘。治療期間忌作直膝屈髖動作。

三、藥物治療

必要時配合中西藥物，予以活血化瘀及抗感染治療。通常用抗生素常規預防感染 3 天。

四、康復治療

（一）物理治療：在針刀術後 48 ～ 72 小時後開始。

（二）功能鍛鍊

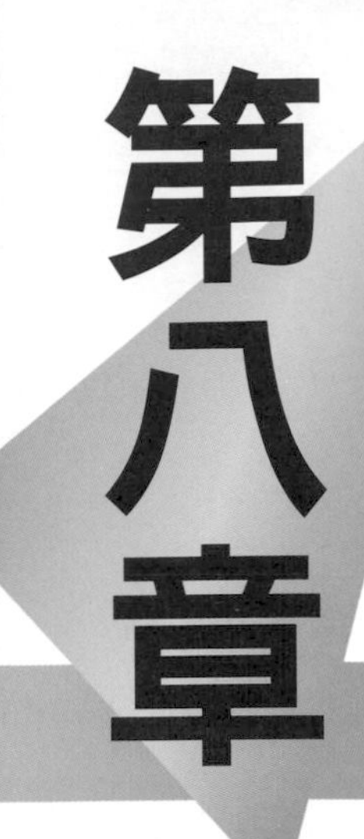

第八章 下肢部

1、髖關節僵硬診療規範

髖關節的疼痛和僵硬感主要是由於受涼以及過度勞累所引起的局部經脈氣血不暢引起，也有可能是由於股骨頭的問題引起。股骨頭壞死早期症狀呈現髖關節僵硬、無力、活動受限，抬腿不靈活，盤腿或向外撇腿以及下蹲困難。

【診斷依據】

一、髖關節外傷史和勞損史。

二、早上起床時會感到髖關節處僵硬，髖關節僵直、疼痛，活動受限，行走不便。但活動一陣子後又會減緩，但長時間活動後又開始不舒服。

三、記錄關節僵硬程度和運動幅度，在屈伸旋轉運動時產生疼痛的部位，股骨大粗隆、轉子間線、轉子間脊和髖臼周圍韌帶附著處和關節間隙壓痛敏感點，以及運動時有無彈響聲和摩擦音。

四、在使用髖關節後例如長時間跑步、健行或是走路之後。患者通常感到疼痛漸漸的出現，位置在鼠蹊部以及大腿外側。當問題漸漸惡化後，疼痛可能會傳導到大腿前側以及膝蓋，也不只在運動後疼痛，嚴重時甚至連睡覺以及休息時也會疼痛。

五、X 線片上觀察關節間隙大小、骨質增生和關節軟骨病損程度。

【治療】

一、針刀治療

（一）治療原則

應用針刀對關節囊瘢痕硬化黏連進行分離鬆解，使關節恢復正常運動功能。

（二）操作常規

1. 患者取側臥位，若治療關節後方則採用俯臥位。標定下針點。
2. 按骨科手術常規消毒，鋪無菌紗布、依照臨床需要，可進行局部麻醉，選擇適合針刀型。
3. 刀口線與治療部位神經、血管的循行方向一致，針體垂直皮膚刺入達病變處，進行切割分離鬆解和鏟剝。使關節囊與骨面黏連鬆解開。出針後壓迫止血。

外側關節囊：股骨大轉子尖為參照點，從髖關節外側關節穿刺點進針刀，針刀體與皮膚呈 130 度角，沿股骨頸幹角方向進針刀，達大轉子尖，再向下進針，直到髖關節外側關節間隙，提插刀法切割 2 刀，範圍不超過 0.5cm。

後側關節囊：將髖關節內收內旋，摸清股骨大轉子尖，在大轉子尖後部定位，針刀體與皮膚呈 130 度角，沿股骨頸幹角方向進針刀，達大轉子後緣，貼骨面進刀，當有落空感時，即到關節腔，用提插刀法切割 2 刀，範圍不超過 1cm。

（三）注意事項

在分離鬆解中不可損傷關節軟骨和韌帶。

二、手法治療

針刀術後握住踝關節上方，讓患者做最大幅度的屈伸，旋轉髖關節運動，適度加壓。要求患者自行下蹲，進一步擴大鬆解範圍。

三、藥物治療

必要時配合中西藥物，予以活血化瘀及抗感染治療。

四、康復治療

（一）功能鍛鍊：髖關節柔軟操。

1. 雙腳與肩同寬站直，肩膀放鬆。

2. 左腳向後一步，左腳尖朝外呈 45 度，同時骨盆朝正前方。

3. 一邊吸氣，一邊將雙手舉高，同時視線正視指尖。

4. 吐氣時身體向下傾倒，將雙手擺放在前腳兩側。

5. 動作 3—4 重複 4 次後站直、雙手在胸前合掌，再換腳練習 4 次。

2、股骨頭缺血性壞死診療規範

股骨頭缺血性壞死又稱為股骨頭壞死，是股骨頭血液供應中斷或受損，引起骨細胞及骨髓成分死亡及隨後的修復，繼而導致股骨頭結構改變、股骨頭塌陷、關節功能障礙的疾病，是骨科領域常見的難治性疾病。本病可分為創傷性和非創傷性兩大類，前者主要是由股骨頸骨折、髖關節脫位等髖部外傷引起，後者在我國的主要原因為皮質類固醇的應用及酗酒。股骨頭壞死早期臨床症狀並不典型，內旋髖關節引起疼痛是最常見的症狀。股骨頭塌陷後，可出現髖關節活動範圍受限。局部深壓痛，內收肌止點壓痛，部分患者軸叩痛可呈陽性。早期由於髖關節疼痛、Thomas 徵、4 字試驗陽性；晚期由於股骨頭塌陷、髖關節脫位、Allis 徵及單腿獨立試驗徵可呈陽性。其他體徵還有外展、外旋受限或內旋活動受限，患肢可以縮短，肌肉萎縮，甚至有半脫位體徵。

【診斷依據】

一、有髖關節損傷、關節手術、類風濕、飲酒過量、長期皮質類固醇治療史等。

二、髖關節痛，以腹股溝和臀部、大腿為主，髖關節內旋活動受限且內旋時疼痛加重。4 字試驗陽性。

三、跛行或髖關節活動嚴重障礙。

四、早期無明顯症狀和體徵，X 線表現為骨密度改變，修復過程中死骨被吸收則密度降低，有大量新骨形成則密度增高。

病情惡化可出現股骨頭塌陷，伴關節間隙變窄，有關節疼痛，活動功能障礙；X 線片上出現股骨頭變形，如股骨頭變扁或關節面粗糙等，並有硬化透明帶，即在死骨邊緣骨密度增高，與死骨區低密度透明帶形成鮮明對比。

【治療】

一、針刀治療

（一）治療原則

應用針刀對髖關節囊瘢痕硬化黏連進行分離鬆解，使關節恢復正常運動功能。

（二）操作常規

1. 取側臥位，患側在上，標定下針點。
2. 常規消毒，鋪無菌紗布。
3. 於髖關節周邊取 5 點入針刀：1. 在股骨大轉子與髂前上嵴連線的中點（訂為 A 點）、2. A 點前 2 公分、3.A 點後 2 公分、4. 股骨大轉子縱行向上 3—5cm 處，5. 大轉子最高點與尾骨間連線外 1/3 點。在針刀刺入後沿骨面向上、下、左、右各個方向滑動，到達關節間隙後將關節囊切開 2—3 刀，然後繼續深入關節腔，刀口沿關節間隙擺動，如有囊性變，則刺入囊腔，將囊壁破壞。

（三）注意事項

1. 勿損傷重要的血管和神經。
2. 避免負重。

二、手法治療

針刀術畢，囑患者屈膝，醫師一前臂置於患者患側小腿上部，一手托住患者小腿下部，使患者做髖關節問號 "?" 和反問號 "?" 運動 3 次。每次針刀術後，手法操作相同。對於髖關節骨性強直的患者，針刀術後手法弧度不能過大，要循序漸進，逐漸加大髖關節活動的弧度，注意不能用暴力。

三、藥物治療

中醫分證選方，如下：

（一）氣滯血瘀證：

主症：髖部疼痛，夜間痛劇，刺痛不移，關節屈伸不利，舌暗或有瘀點，脈弦或沉澀。常用方：梁氏活骨系列方 3（《山東中醫學院學報》1993，17（2）：46）丹參、當歸各 12g，紅花、川芎各 9g，陳皮、郁金各 6g，延胡索 9g，枸杞、熟地黃各 9g，龜甲 9g。水煎服，每日 1 劑。

（二）風寒痹痛證：

主症：髖部疼痛，疼痛滿遇天氣轉變加劇，關節屈伸不利，伴麻木，喜熱畏寒，苔薄白，脈弦滑。常用方：三痹湯（《婦人大全良方》）：獨活 6g，秦艽 12g，防風 6g，細辛 3g，川芎 6g，當歸 12g，生地黃 15g，芍藥 10g，茯苓 12g，肉桂 1g，杜仲 12g，牛膝 6g，人參 12g，甘草 3g，黃耆 12g，續斷 12g。水煎服。

（三）痰濕證：

主症：髖部沉重疼痛，痛處不移，關節漫腫，屈伸不利，肌膚麻木，形體肥胖，苔膩，脈滑或濡緩。常用方：二陳湯（《太平惠民和劑局方》）：半夏、陳皮各 15g，茯苓 9g，甘草 5g，烏梅 1 個，生薑 7 片，水煎服。每日 1 劑。

（四）氣血虛弱證：

主症：髖部疼痛，喜按喜揉，筋脈拘急，關節不利，肌肉萎縮，心悸氣短，乏力，面色不華，舌淡，脈弱。常用方：十全大補湯（《太平惠民和劑局方》）：人參 10g，白術 12g，茯苓 12g，炙甘草 5g，當歸 10g，川芎 6g，熟地黃 12g，白芍 12g，黃耆 10g，肉桂 0.6g。水煎服，每日 1 劑。

（五）肝腎不足證：

主症：髖痛隱隱，綿綿不休。關節強硬，心煩失眠，口渴咽乾，面色潮紅，脈細數。常用方：補腎壯陽湯（《中醫傷科學》）：熟地黃 15g，生麻黃、白芥子各 3g，炮薑、肉桂、絲瓜絡 6g，杜仲、狗脊、菟絲子各 12g，牛膝、續斷各 9g。水煎服，每日 1 劑。

四、注意事項

1. 因為相關疾病必須應用激素時，要掌握短期適量的原則，並配合擴血管藥、維生素 D、鈣劑等，切勿不聽醫囑自作主張，濫用激素類藥物。
2. 應改掉長期酗酒的不良習慣或戒酒，脫離致病因素的接觸環境，清除酒精的化學毒性，防止組織吸收。

3. 對職業因素如深水潛水員、高空飛行員、高壓工作環境中的人員應注意勞動 保護及改善工作條件，確已患病者應改變工種並及時就醫。

4. 飲食上應做到：不吃辣椒，不過量飲酒，不吃激素類藥物，注意增加鈣的攝人量，食用新鮮蔬菜和水果，多曬太陽，防止負重，經常活動等對股骨頭壞死均有預防作用。

五、康復治療

功能鍛鍊：選擇適宜的坐、立、臥位鍛鍊方法。

1. 坐位分合法：坐在椅子上，雙手扶膝，雙腳與肩等寬，左腿向左，右腿向右同時充分外展，內收。每日 300 次，分 3—4 次進行。

2. 立位抬腿法：手扶固定物，身體保持豎直，抬患腿，使身體與大腿成直角，大腿與小腿成直角，動作反覆。每日 300 次，分 3—4 次進行。

3. 臥位抬腿法：仰臥，抬患腿，使大小腿成一直線，並與身體成一直角，動作反覆。每日 100 次，分 3—4 次進行。

4. 扶物下蹲法：手扶固定物，身體直立，雙足分開，下蹲後再起立，動作反覆。 每日枷次，分 3—4 次進行。

5. 內旋外展法：手扶固定物，雙腿分別做充分的內旋、外展、劃圈運動。每日 300 次，分 3—4 進行。

3、髕韌帶損傷診療規範

髕韌帶附著點，脛骨粗隆處疼痛或壓痛。膝關節不易伸直，走路跛行。股四頭肌收縮時，疼痛較明顯。髕韌帶損傷分急性、慢性損傷。急性損傷主要有髕韌帶自髕骨下緣撕脱、髕韌帶中部斷裂。常見於青少年。脛骨粗隆與股骨體在尚未發育成熟前，其間有一骺軟骨，當股四頭肌猛力收縮時，容易引起髕韌帶自脛骨粗隆處撕脱而分離。慢性損傷是運動損傷中較常見的一種損傷。

【診斷依據】

一、有外傷史。膝關節疼痛，下樓時症狀明顯。

二、脛骨粗隆處疼痛或壓痛。膝關節不易伸直，走路跛行。

三、股四頭肌收縮，引起疼痛。能上樓，但下樓不便。

四、髕韌帶起、止點處有壓痛。猝然猛伸膝關節或外力強制屈曲膝關節時，因股四頭肌急劇收縮，強大的力作用於韌帶肥厚而堅韌，就會導致髕韌帶的損傷。

【治療】

一、針刀治療

（一）治療原則

對髕韌帶附著點的壓痛處，用針刀將黏連鬆解，將疤痕鬆解，增厚的滑囊部分切開，使膝關節的動態平衡得到恢復。

（二）操作常規

1. 患者取仰臥位，膝關節屈曲 80 度，足掌平放於治療床上。標定下針點：膝眼穴、犢鼻穴，髕韌帶起點、髕韌帶止點。

2. 局部行外科常規手術消毒，鋪無菌紗布。

3. 刀口線與髕韌帶縱軸平行，針體和髕韌帶平面垂直，深度直達骨面，先縱行疏通，再橫行剝離。如有硬結則須縱行剝開，出針。一般 1—2 次可癒。

（三）注意事項

1. 針刀僅限於在黏連病變組織部位鬆解，切勿將附著點鏟起。

2. 勿損傷骨膜，避免骨膜下血腫。

3. 膝關節韌帶拉傷，由於損傷韌帶的不同和韌帶損傷的嚴重程度不同，恢復時間是有很大區別的，輕者可能一週左右恢復正常，嚴重者需要幾個月時間。對於你的情況，要減少膝關節的活動，休息時儘量抬高下肢，可以採取熱敷，按摩，烤電等方法治療，配合外用活血舒筋膏等膏藥治療。

二、手法治療

用拇指按壓髕韌帶，讓患者過度屈曲膝關節數次即可。

三、藥物治療

必要時配合中西藥物，予以活血化瘀、清熱涼血外敷藥。

四、康復治療

物理治療與功能鍛鍊。

4、髕上滑囊炎診療規範

滑囊炎是指滑囊的急性或慢性炎症。滑囊是結締組織中的囊狀間隙，是由內皮細胞組成的封閉性囊，內壁為滑膜，有少許滑液。少數與關節相通，位於關節附近的骨突與肌腱或肌肉、皮膚之間。凡摩擦力或壓力較大的地方，都可有滑囊存在。許多關節的病變都可以引起該病。膝部髕上滑囊炎是由於反覆機械性磨損或外力撞擊膝部滑囊，引起局限性紅腫、痛熱、活動受限等現象，形成損傷性炎症。

【診斷依據】

一、有急性損傷史或慢性勞損史。

(1.) 急性滑囊炎的特徵是疼痛，局限性壓痛和活動受限。如為髕前滑囊受累，局部常紅腫。化學性(如結晶所致)或細菌性滑囊炎均有劇烈疼痛，局部皮膚明顯發紅，溫度升高。發作可持續數日到數周，而且多次復發。異常運動或用力過度之後能出現急性症狀。

(2.) 慢性滑囊炎是在急性滑囊炎多次發作或反覆受創傷之後發展而成。因疼痛，腫脹和觸痛，可導致肌肉萎縮和活動受限。在痛風的炎症急性發作期，鷹嘴和髕前滑液囊中可析出結晶。

二、髕骨上方股四頭肌肌腱下疼痛，並有壓痛。慢性滑膜炎主要以膝關節腫痛、下蹲困難並且在活動後症狀加重，如當膝關節行主動屈曲時會有疼痛感加重且伴腫脹。臨床上對此類病患進行體格檢查時會有壓痛且痛點不固定，

三、股四頭肌腱下方有囊樣隆起，並伴有波動感。

四、X 線片骨質無破壞有時可見軟組織陰影囊樣改變。以針筒抽取則可以抽

出滑液或化膿的液體。

【治療】

一、針刀治療

(一)治療原則

髕上滑液囊損傷的部位主要在髕骨上方股四頭肌腱的深面，以針刀將黏連鬆解，切開增厚的滑囊，恢復膝關節的動態平衡。

(二)操作常規

1. 患者仰臥位，膝關節屈曲 80 度足平放於治療床上。標定下針點。
2. 局部常規消毒，鋪無菌紗布。必要時，可用 0.5% 利多卡因局部麻醉。
3. 在疼痛點與隆起點在股四頭肌腱平面垂直刺入，刀口線和股四頭肌腱纖維平行，深度達骨面，縱行疏通二、三刀，在髕上囊兩側，針體與股四頭肌腱平面呈 45 度刺入。縱疏橫剝二、三刀，出針，覆蓋好無菌紗布，用拇指壓迫針孔片刻。將膝關節過度伸屈數次，使膨隆平復。

(三)注意事項

1. 髕上滑囊損傷臨床在關節或骨突出部逐漸出現一圓形或橢圓形包塊，當受較大外力後，包塊可較快增大，伴劇烈疼痛，皮膚有紅熱。慢性期為清晰黏液，急性損傷時為血性黏液。
2. 主要病因是骨結構異常突出的部位，由於長期、持續、反覆、集中和力量稍大的摩擦與壓迫而產生滑囊炎。
3. 在股四頭肌腱進針刀時、刀口線與肌腱平行、縱行疏通僅限於髕上滑囊。如果髕上滑囊積液較多時，需以注射針頭或刺絡拔罐方式抽吸，並以繃帶加壓包紮，制動。
4. 操作手法輕柔，避開血管與神經，預防針刀損傷骨膜而引起骨膜下血腫。

二、手法治療

雙手拇指指腹重疊，在壓痛點處用力按壓，破壞滑囊、使積液流出，促進滑囊液的吸收。

三、藥物治療

必要時適當配合中西藥物，予以活血化瘀及抗感染治療。

四、康復治療

膝關節伸屈功能鍛鍊。

5、髕下滑囊炎診療規範

髕下滑囊炎出現膝部髕下隱痛不適，活動後加重，且常與天氣變化有關。關節屈伸受限，特別是半蹲位時疼痛較為明顯，走路跛行。與健側對比，髕韌帶止點附近略隆起。觸診髕韌帶下段有輕微壓痛，在膝韌帶鬆弛時，壓痛較明顯。疼痛位置有助於確定受累的肌腱。壓痛位於髕骨上端的股四頭肌肌腱止點或剛好位於止點的近端時，提示股四頭肌肌腱病；而壓痛位於髕骨下端的髕腱起點或剛好位於起點的遠端時，提示髕骨肌腱病。屈髖引起的疼痛可能提示股直肌近端的肌腱病變。

【診斷依據】

一、有長期作伸屈膝關節活動的勞損史，較少外傷史。

二、脛骨粗隆上方疼痛，並有壓痛，下樓疼痛，輕度跛行。

三、伸屈膝活動受限，髕下疼痛，髕韌帶下方有囊樣隆起，並伴有波動感，壓痛。

四、伸屈膝關節多次，使疼痛加劇。

【治療】

一、針刀治療

在髕韌帶的止點前、後、上有三個滑液囊，它們都十分靠近，必須分清其各囊的解剖位置。分別是 (1) 髕下深囊（髕下囊），位於髕韌帶後面、脛骨前面與髕下脂肪墊的上極之間，即位於髕韌帶的中、上 1/3 交界處。(2) 髕下皮下囊（脛骨粗隆皮下囊），位於脛骨粗隆上緣，髕韌帶和皮膚之間，位置處於髕韌帶的最下方。(3) 脛骨粗隆腱下囊，位於脛骨粗隆與髕韌帶之間，是一個恒定存在的較大的滑液囊。

（一）治療原則

髕下滑液囊損傷的部位主要在髕骨下，髕韌帶止點附近。用針刀將黏連鬆解，將增厚的滑液囊部分切開，使膝關節的動態平衡得到恢復。

（二）操作常規

患者仰臥位，膝關節屈曲 70—80 度，足底平放於治療床上。

1. 髕下深囊點病變：在痛點處進針刀，刀口線和髕韌帶平行，使針體和髕韌帶上側平面約成 70 度角刺入，深度達骨平面，縱疏橫剝 3—5 刀出針，覆蓋好無菌紗布，用掌跟按壓針孔片刻，並過度屈膝關節一、二下使膨隆平復即可。
2. 髕下皮下囊點病變：在痛點進針刀，使針體和進針處皮膚垂直，刀口線和髕韌帶平行，深度達髕韌帶的附著點，不達骨平面，縱疏橫剝 3—5 刀出針，覆蓋好無菌紗布，用掌跟按壓針孔片刻，使膨隆平復。
3. 脛骨粗隆皮下囊病變：在痛點處進針，使針體和進針處皮膚垂直，刀口線和髕韌帶平行刺入，深度達骨面、縱疏橫剝 3—5 刀出針，覆蓋好無菌紗布，用掌跟按壓針孔片刻，使膨隆平復即可。

（三）注意事項

1. 髕下的三個滑囊，雖位置不同，但損傷機理大致相同。多由於長期反覆頻繁的伸、屈膝活動，尤其是在膝關節半屈曲位時，滑液囊經受壓力最大。在反覆做跳躍動作時，髕韌帶與脛骨上端發生反覆撞擊、磨擦，可導致滑囊急、慢性損傷。日久，在修復過程中，囊壁增厚、纖維化等，使滑液囊開口閉鎖，使滑液不能排出，滑囊本身膨脹，髕韌帶和脛骨上端得不到潤滑而發病。
2. 小針刀進針時、刀口線與肌腱平行、切開鬆解僅限於髕下滑囊，髕下滑囊積液多時需抽吸。綳帶加壓包紮，制動。操作輕柔，避開血管與神經，預防針刀損傷骨膜而引起骨膜下血腫。

二、手法治療

1. 患者仰臥伸膝。醫師拿揉股四頭肌，先治療腫脹周圍，再治療腫脹部位，手法由輕到重，以患者能忍受為度。

2. 用拇指點按梁丘、膝眼、鶴頂、陽陵泉、陰陵泉等穴，酸脹為度。

3. 將患肢屈髖、屈膝 90 度，一手扶膕窩部，另一手握踝上，旋轉搖晃膝關節 8—10 次，然後充分屈曲膝關節，再將其伸直，反覆 5—6 次。

三、康復治療

治療期間，適當減少膝關節的主動活動。經常膝關節與足部伸屈功能鍛鍊，熱水泡腳，自行用拇指按揉推壓。

四、藥物治療

可配合洗藥熏洗或術後 24 小時熱醋熏洗患膝，每天 2 次。必要時，適當配合中西藥物，予以活血化瘀及抗感染治療。

6、髕下脂肪墊損傷診療規範

膝部髕下脂肪墊位於股骨髁下部、脛骨髁前上緣和髕韌帶之間。脂肪墊上面凹陷與半月板相連，下面平坦的附著於脛骨，有一部分半月板前角蓋住。脂肪墊有充填間隙、潤滑關節、加強膝關節的穩定作用。膝關節伸直時，髕骨和脂肪墊一起被股四頭肌拉向上方。以避免脂肪墊被嵌夾在股、脛關節面之間，並可防止其摩擦與刺激。

髕骨下脂肪墊損傷又稱脂肪墊炎。一般認為損傷或勞損是引起本病的主要原因。也可由關節內其它疾病繼發引起，多發於 30 歲以上，且有經常爬山、下蹲、步行、勞損或受寒史，膝關節的極度過伸或直接遭受外力的撞擊，使脂肪墊受到擠壓，引起脂肪墊充血、水腫等無菌性炎症改變，或由於膝部其他疾病的炎性刺激，滲透引起脂肪墊炎。症見膝部疼痛，過伸時疼痛加重。髕韌帶兩側腫脹、膨隆、膝眼部位壓痛，尤以髕骨下緣脂肪墊附著區壓痛明顯，病程久者，脂肪墊肥厚且與髕韌帶黏連者，則膝關節活動稍受影響，X 線檢查可排除膝部骨性病變。

【診斷依據】

一、膝關節疼痛，活動時加重，休息後減輕。髕下脂肪墊處疼痛，局部壓痛，下樓梯時疼痛更明顯。

二、小腿前方，足背與足尖可出現放射痛。且在第 2—4 趾的背側常有疼痛及麻木感。

三、膝前方疼痛可向後方放射，引起膝膕與小腿肚痠痛，跟腱痛、足跟痛。

四、膝關節過伸或用足尖著地支撐，多引起劇烈疼痛。

五、脂肪墊受損者可出現腫脹肥大、關節活動受限，或活動時有彈響聲。

【治療】

一、針刀治療

（一）治療原則

髕下脂肪墊損傷的部位主要在髕韌帶與脂肪墊之間，用針刀將黏連切開，鬆解局部微循環，恢復膝部的動態平衡。

（二）操作常規

患者仰臥治療床上，屈曲膝關節，使足底平穩放於治療床上。在髕骨下緣和脛骨粗隆之間的壓痛點進針刀，刀口線方向和髕韌帶縱軸平行刺入，針體和髕韌帶平面垂直，深達髕韌帶下方約 0.5 cm，先作縱行疏通剝離 3—4 刀，然後將刀鋒提至髕韌帶內面脂肪墊的上面，刀口線方向不變，將針體沿刀口線垂直方向傾斜和韌帶平面成 15 度角，在髕韌帶和脂肪墊之間進行鬆解剝離，刀鋒達髕韌帶邊緣，進行通透剝離。即針刀體沿刀口線方向大幅度移動，將髕韌帶和脂肪墊分剝開來，抽回針刀至原位，再向對側以同法治療之。

（三）注意事項

1. 膝關節突然猛烈地過伸或旋轉時，脂肪墊未來得及上移，而被嵌夾於股、脛關節面之間，引起嵌頓性損傷。其主要病理變化為脂肪墊出血、水腫、變性和肥厚，甚至出現鈣化，脂肪墊與髕韌帶之間的纖維形成黏連，失去彈性，使伸膝活動受到限制。

2. 針刀穿過髕韌帶時，有穿透堅韌軟組織的感覺，達髕韌帶與脂肪墊之間時，有落空感。針刀傾斜進行通透剝離時，常有組織間黏連的阻滯感剝離後刀下有寬鬆感。

二、手法治療

1. 針刀術後，患者仰臥，屈膝屈髖 90 度，在股四頭肌及膝周按揉、揉捏、推壓等操作，放鬆肌肉，促進局部血液循環，自上而下來回數遍，配合指針陰陵泉、陽陵泉、伏兔、髀關、足三里等穴，操作 3 ～ 5 分鐘。

2. 用拇指按揉膝眼 2 ～ 3 分鐘，力量由輕至重，至引起輕微疼痛為度，操作同時，可囑患者輕微屈伸膝關節，以利鬆解脂肪墊和髕腱的黏連。隨後用拇指刮髕腱兩側脂肪墊肥厚處、硬結處或痛點，力沉而緩，以患者能忍受為度。操作約 2 分鐘。最後以揉捏、搓或搖晃膝關節結束。

3. 請助理雙手握緊股骨下端，醫師雙手握住踝部，兩者相對牽引，醫師內、外旋轉小腿 3—5 次，在牽引 2—3 分鐘後，使膝關節儘量屈曲，再緩緩伸直。此時對脂肪墊嵌入關節間隙者，效果顯著。患者在術後居家仍應加強膝關節伸屈功能鍛練。

三、**藥物治療**

必要時適當配合中西藥物，予以活血化瘀及抗感染治療。

7、膝關節內側副韌帶慢性損傷診療規範

膝關節內側副韌帶起於股骨內髁結節，與內側半月板相連，下止於脛骨內髁的側面；外側副韌帶起於股骨外髁結節，下止於腓骨小頭，當膝關節微屈時，側副韌帶較鬆弛，其穩定性相對較差。此時，如突然受到內翻或外翻應力即可引起外側或內側副韌帶損傷。臨床上多伴有關節囊，交叉韌帶和半月板同時損傷，損傷後局部腫脹、疼痛，有瘀斑，膝關節屈伸障礙，股骨內上髁或外上髁有壓痛，膝關節側向試驗陽性，若是半月板損傷者，常發現關節血腫，正位 X 光片可見傷側間隙增寬等。

【診斷依據】

一、多發生於勞動不慎，有輕重不同的外傷史，常以小腿外翻扭傷較多見。

二、病程較長，時輕時重，行走及上下樓時疼痛加重，嚴重時走路跛行，下蹲困難。

三、在股骨內髁和脛骨內髁的區域內都可找到明顯的壓痛點或皮下結節。

四、膝內側副韌帶分離試驗陽性。

【治療】

一、針刀治療

（一）治療原則

內側副韌帶損傷的部位主要在其起止點。用針刀將其黏連鬆解、刮除瘢痕，使側副韌帶得到修復。

（二）操作常規

1. 患者取仰臥位，膝關節屈曲 70—80 度，足底平放與治療床上。定點：內側副韌帶起止點及分佈區壓痛點，或有條索和結節的部位。
2. 醫師戴口罩、無菌手套。局部行常規消毒，鋪無菌紗布；必要時，可用 0.5％利多卡因局部麻醉。
3. 針刀刺人皮膚，通過皮下組織、膝內側副韌帶達骨面。先在壓痛點進針刀，針刀刀口線和韌帶縱軸平行刺入，當刀口接觸骨面時開始剝離。在韌帶附著點處，用縱行疏通法剝離，不在附著點則用橫行鏟剝法，將韌帶從骨面上鏟開，出針，壓迫針孔片刻，各點均如此操作。症狀不癒者，5—7 天後再做 1 次，一般 2—3 次可癒。膝關節外側副韌帶損傷後遺症治療方法相同。

（三）注意事項

1. 膝關節的穩定主要依靠韌帶和肌肉，以內側副韌帶最為重要，它位於股骨內髁與脛骨內髁之間，有深淺兩層纖維，淺層成三角形，甚為堅韌，深層纖維與關節囊融合，部分並與內側半月板相連，外側副韌帶起於股骨外上髁，它的遠端的呈腱性結構，與股二頭肌腱會合成聯合肌腱結構，一起附著於腓骨小頭上，外側副韌帶與外側半月板之間有滑囊相隔。膝關節伸直時兩側副韌帶拉緊，無內收，外展與旋轉動作。膝關節屈曲時，韌帶逐漸鬆弛，膝關節的內收，外展與旋轉動作亦增加。
2. 施行針刀時避免損傷血管、神經與骨膜；操作輕柔，注意患者感覺。

3. 鬆解時根據壓痛點的範圍確定針體擺動的幅度，範圍大則擺動的幅度亦大，刀下的鬆動是有效的針感。如有硬結、條索可行縱行切開 1—2 刀。

二、手法治療

1. 針刀術後，患者仰臥，患肢伸直並外旋。醫師在損傷部位及大腿部施行大面積撫摩、揉、揉捏等手法，以舒通經絡，活血祛瘀。同時配合按揉血海、曲泉，拿陰陵泉、陽陵泉 5 ~ 6 分鐘，緩慢屈伸膝關節數次。用拇指分別從韌帶傷處的上部和下部推向傷處，使之合攏，禁忌反向推按，操作 3 ~ 4 遍。損傷局部腫脹明顯者，宜在腫脹周圍進行揉、推、按等手法治療，以利消腫止痛。一次治療約 10 分鐘。
2. 中、後期可加重手法力量，以揉、推、捏、搓等手法治療，如有患部軟組織緊張或黏連可加用撥法，並作膝關節的搖晃、屈伸活動。一次治療 10 ~ 15 分鐘。
3. 新鮮損傷腫痛明顯者手法宜輕，日後隨著腫脹的消退，手法可逐漸加重。韌帶完全斷裂，應早期手術治療，術後三週開始上述推拿治療，促進功能恢復。

三、藥物治療

必要時適當配合中西藥物，予以活血化瘀及抗感染治療。

四、康復治療

（一）物理治療

（二）功能鍛鍊

進行膝關節伸屈功能鍛鍊，加強股四頭肌功能，以增強膝關節的穩定性。

8、膝關節外側副韌帶慢性損傷診療規範

膝關節外側副韌帶是膝關節外側的主要支撐韌帶，該韌帶可在膝關節推

向外側時保持關節的穩定性。外側副韌帶損傷是指此韌帶遭受拉扯或撕裂。最常發生於進行各種體育活動，也可因關節過勞或年長人士跌倒所致。當中可分為三種受傷程度：一級損傷是指韌帶輕微拉傷而沒有鬆弛；二級損傷是指韌帶局部撕裂；三級損傷是指韌帶完全撕裂，而且關節不穩定。

【診斷依據】

一、通常有急性損傷史或持續慢性勞損。

二、膝關節外側腫脹、劇痛，功能受限，活動後加重，伸直受限。

三、膝關節側向分離試驗陽性。

四、X 光片檢查，或許可見腓骨小頭撕脫性骨折，但僅以此對膝外側副韌帶斷裂進行診斷的證據仍不足。

【治療】

一、針刀治療

（一）治療原則

慢性期進行針刀治療，以針刀鬆解外側副韌帶起止點及經絡循行路徑中的黏連、瘢痕等病變組織，使膝關節動態平衡得到恢復。

（二）操作常規

1. 患者取仰臥位膝關節屈曲 70—80 度，足底平放於診療床上。
2. 標定下針點：在股骨外髁、腓骨小頭或外側韌帶上尋找壓痛點；局部行外科常規手術消毒，鋪無菌紗布。
3. 如有必要時，用 0.5%利多卡因局部麻醉。
4. 在外側韌帶附著點尋找壓痛點，針刀刺入皮膚，通過皮下組織、膝外側副韌帶達骨面。針刀刀口與下肢縱軸平行，與皮膚成 90 度角，按四步進針規程進針刀，經皮膚、皮下組織、筋膜達骨面，先縱行疏通一次，再橫行剷剝一次。將韌帶從骨面上剷起，各點均如此操作。如有條索或結節行縱行切開。出針後壓迫片刻，用無菌紗布覆蓋。

（三）注意事項

1. 鬆解時根據壓痛點的範圍確定針體擺動的幅度，範圍大則擺動的幅度亦大，刀下的鬆動是有效的針感。如有硬結、條索。可行縱行切開 1—2 刀。

2. 針刀進入體內，進針速度不宜太快且務必在骨面上操作，以避免損傷血管、神經。

3. 操作輕柔，注意患者感覺。

二、手法治療

針刀術後，患者臥於床邊，患肢在上，助手用雙手固定大腿下端，醫師站於患者前面，用一手拇指按住損傷處，其餘 4 指於膝內側握住患膝，另一手握住患肢踝關節，先用拇指彈撥外側副韌帶，再與助手相對用力拔伸膝關節 3—5 次，然後內旋、外旋小腿各 5—8 次。

三、藥物治療

中藥藥酒外敷：生南星、生半夏、羌活、獨活、木瓜、伸筋草、路路通、血竭各 30g。將上述藥物於 42—45℃烘製 2 小時，再研製成粉末，加適量高度白酒製成藥酒，用紗布蘸藥酒，用彈性繃帶包紮，待藥物乾燥後再換 1 次，每日 2 次，5 日 1 個療程。

必要時適當配合中西藥物，予以活血化瘀及抗感染治療。

四、康復治療

（一）物理治療

不在針刀治療同一日，可應用推拿療法，患者取側臥位，患肢在上，對損傷處先用掌摩法、掌揉法，消腫止痛，再用按揉法於局部壓痛點，然後用滾法治療損傷處及其周邊組織，再用平推法溫通經脈，疏經活絡。

（二）功能鍛鍊

9、膝關節增生性關節炎診療規範

膝關節增生性關節炎就是膝關節骨性關節炎，是指由於膝關節軟骨變性、骨質增生而引起的一種慢性骨關節疾患，又稱為退行性關節炎及骨性關節病等。本病多發生於中老年人，也可發生青年人，女性多於男性；可單側發病，也可雙側發病。病理特點為局灶性關節軟骨的退行性變，軟骨下骨質變密（硬化），邊緣性骨軟骨骨贅形成和關節畸形。其病因可歸納為慢性勞損、肥胖、骨質疏鬆、外傷與承受肌力不平衡、遺傳因素等五大因素。

【診斷依據】

一、常見於中老年人，多有急性損傷或積累性損傷，受寒著涼等病史。

二、髕骨壓痛，膝關節腫脹伴彈響聲、伸膝抗阻試驗陽性，單足半蹲試驗陽性，髕骨研磨試驗陽性。叩髕試驗陽性，股四頭肌萎縮，屈伸受限。

三、少數患者有關節積液，浮髕試驗陽性、大多數髕骨活動受限，脂肪墊增生肥大而伴壓痛，擠壓痛及膝過伸痛。

四、X 光片示膝關節間隙變窄，軟骨下骨硬化及囊樣變形，關節邊緣增生或有骨刺形成；脛骨平臺內外髁及髁間脊增生最為明顯。

【治療】

一、針刀治療

（一）治療原則

對髕周軟組織及附著點處的黏連行針刀鬆解術，使膝關節的動態平衡得到恢復。

（二）操作常規

1. 患者仰臥位、屈膝 120 度，在膝下墊一高枕，使膝關節周圍暴露廣闊。足底平放於診療床上。
2. 定點：
   (1) 髕周型（在髕周的壓痛點處定點）：A. 髕上正中點；B. 髕尖下正中點；C. 髕骨兩側點各定 2—3 點。
   (2) 膝周型（在膝周的壓痛點處定點）：A. 膝關節內側副韌帶定點；B. 膝關節外側副韌帶點；C. 股四頭肌腱抵止點；D. 髕下脂肪墊點；E. 膕部股骨內、外髁點；F. 膕部脛骨內、外髁點。
   (3) 混合型：具有以上各型的部分痛點。
3. 局部行常規消毒，鋪無菌紗布。若有必要時，用 0.5% 的利多卡因局部麻醉。
4. 針刀操作。

(1) 髕上正中點：刀口線與股四頭肌腱纖維平行，針刀體與皮面垂直。快速刺入皮膚，穿過股四頭肌直達股骨骨面，鬆開刀柄，使刀鋒自然浮起，再捏住刀柄，在股骨骨膜外行縱行疏通、橫行剝離 1—2 次，刀下有鬆動感後出刀。

(2) 髕尖下正中點：刀口線與肢體縱軸平行，刀體與皮面垂直快速刺入皮膚，直達髕骨下端。調整刀鋒至髕骨下端骨邊緣，使刀體與下端皮面呈 30 度角，刀口線平行於髕骨內側面，刀鋒沿髕骨內側面切開脂肪墊附著部 3—5 刀，縱行疏通、橫行剝離，刀下有鬆動感後出刀。

(3) 髕骨兩側緣點：刀口線與髕骨周緣的切線位平行，刀體與皮面呈 100 度角。快速刺入皮膚，直達髕骨邊緣骨面。沿髕骨邊緣切開髕周韌帶各 3—4 刀，再行縱行疏通、橫行剝離，刀下有鬆動感後出刀。此處可設 2—6 個鬆解點，各點均如此操作。

(4) 膝關節內側副韌帶各點：刀口線與肢體縱軸平行，刀體與皮面垂直。快速刺入皮膚，直達骨面。行縱行疏通、橫行剝離。在內側關節間隙狹窄，並有明顯壓痛時，在關節間隙進行通剝離後，再調轉刀口線 90 度，切開內側副韌帶和關節囊 1—2 刀後，出刀。

(5) 膝關節外側副韌帶各點：此處定點必須定點於韌帶的末端，而不可定於韌帶的中間部位，因為在韌帶與關節囊之間有一間隙，其中有膝動脈和膕肌腱穿過，故不宜盲目做針刀治療。操作刀口線與肢體縱軸平行，刀體與皮面垂直。快速刺入皮膚，直達股骨髁或脛骨髁骨面行縱行疏通、橫行剝離，刀下有鬆動感後出刀。

(6) 股四頭肌腱點：刀口線與股四頭肌腱纖維走向平行，刀體與皮面垂直。快速刺入皮膚，直達股骨骨面或髕骨上緣骨面。鬆開刀柄，讓刀體自然浮起，再捏住刀柄。行縱行疏通、橫行剝離；必要時可調轉刀口線 90 度，與股四頭肌腱纖維呈垂直狀態，沿骨緣切開股四頭肌腱 2—3 刀。刀下有鬆動感後出刀。兩點的操作完全相同。

(7) 髕下脂肪墊點：與肌腱或肌腱周圍結構損傷或髕下脂肪墊損傷的操作完全相同。

(8) 膕部股骨內外側髁點：此為鬆解腓腸肌腱，此腱可以清楚捫得。刀口線與肢體縱軸平行，刀體與皮面垂直。快速刺入皮膚，穿過肌腱，直達骨面。先予縱行切開幾刀；再行縱行疏通、橫行剝離；如肌腱十分緊張則可調轉刀口線 90 度，切開 1—2 刀後，出刀。兩髁處定點均如此操作。

(9) 膕部脛骨內、外髁點：兩點的操作基本相同。刀口線與肢體縱軸平行，刀體與皮面垂直。快速刺入皮膚，直達骨面。縱行疏通、橫行剝離；刀下有鬆動感時，出刀。

(10) 內、外側膝眼點：此二點的操作法基本相同，只是方向相反。刀口線與肢體縱軸平行，刀體與皮面垂直，刀口線的平近中面與矢狀面之間約呈 30 度。左右，而刀體與以皮面則呈 90 度。快速刺入皮膚，穿過關節囊與滑膜襞，達脛骨平臺前交叉韌帶附著點的骨面上。然後調轉刀口線近 90 度，退出刀鋒至韌帶表面，再切開韌帶 1—2 刀即可出刀。此處無須剝離。

(11) 混合型：各痛點依其位置不同，進行不同的操作。

（三）注意事項

1. 針刀剝離時僅限於黏連的病變組織，切勿將韌帶附著點鏟起。勿損傷骨膜，避免骨膜下血腫。
2. 膝關節骨關節炎病人很常見，但重要的是避免誤診。所以必須看 X 線照片，以排除骨科或腫瘤等疾病。
3. 醫師必須熟悉膝關節的解剖。特別是對重要的神經、血管的走行和投影。在進刀時，要做到胸有成竹。

二、手法治療

揉、拿膝部肌肉如腓腸肌、膕繩肌、股四頭肌腱。熟悉握髕、提髕、旋髕等手法，醫師以五指提拿患者髕骨，並將髕骨上、下、左、右滑動及揉脂肪墊等。

三、藥物治療

必要時適當配合中西藥物，予以活血化瘀及消炎止痛治療。

四、康復治療

牽引、鍛煉、重者拄拐行走等都是治療的必經程式，應有步驟的進行，以增強療效。

10、膝外傷性滑膜炎診療規範

膝關節外傷性滑膜炎，是指膝關節損傷後引起的滑膜非感染性炎症反應。臨床上分急性創傷性炎症和慢性勞損性炎症兩種，後者肥胖女性較多見，中醫稱之謂"痹證挾濕"或"濕氣下注"。膝關節滑膜是構成關節內的主要結構，膝關節的關節腔除股骨下端、脛骨平臺和髕骨的軟骨面外，其餘的大部分為關節滑膜所遮蓋。滑膜富有血管，血循豐富，滑膜細胞分泌滑液，可保持關節軟骨面滑潤，增加關節活動範圍，並能吸收營養、擴散關節活動時所產生的熱力。滑膜損傷初期膝關節不能屈曲，如不予以有效的處理，轉為慢性，關節黏連，發生功能障礙，逐漸變成增生性關節炎。

【診斷依據】

一、有外傷史或勞損史。

二、膝關節飽滿，兩側膝眼消失或隆出，關節囊伴壓痛，關節液在 50ml 以上時浮髕試驗陽性。

三、膝關節脹痛，伸屈不利，行走困難。

四、X 線顯示膝關節無骨質增生或骨質破壞徵象。

【治療】

一、針刀治療

（一）治療原則

針刀對膝關節周圍軟組織關節囊及髕韌帶、脂肪墊鬆解疏通。

（二）操作常規

1. 患者仰臥位屈膝 80—90 度，足平放於治療床上。

2. 標定下針點：(1) 髕韌帶中段兩側各選一點；(2) 在股四頭肌腱兩側，髕上 1—2cm 處各定 1—2 點。

3. 局部行常規消毒，鋪無菌紗布情況下將關節積液抽出。

4. 用無菌注射器抽出關節積液，並注入生理鹽水沖洗，必要時，可使用局麻劑或鎮痛劑。

5. 針刀操作

(1) 在髕韌帶中點兩側施術。刀口線與髕韌帶平行，針刀體與皮面垂直刺入，深約1cm，如脂肪墊硬韌可行切開剝離 2—3 刀。接著繼續深入，達關節腔前緣，如遇有硬韌之軟組織則進行切開鬆解 . 針刀繼續深入關節囊，切開 1—2 刀。然後，提針刀至皮下，針刀體向髕韌帶一側平面傾斜，與皮面平行，再刺入皮下組織層，使刀鋒達到關節腔前外側邊緣，並行通透剝離。如遇硬韌之物，一併切開。

(2) 在股四頭肌腱兩側點的髕上囊處施術。刀口線與股四頭肌纖維平行，針刀體與皮面垂直刺入皮下組織。繼續深入，通過股四頭肌，進入髕上囊腔，行切開剝離 3—4 刀，並做縱橫剝離，以擴大囊的切口。然後，提起針刀至皮下層，使針刀柄向股部中心線傾斜約與皮面呈 10—30 度，深入皮下層做大面積的通透剝離。如遇硬韌之物一併切開。一側點做完，再做另側點，操作法相同，方向相反。術畢，針刀口無菌敷料覆蓋，固定。

（三）注意事項

1. 在進針時，針體與髕韌帶縱軸平行，垂直刺入。

2. 針刀在髕韌帶切開刀數不超過 3 刀，刀法以疏通關節囊及韌帶脂肪墊為主，避免損傷血管和神經。

3. 半年內不可做大運動量的活動。

二、手法治療

1. 針刀操作完畢後，醫師活動患側膝關節，伸屈多次，使膝關節內積液經過切開之通道達於皮下，自行吸收。

2. 病人仰臥位，患肢伸直，可在膕部墊一薄枕。在膝關節周圍用輕柔的滾、揉法治療，同時配合股四頭肌的揉、捏，以舒筋活血，增盡股四頭肌的力量，防止肌肉萎縮。然後沿股四頭肌到膝眼用按揉法治療，重點在髕骨上方及膝眼。再在膝關節兩側用擦法治療，以透熱為度。

3. 病人俯臥位，患膝前墊一薄枕。在膕部及其兩側用輕柔而緩和的技法治療。再按揉委中、承山、陰陵泉等穴。然後在膕部用擦法，以透熱為度。

三、藥物治療

必要時適當配合中西藥物，予以活血化瘀及消炎止痛治療。

四、康復治療

（一）物理治療

在非針刀治療同一日，可將患肢伸直，醫師及助理分別拉住患者大腿上端和踝關節上緣做對抗牽引 5 分鐘，手法牽引結束後，用一長條托板置於大腿後側、在髕上囊和兩膝眼處墊上紗布，用兩條紗布繃帶將托板兩頭分別固定於臀橫紋下側，踝關節上側，然後再用兩條紗布繃帶從髕上囊和兩膝眼處纏繞住托板，將紗布墊緊，固定於髕上囊和兩膝眼處，托板中間兩根繃帶 24 小時後解除。上述療法若 3 日後仍發現關節腔內積液增多，可如上抽取積液一次，加壓固定一次，仍 24 小時後解除，最多抽積液 3 次，不宜常抽。通常只一次均不再出現積液、托板 3 週後拆除。

11、膝關節僵直診療規範

膝關節僵直是指股四頭肌腱及其擴張部和髕骨、髕韌帶等組織，由於外傷後處理不當或未及時處理而造成的股中間肌黏連和膝關節功能受限的疾病。股骨幹骨折後產生骨折端的血腫纖維化，局部肌肉損傷，增加了局部組織特別是股中間肌的黏連，骨折後膝關節、股四頭肌長期處於靜止狀態，骨幹和股中間肌形成牢固的瘢痕黏連，影響屈膝功能。股四頭肌腱受直接外傷產生局部血腫、黏連，影響伸屈功能。髕骨及脛腓骨骨折病人的長期固定，活動減少，血循及淋巴瘀滯造成組織水腫，以致膝關節內的黏連、長期的伸膝位固定，也可造成股四頭肌擴張部的攣縮。另外，股四頭肌腱長期慢性勞損、膝關節部的某些炎症性病變，都可造成伸膝裝置的黏連，影響功能活動。

【診斷依據】

一、有外傷史和局部勞損史。

二、膝關節僵直疼痛、按痛。

三、屈伸運動時膝關節產生疼痛，側副韌帶附著處和關節間隙有壓痛敏感點，運動時有彈響聲和摩擦音。

四、X 線片上觀察關節間隙大小，關節軟骨病損程度，有無關節內游離體。

【治療】

一、針刀治療

（一）治療原則

應用針刀對關節囊瘢痕黏連進行分離鬆解，使關節運動功能改善或恢復正常。

（二）操作常規

1. 患者取平臥位，治療關節後方時採取俯臥位。
2. 定點：
   (1) 髕上緣正中點。
   (2) 髕骨兩側中點各 1 點。
   (3) 髕骨兩側中下 1/3 交界處各 1 點。
   (4) 髕韌帶中點 1 點。
   (5) 髕上囊黏連點（約有四點）。
   (6) 膕窩黏連點（約有五點）。
   (7) 切口疤痕黏連點。
   (8) 其它黏連、疤痕、攣縮影響關節活動處反應點。
3. 按骨科常規消毒、鋪無菌紗布、戴手套、進行局部麻醉，根據需要選擇合適針刀型號。

4. 針刀操作

(1) 髕上緣正中點：刀口線與下肢縱軸平行，針刀體垂直皮面刺入，達髕骨上緣骨面。傾斜針刀體與髕面呈 130 度角，調轉刀口線 90 度深入髕骨下面，將髕骨下面的黏連切開剝離。然後提起針刀到骨面，向相反方向傾斜，與髕面呈 45 度角，刺入髕上囊，以通透法廣泛剝離。

(2) 髕骨兩側中點：刀口線與肢體縱軸平行，針刀體與皮面垂直進針刀達骨面，將髕周韌帶切開剝離，然後傾斜針刀體，與髕面呈 80—90 度角，沿骨面通透剝離筋膜和側副韌帶。對側同法處理。

(3) 髕骨兩側中下 1/3 交界點：刀口線與肢體縱軸平行，針刀體與皮面垂直刺入達骨面，向外傾斜針刀體與髕面呈 130 度，再深入約 0.3cm，切開鬆解髕周韌帶及翼狀皺襞之黏連。

(4) 髕韌帶中點：同髕下脂肪墊治療。

(5) 髕上囊黏連點：

A. 在股四頭肌腱中軸線上進針刀：刀口線與肢體縱軸平行，針刀體與皮面垂直刺入，通過股四頭肌腱，直達骨面。向一側傾斜針刀體，幾與皮面平行（15—30 度），沿骨面由中線向外推進，當到達股四頭肌腱邊緣後，行通透剝離，針刀下有鬆動感為止。其他各點依同法操作。

B. 在股四頭肌腱邊緣進針刀：刀口線與肢體縱軸平行，針刀體與皮面切線位垂直刺入，直達骨面。傾斜針刀柄，使與股骨兩側皮面幾乎平行；刀鋒沿骨面向中線方向推進，達正中線位置後，行通透剝離，直到有鬆動感為止。同側各點均如此操作。對側各點也採用同法操作，只是方向相反。髕上囊處的鬆解，往往是針刀鬆解的重點，一定要耐心，仔細地進行。

(6) 膕窩黏連點：

A. 在股骨內上髁腓腸肌內側頭進針刀：在菱形窩的內側界中段捫清股骨內上髁骨凸，刀口線與肢體縱軸平行，針刀體與皮面垂直刺入，直達骨面。做縱行疏通，橫行剝離，刀下有鬆動感止。如攣縮較重可將刀口線調轉 90 度，切開 1、2 刀即可。

B. 在股骨外上髁膕肌附麗點進針刀：膕肌附麗點在股骨外上髁骨凸的下外側，在腓腸肌外側頭起點之下。捫緊外上髁骨凸，並要遠離菱形窩外側界的邊緣（在邊緣處有腓總神經通過），刀口線與肢體縱軸平行，針刀體與皮面垂直刺入，直達骨面向上外（或下內）調轉刀口線 45 度，與膕肌腱平行、做縱行疏通，橫行剝離。再調轉 90 度，與膕肌纖維垂直，切開 1—2 刀，刀下有鬆動感即可。

C. 在股骨外上髁腓腸肌外側頭附麗點進針刀：在膕肌進針刀點稍上方的骨凸上。刀口線與肢體縱軸平行，針刀體與皮面垂直刺入，直達骨面。行縱行疏通，橫行剝離。如攣縮較多，可調轉刀口線 90 度，切開 1—2 刀。

D. 在脛骨內側髁稍下方進針刀：此點為半膜肌止點。捫清骨凸，在其稍上方進針刀。刀口線與肢體縱軸平行，針刀體與皮面垂直刺入，直達骨面行縱行疏通，橫行剝離，亦可調轉刀口線 90 度，切開 1—2 刀。

E. 在腓骨小頭上、外側點進針刀：刀口線與肢體縱軸平行，針刀體與皮面垂直刺入，直達骨面做縱行疏通，橫行剝離。如攣縮較重，可切開 1—2 刀。

(7) 切口疤痕黏連點：刀口線視疤痕所在位置，與大血管、神經幹的關係，一般與大血管和神經幹平行。針刀體與皮面垂直，刺入到疤痕與骨面黏連處。依纖維走行與疤痕的關係、黏連面的大小等不同情況，選擇剝離方法，可縱行疏通，橫行剝離。

(8) 關於其他黏連點的鬆解依情況而定。在操作中也必須依解剖特點有針對性的進行。

出針後壓迫止血，針刀口無菌敷料覆蓋，固定。

（三）注意事項

1. 在分離鬆解中不要損傷關節軟骨和內、外兩側副韌帶。
2. 關節強直是一個老問題，而強直的關節情況又差異眾多，因此不能期望所有病例在一次針刀閉合型手術中解決全部的問題。
3. 同骨科關節手術一樣，認真做好術前的消毒及嚴格的無菌操作，嚴防感染。一旦出現感染將前功盡棄，這是手術成功的關鍵。術後要嚴密觀察肢體溫度、膚色、動脈搏動及感覺改變，避免神經血管併發症。
4. 如疑有骨折可能，應及時照攝影像，及早發現，及早處理。

二、藥物治療

必要時適當配合中西藥物，予以活血化瘀及抗感染治療。

三、手法治療

針刀術後握住踝關節上方，讓患者做最大幅度屈伸運動，適度加壓。請患者自行下蹲，進一步擴大鬆解範圍。惟在手法扳動時要清楚瞭解膝關節的骨質情況，如骨折癒合中，骨質疏鬆等。扳動用力要柔和，循序漸進，不可暴力，以免造成骨折併發症。

四、康復治療

物理治療與功能鍛鍊。

12、腓淺神經卡壓症診療規範

小腿以脛骨與腓骨之間的骨間膜，和分佈在腓骨和圍繞著小腿的深筋膜之間的兩片肌間隔板，分成前區間（伸肌），後區間（屈肌），以及外側區間（腓側）。前區間的肌群全部由腓深神經支配，可以控制踝關節背屈，伸腳趾和內翻足部；包含：脛前肌，伸趾長肌，伸拇長肌以及第三腓骨肌。後區間中的肌肉主要是由脛神經支配，可以控制踝關節蹠屈，屈腳趾和內翻足部，包含淺層肌群（腓腸肌，蹠肌，比目魚肌）及深層肌群（膕肌，拇長屈肌，趾長屈肌和脛後肌）。外側區間的肌群主要是由腓總神經的分支——腓淺神經支配，包含：腓長肌與腓短肌，可以控制足部的外翻。

腓總神經源自於膕窩的坐骨神經，發出後沿著股二頭肌肌腱的內側緣而越過腓長肌的外側頭，過程中分出兩條末梢分支：腓淺神經，腓深神經。

腓淺神經沿著腓長肌深部下行於外側區間，支配的是腓長肌和腓短肌，接著會在小腿的中 1/3 與下 1/3 交界的附近以及外踝的上方穿出深筋膜而進入足部。

【診斷依據】

一、小腿、足背及踝前疼痛是本病的主要特徵，久站及行遠路後疼痛加劇。

二、脛腓骨骨折以及骨折造成的局部的筋膜腔室內出血，導致急性的骨筋膜腔室高壓，進一步引起神經卡壓。

三、在小腿外下端有固定壓痛點或 Tinel 徵陽性。

四、腓淺神經的支配區的感覺異常。

五、肌電圖檢查出現腓淺神經感覺傳導速度減慢。

【治療】

一、針刀治療

（一）治療原則

以微創針刀對腓淺神經出口周圍深筋膜出現的瘢痕性增生或纖維化，進行切開剝離。

（二）操作常規

1. 側臥位。患者取側臥患肢在上的體位，下面小腿屈曲，上面小腿伸直，標定下針點。
2. 局部行常規消毒，鋪無菌紗布。
3. 操作步驟

(1) 第 1 支針刀切開腓管後部的壓迫點，在腓骨頭頸交界的後方點定位，針刀體與皮膚垂直，刀口線與腓骨縱軸呈 45 度角，與腓總神經走行方向一致，按四步進針刀規程進針刀，經皮膚、皮下組織、筋膜，直達腓骨頭頸交界骨面，針刀向前下方縱疏橫剝 3 刀，範圍 0.5 公分。

(2) 在腓骨前緣與脛骨之間、腓骨小頭下 2—3 公分處，尋找壓痛、攣縮硬結或條索處，即為施術點。將刀口線方向和腓骨長軸平行，針體垂直皮膚。刺入到達深筋膜後，行縱行剝離，切開瘢痕 2—3 刀，出針後用無菌紗布按壓針孔，貼 OK 繃。

（三）注意事項

1. 針刀鬆解的範圍不宜過大，進針也不宜過深，僅限於皮下筋膜層，避免損傷血管和神經。

2. 針刀施術點不宜靠後，必須避開腓總神經。

二、手法治療

術畢，對病灶處及周圍區域軟組織行按揉法，提拿法及理順點壓法等。

三、藥物治療

必要時適當配合中西藥物，予以活血化瘀及抗感染治療。

四、康復治療

物理治療與功能鍛鍊。

13、蹠管綜合徵診療規範

蹠管又稱踝管或跗隧道，是位於踝部內後側，由跟骨的內側面、距骨的後側面及內側面、脛骨的內踝、載距突的下表面等四個面圍成隧道的凹陷面；以及覆蓋於表層的屈肌支持帶。中間有脛後肌肌腱、趾長屈肌肌腱、脛後動脈、脛後靜脈、脛神經，以及拇長屈肌肌腱。他們都通過蹠管延伸至足底。若屈肌支持帶因損傷而攣縮的話，將會使管腔的空間更為狹窄。

病因病理：1. 平常足部缺乏活動，而突然活動量增大。2. 踝關節反覆扭傷，使蹠管內肌腱摩擦勞損或肌腱部分撕裂，產生慢性少量出血及水腫，甚至增生增厚以及產生結疤。但踝管為骨性纖維管的構造，缺乏伸縮性，所以產生相對性的狹窄，脛後神經受壓。另外，分裂韌帶增厚或跟骨骨刺也可引起，早期可見內踝後部不適感，休息後可減輕，以後症狀反覆出現，且有跟骨內側和足底麻木感，或蟻行感，重者可出現足趾皮膚乾燥、發亮、汗毛脫落及足部肌肉萎縮等，輕叩內踝後方患者足部針刺感加劇。

【診斷依據】

一、多發於老年人，有慢性損傷或慢性勞損史，麻痛區域局限於跟骨內側或足底。

二、早期表現為足底、足跟部間歇性疼痛、緊縮、腫脹不適或麻木感，疼痛有時向小腿放射，有時沿足弓有抽搐，久站或行走勞累後出現，休息後症狀可改善，夜間痛醒病史。

三、輕者麻木症狀，如螞蟻爬行感；疼痛常逐步加重，進一步可出現脛神經在足部的支配區感覺減退或消失，甚至可能出現足趾皮膚乾燥、發亮，汗毛脫落及足部內在肌萎縮，走路跛行。

四、叩擊內踝後方，原有之足部針刺感可加劇。作足部極度背伸時，症狀也加劇。

【治療】

一、針刀治療

（一）治療原則

踝管損傷後黏連、瘢痕，造成蹠管相對性狹窄。

（二）操作常規

1. 側臥位。患側肢體在下，將患足內踝朝上。標定下針點。
2. 局部行常規消毒，鋪無菌紗布。
3. 定位屈肌支持帶：在內踝後下緣與足跟骨最後緣劃一直線，內踝前緣與跟骨底內側最前緣劃一直線，此兩條直線間即為屈肌支持帶。
4. 用針刀在屈肌支持帶附著點的內側緣，起點與止點共取 4 個進針點，針刀體與皮膚表面垂直，刀口線與進骨縱軸呈約 45 度角，針刀刺入後，經皮膚、皮下組織、筋膜、直達內踝後緣骨面以及跟骨內側骨面。當刀下有堅韌感時，即達屈肌支持帶的起點與止點，使用提插刀法切割 2—3 刀。術畢，針眼貼 OK 繃。

（三）注意事項

針刀治療時，勿損傷局部神經、血管。

二、手法治療

1. 針刀術後，患者仰臥，患肢外旋，點按陰陵泉、三陰交、太溪、照海、金門穴，以按揉法，由上向下推至踝部，（重點在蹠管局部，沿與蹠管縱軸相垂直的方向推、揉 5 ～ 10 分鐘，以通經活絡，使蹠管內壓力降低。

2. 在針刀療法後隔 2 日，患者仰臥，患肢外旋，醫師於蹠管局部沿與蹠管縱向肌垂直的方向推揉 5—10 分鐘，使蹠管的內壓降低，同時在局部配合彈撥法疏理經筋，最後順肌腱方向用擦法，也可配合洗藥熏洗。

三、藥物治療

必要時適當配合中西藥物，予以活血化瘀及抗感染治療。

四、合併治療

1. 可在築賓及復溜兩處穴位及局部患處阿是穴，使用針上灸，兩天一次，一週三次。
2. 可於患處局部使用火針治療。

14、足背伸肌腱鞘囊腫診療規範

腱鞘囊腫是指筋膜部位發生的囊狀腫物，以腕關節較多見，也可發生於手掌指關節、足趾的背面和足背等處。證見局部囊腫，內含膠狀液體，圓形隆起，邊緣與皮膚無黏連，囊內液體充滿時則堅硬疼痛。因外傷或慢性勞損而致關節囊鞘上的結締組織因而發生黏液樣變性，形成囊腫。

本病屬中醫學"筋瘤"、"筋結"等範圍，好發於青壯年，多由於長期勞動，致關節或肌腱損傷，氣滯血瘀於局部而成。本病以針刀或推拿治療的基本原則是軟筋散結，活血止痛。

【診斷依據】

一、足背部出現圓形、表面光滑、張力較大的囊性塊，生長緩慢，足背部壓痛和無力感。

二、外傷史或勞損史。

三、觸之腫塊堅硬、光滑或有輕壓痛。

【治療】

一、針刀治療

（一）治療原則

切開腫塊包囊，排盡其中的囊液，以恢復其動態平衡。

（二）操作常規

1. 患者取坐位，將其患足放置於方凳上，在足背部囊性腫塊上標定下針點。

2. 在患足背部常規消毒，鋪消毒紗布。

3. 針刀於定位點進針，刀口線與伸趾肌腱走行方向一致，針刀體與局部皮膚垂直後刺入進針。通過皮膚後即到達皮下組織，刺破囊壁即有一明顯落空感，再緩慢進針刀，遇到稍有阻塞感時，便已抵達腱鞘囊腫的基底部，可在此處縱疏橫剝約 2—3 刀，也可以稍提起針刀，使用十字切割法，將囊壁從不同角度刺破。

4. 術畢壓迫針孔片刻，再使用 OK 繃覆蓋。

（三）注意事項

術前宜先標出足背動脈的循行路徑。針刀刺入勿過深，以避免刺傷肌腱、神經和血管。

二、手法治療

1. 在發生囊腫局部用柔和的按、揉、搓法使關節放鬆，再在囊腫局部按壓，至局部微充血為度。

2. 在發生囊腫的關節兩側拔伸，一手握住關節的遠端，並用拇指按住囊腫，兩手相對用力拔伸。在拔伸時，按住囊腫的拇指必須用力沿肌腱方向按壓擠碎囊腫，同時配合關節各方位的被動活動。

3. 手法調理後可以用加壓繃帶包紮患部。

三、藥物治療

必要時適當配合中西藥物，予以活血化瘀及抗感染治療。

15、跟腱周圍炎診療規範

跟腱是人體最大的肌腱，其近端是腓腸肌與比目魚肌的肌腹，遠端止於跟骨下方的跟骨結節。在跟腱的周圍是腱圍組織。跟骨結節上面與跟腱之間是跟腱下滑囊，其周圍是脂肪組織，跟腱的營養供給多依靠腱圍的血管。跟腱的作用在脛神經的支配下屈小腿，提跟骨，使足蹠屈，是行走和彈跳的主要肌腱。因此，當腱圍發生炎症或血管受損時，腱的營養與運動功能將受到很大限制。

跟腱腱圍炎是指跟腱腱纖維組織、腱圍組織及跟腱下滑囊的創傷性炎症。本病多見於跳躍運動選手，其次是體操、籃球和羽毛球運動員、舞蹈演員等。

慢性勞損是引起跟腱腱圍炎的主要原因。運動員在跑跳運動中，足部用力蹬地，小腿三頭肌過多的強烈收縮，使跟腱及其腱圍組織反覆受到牽扯和摩擦，形成勞損。此外，擠壓、碰撞、打擊等直接外力刺激或彈跳跑步等用力過猛，使跟腱突然受挫或損傷，而發生急性炎症史。主要是指病患在行走或站立時足底部疼痛，多發生於中老年，常伴有跟骨結節部的前緣骨刺。

【診斷依據】

一、曾有走路、跑步或彈跳過多的損傷史。本病都由慢性損傷所引起，常伴有跟骨骨刺。

二、跟腱及兩側可有明顯壓痛，跟腱處有輕微腫脹，患側跟腱比健側跟腱粗硬或呈現梭狀畸形，觸摸表皮有粗糙感。

三、足蹠屈抗阻力試驗陽性，足過度背伸試驗陽性。X 線檢查有時可發現跟腱周圍有變性鈣化影像。

【治療】

一、針刀治療

（一）治療原則

將增生肥厚與跟腱黏連的腱周圍組織從跟腱上鬆開，並對變性的腱周圍組織減壓。

（二）操作常規

1. 患者俯臥位，下肢平伸，踝下放墊。標定下針點。

2. 局部行常規消毒，鋪無菌紗布。

3. (1) 跟腱腱周圍減壓處：刀口線與跟腱纖維平行，針體垂直於皮膚刺入，刺透腱周圍，縱切幾刀，縱行剝離，有硬結的集中搗碎。

   (2) 跟腱止點壓痛明顯：刀口線與跟腱纖維一致，針體垂直於皮

膚刺達骨面，縱行疏通剝離，橫行擺動針體。針刀下有鬆動感即可出針，壓迫針眼 3 分鐘，術畢，針眼貼繃 OK

（三）注意事項

1. 針刀治療時，刀口線必須與跟腱縱軸平行，注意不要在跟腱上橫行切割。
2. 通常在 3 天內減少行走，2 週內避免登山及其他較劇烈活動。

二、手法治療

1. 術畢，過度背伸踝關節以進一步牽拉跟腱。
2. 針刀術後 3—4 日，可進行下列理筋手法：
   (1) 患者俯臥位，拇、食兩指揉捏跟腱，在痛點及硬結處多作數次，以鬆解其黏連，操作約 2 ～ 3 分鐘。用拇指尖緊貼跟腱硬結處刮剝，使患者有酸痛感，手法強度和時間依患者的忍耐程度而定，配合捏崑崙、太溪，揉承山等穴。
   (2) 患者俯臥，用一手握患者足背部，將患肢提起，使其膝、踝關節屈曲，充分放鬆肌肉和跟腱，另一手以手掌尺側自上而下、自下而上地反覆切擊跟腱，手法要有彈性，以每秒 3 ～ 4 次的頻率拍擊約 1 分鐘。

最後，以慢速度、大幅度地搖晃踝關節，以不引起疼痛為原則．以撫摩結束，一次治療約 10 分鐘。

三、藥物治療

可局部外敷消腫化瘀、舒筋活血的中藥，如七厘散，如意金黃散等，或外用骨科騰洗藥。

四、輔助療法

臥床休息，檯高患肢，避免做踝關節的運動，嚴重者可用石膏托將踝關節固定於跖屈位 2—3 週．

16、跟骨骨質與骨贅增生症診療規範

足跟骨骨刺即足跟骨骨質增生，醫學上的正確名稱應該是骨疣。其症狀主要是足根壓痛，行走時腳跟不敢用力，伴針刺樣疼痛感，活動一段時間後，症狀通常會有所緩解。多發生於 45 歲以上的中年人或老年人，男性多於女性，常用腰部活動的繁重體力勞工及運動員易患此病，最常見於膝、髖、腰椎、頸椎、肘、足跟等關節。凡是活動多、負重最大的關節都較早地出現骨質增生。腰椎及下肢關節承重大，故往往是骨質增生最多發的部位。而足跟部骨質增生則尤為多發。骨刺是關節因種種原因造成軟骨的磨損、破壞，並促成骨頭本身的修補、硬化與增生，是一種自然的老化現象，一般長骨刺就表示此人的脊椎進入老化階段。然而， 骨刺並非老人家的專利，由於工作型態改變，許多人必須久坐、久站，若是加上姿勢不正確，很容易年紀輕輕就令脊椎提早發生退化現象，而誘發骨刺的發生。跟骨骨刺是中老年人的多發病。多數人腳後跟、腳底長骨刺，而引起滑囊無菌性炎症的疼痛。

【診斷依據】

一、多半發生於中年以上的民眾，經常缺乏明顯的誘發因子。

二、主要症狀是足跟底部疼痛，走動後可有好轉，晨起或休息後再開始走動時，疼痛加重。

三、跟骨結節前緣偏內側有明顯壓痛，若骨贅增生較大，可能觸及突起。

四、踝關節被動背伸時足跟下疼痛加劇。

五、X 光檢查：側位片可見跟骨結節前緣有鳥嘴樣骨贅增生，尖部向前與蹠腱膜方向一致。

【治療】

一、針刀治療

（一）治療原則

用微創針刀在跟骨結節前方壓痛點最明顯處或骨贅尖部進行切割鬆解，使攣縮變性的軟組織鬆開，並切斷小部分腱膜纖維，降低刺激跟骨結節骨膜，以消除過強的肌腱張力及發炎現象。

（二）操作方式

1. 患者採俯臥姿勢，足跟向上，以枕頭置於足踝前方使足跟穩定，以壓痛最明顯處為進針刀點（可搭配 X 光片確認骨贅部位）。
2. 施術局部進行外科手術常規消毒，再鋪上無菌紗布。
3. 選用 0.4mm 平刃針刀，刀口線與足底縱軸平行，針體垂直皮膚進針刺入，當到達骨面時，探測骨贅尖端，縱行疏通與橫行鏟剝各 2—3 下，再將刀口線調轉 90 度，在骨刺尖端行切開剝離，針下有鬆動感後出針，敷貼 OK 繃。

（三）注意事項

針刀治療過程切忌手法粗暴，鬆解範圍不宜過大。

二、手法治療

1. 肘推法：患者俯臥床上，患肢膝關節屈曲 90 度，術者一手拿住患足作背屈固定，使跟腱緊張，另一手用肘尖推足跟足底，由跟骨推向足趾方向，8 至 10 次。此法用於緩解足底跟筋膜拉扯沉澱於筋膜的骨刺鈣質重新排列而變鈍或消失。

三、藥物治療

1. 外敷活血散（乳香、沒藥、三七、沉香各 30 克，無名異、赤芍、血竭、桂枝、白芷、羌活、紫荊皮、續斷、梔子、骨碎補各 60 克，楠香 150 克，五加皮 90 克）共研成粉末，酒水各半，調拌成糊狀，敷貼患處，每日敷 1 次，每次 5 小時。

四、復健治療

（一）物理治療

常用攝氏 40 度熱水泡腳，自行用拇指按揉推壓，避免過度行走勞累。

（二）功能鍛鍊

進行足部肌肉鍛鍊，如足尖著地行走、練習足底外側緣著地行走等。

17、蹠神經疼痛綜合徵診療規範

蹠神經為脛神經分出的兩終支，即較粗大的蹠內側神經和較細小的蹠外側神經，除支配相應的足底肌肉外，蹠內側神經分佈於足底內側和趾底三趾半皮膚，而蹠外側神經則分佈於足底外側的趾底一趾半的皮膚，蹠神經疼痛綜合徵又叫蹠痛病，是由於蹠神經的趾間分支受壓或受到刺激而發生局限性退變及其周圍纖維結締組織增生所致的一種足底疼痛。本病多見於 30 ～ 50

歲的中、老年婦女，尤其好發於狹瘦鬆弛足形者，是引起足底部疼痛的常見原因之一。最易發病的是位於第三至第四趾骨之間的第三趾底總神經，後者是蹠內、外側神經的交通支；其次是位於第二至第三蹠骨間的第二趾底總神經。第一趾底總神經受累則罕見，但亦可多發，甚至雙側同時發病。本病之所以好發於第三趾底總神經，可能是由於第三至第四蹠骨間隙是內側和外側足縱弓的連接處，以致第四蹠骨較不穩定、蹠骨頭易塌陷之故，因而在活動時易使鄰近的第三趾底總神經遠端遭受機械摩擦的刺激，久之則發生退行性改變及其周圍結締組織增生。

【診斷依據】

一、最突出的症狀是足底前部疼痛和感覺異常，走路和站立時出現或加劇，尤其是穿著不合適的鞋時更明顯。

二、疼痛多位於局部，嚴重時向相應的趾端放射，呈刺痛、刀割樣或灼痛性質，以致病人往往被迫休息。

三、檢查時，除在相應的蹠骨頭之間有明顯的局部壓痛和趾底痛覺過敏外，多無其他陽性體徵。

四、X 光片檢查多無異常發現。如在局部利多卡因注射能使疼痛緩解，即應考慮為本病的可能性。

【治療】

一、針刀治療

（一）治療原則

以針刀將蹠神經的趾間分支受壓處進行切開鬆解、減壓。

（二）操作方式

1. 體位：如從足底側入路，則讓患者採俯臥位，足跟向上，以枕頭置於足跟前方使足跟穩定；如從背側入路，則仰臥位，曲髖屈膝，足底平放於治療床。

2. 定點：於病變蹠骨間找准壓痛點（主要在第 3、4 蹠骨間），外科筆作標記。

3. 施術局部進行常規消毒，再鋪上無菌紗布。

4. 定向：選用 0.4mm 平刃針刀，刀口線與足縱軸平行，針體垂直皮膚進針刺入。

5. 針刀操作：當針刀刺入穿過皮膚、皮下組織到達蹠骨，將針刀移至蹠間，觸及條束狀硬結即為蹠骨間深橫韌帶，將刀身向遠端傾斜 45 度緊貼骨皮質稍加用力緩慢推進逆行切斷蹠骨間深橫韌帶至刀下有落空感，調轉刀口 90 度，在原硬結處上下 1 cm 切開 2—3 刀，並行縱行疏通、橫行剝離 2—3 次，刀下有鬆動感即可出針刀。壓迫針眼 2 分鐘。

出針刀後，分別在各針眼覆蓋上 OK 繃，用拇指按壓針孔使腫脹平復即可。

（三）注意事項

1. 在針刀操作中，必須注意刀口線要與跟腱腱纖維走行一致，做到既要切斷蹠骨間深橫韌帶，又不損傷其他正常組織。

2. 術前可用利度卡因行局部浸潤麻醉。針刀操作要在蹠骨間，避免損傷骨膜。

3. 必要時可以內服中西藥物，以止痛、活血化瘀及防止感染。

二、復健治療

（一）物理治療：

需使用軟的足墊緩衝局部應力，或利用足墊將跖骨頭近端撐起減少跖骨頭所受應力。酌情選用磁療、低能量雷射、超聲波、高頻電等治療。

（二）功能鍛鍊：

運動康復：加強足內肌鍛鍊，即足趾抓地練習、踮足尖行走練習。

18、跟骨下滑囊炎診療規範

跟下滑囊位於跟下脂肪墊與跟骨之間。長期站立在硬地面上工作者，或跟部受過挫傷者，則可使足跟下因受摩擦而產生一個滑囊，逐漸因滲出、充血，出現慢性炎症刺激。

【診斷依據】

一、多有外傷史或長期勞動史。

二、足跟骨下方腫脹疼痛，踩地時疼痛加重。

三、患處局部有壓痛感，有時可摸到摩擦音。

四、開始走動時疼痛很嚴重，而走動一段時間後可有好轉。晨起或休息後再開始走動時，疼痛又再加重。

【治療】

一、針刀治療

（一）治療原則

以針刀將其附著之周圍組織的黏連進行鬆解、瘢痕刮除，且切開其纖維化閉鎖的滑囊以減壓。

（二）操作方式

1. 患者採俯臥位，足跟向上，以枕頭置於足踝前方使足跟穩定，在壓痛最明顯處以外科筆進行定位。施術局部行常規消毒，再鋪上無菌紗布。

2. 選用 0.4mm 平刃針刀，刀口線與足底縱軸平行，針體垂直於皮膚進針刺入，當到達骨頭表面時，切開剝離 2 至 3 刀出針，覆蓋上無菌紗布，用拇指按壓針孔使腫脹平復即可。

（三）注意事項

1. 建議治療後應休息，暫時避免進行登山、快速上下樓梯及劇烈足部運動。

2. 穿著軟底鞋，避免穿硬底或高跟鞋。

二、手法治療

用雙拇指重疊垂直壓迫滑囊腫脹處，以排出囊內滑液，促進滑囊液的吸收。

三、藥物治療

必要時可以開立中西藥物，以止痛、活血化瘀及防止感染。

四、復健治療

物理治療與功能鍛鍊。

19、跟下脂肪墊炎診療規範

跟骨下脂肪墊位於跟骨與跟部皮膚之間，脂肪緻密而發達，跟部皮膚較厚，所以一般對跟下脂肪墊較少損傷。多有跟部外傷史，如因走路時不小心，足跟部位被高低不平的路面或小石子擠壓挫傷，引起跟骨負重點下方的脂肪墊損傷，產生充血、水腫、增生、肥厚性改變。本症的壓痛點在足跟正中點靠後一些，特點是坐一會突然站起時或睡醒覺後起床時著地疼痛明顯，活動一會兒會明顯減輕，原因是炎症刺激的疼痛隨著足跟與地面的擠壓使血流增快，炎性物質被部分帶走，疼痛緩解。休息時炎性物質又在產生及積存在此，故再次著地還會疼痛。部位在跟下脂肪墊，性質為無菌性炎症。

【診斷依據】

一、有急性損傷史或長期勞動史。

二、早上起床時不會很痛，而是愈站、愈走就會愈痛，特別是穿硬底鞋或打赤腳在硬的地面上行走時症狀加重。行走後疼痛逐漸減輕。

三、足跟下方僵硬腫脹疼痛，呈瀰漫性壓痛，足跟著地困難，而呈足尖支撐的跳躍狀行走方式。

四、足跟骨結節處壓痛，並可觸及到皮膚與骨頭間之軟組織硬結。

【治療】

一、針刀治療

（一）治療原則

切開變性的脂肪墊結節硬塊，或切開膨脹的彈力纖維以減壓。

（二）操作常規

1. 患者採俯臥位，足跟向上，以枕頭置於足踝前方使足跟穩定，在壓痛最明顯處進行定位。施術局部行外科手術常規消毒，再鋪上無菌紗布。

2. 選用 0.4mm 平刃針刀，刀口線與足底縱軸平行，針體垂直於皮膚刺入，當到達硬結處時，行縱行疏通法一刀，之後再刺達跟骨骨面，用橫行鏟剝法 2 至 3 刀，再調轉刀口線 90 度，將蹠筋膜排切 3 刀，此時刀下有鬆動感即可出，出針。壓迫針眼 3 分鐘，貼 OK 繃。

（三）注意事項

1. 糖尿病患者術前可用 0.25% 利多卡因 5ml + 地塞米松針劑 2.5mg 做局部浸潤麻醉。
2. 足底部針眼癒合較其他部位稍慢，術後 72 小時避免術區沾水，保持局部清潔，消毒要嚴格以避免感染。

二、手法

醫者用掌跟反覆按揉患者足部針眼，以發揮活血通絡作用。

三、藥物治療

必要時可以開立中西藥物，以止痛、活血化瘀及防止感染。

四、復健治療

物理治療與功能鍛鍊。

第九章 脊柱區帶之相關疾病

脊柱區帶疾病指的是脊（椎）源性疾病，包括1頸源性疾病2胸源性疾病3腰源性疾病等。它不但包括各種頸、胸、腰椎的骨傷疾患，更主要包括脊神經受壓後引起的臟腑、系統等各種疑難雜病。中醫理論認為督脈主一身之陽氣，陽為功能，主調各臟腑和系統的功能，督脈氣血運行不暢導致痹症。

引起脊柱相關疾病的原因多種多樣，各種病因作用於脊柱，導致脊柱及其相關臟腑的功能異常，產生疾病。由於脊柱特殊的解剖結構和生理功能，人們所處的環境地點不同，人體體質因素、致傷外力、感邪程度等的差異，就產生了人體對各種病因的各種反應。其主要原因有外邪侵襲、七情內傷、創傷、勞損、瘀血阻滯、內分泌系統紊亂等。

脊柱區帶相關疾病的基礎病因包括脊柱的退行性變（椎間盤退變、椎形邊緣骨刺的形成、韌帶椎間盤間隙的出現、椎體其它部位的退變），慢性勞損（長時間不當的工作姿勢、不適當的體育鍛煉、睡眠姿勢不良、舊傷未愈再受新傷），咽喉部炎症（急、慢性咽喉炎），脊柱先天發育不良（先天性椎體融合、齒狀突發育不良、棘突畸形、頸橫突肥大、脊柱裂、椎體形態變異等）。意外事故、運動性損傷、醫源性意外等外傷均可引起脊柱相關性疾病的發生。另外，輕微扭挫傷、感受風寒濕的刺激、內分泌失調都可能成為脊柱相關性疾病的誘因。

總之，脊柱病症刺激或壓迫了附近的自律神經、或附近血管、或脊柱附近的脊神經及感受器、脊柱的退變、短縮減少了胸腹腔的容積、產生臟器的壓迫等方面，都會導致脊柱相關疾病。

1、頸源性頭痛之診療規範

頸源性頭痛是指由頸椎上段或頸部軟組織的器質性或功能性病損所引起的，以慢性、單側頭部疼痛為主要表現的綜合徵。疼痛性質是一種牽涉痛。一般多認為是椎間盤退行性變引起的神經壓迫和伴隨的局部無菌性炎症。目前較為統一的觀點認為，C1-C3 神經根和 / 或其支配的組織結構是誘發頸源性疼痛的解剖基礎。致頸源性頭痛的因素包括：(1) 椎管內的炎性刺激和 / 或椎間盤機械性壓迫 C1-C3 神經根；(2) 椎管外的頸椎小關節紊亂、肌肉痙攣和 / 或韌帶筋膜的炎性刺激或機械性卡壓 C1-C3 神經根分支（主要包括：源自 C1 神經根後支的枕下神經，源自 C2、C3 神經根後支的枕大神經，源自 C3 神經根後支的第 3 枕神經，源自 C2、C3 神經根前支的枕小、耳大神經）。有資料顯示，70% 的頸源性頭痛源自 C2-3 小關節病變。因此，椎管內、外的病理改變均可成為頸源性頭痛的潛在誘因。低位頸神經根也可能是頸源性頭痛的潛在誘因。

【診斷依據】

一、多見於 30 歲以上中青年人，以長期伏案工作者多見。或有突然發生之損傷病史（例如甩鞭運動）或慢性勞損病史。

二、疼痛部位當枕大神經受累時，疼痛多發於後枕部，向頂部及前額部放射疼痛；當枕小神經受累時，後枕部疼痛向顳部放射疼痛；當枕下神經受累時，後枕部及寰枕關節局限性疼痛，部分伴有語言障礙。疼痛性質後枕鈍痛、牽拉痛，有時為放射性疼痛。

三、位於項韌帶處或 C2-C3 棘突上或棘突旁有多個壓痛點，C1 橫突周圍、C2 棘突、C2-C3 棘間隙旁多有壓痛點。

四、頸椎 X 光片顯示骨質增生或椎體位移。

【治療】

一、針刀治療

（一）治療原則

以針刀鬆解黏連部位，緩解攣縮的椎枕肌與枕筋膜，解除枕部神經與血管壓迫，舒緩局部軟組織之痙攣，鬆弛攣縮之韌帶及筋膜，可合併輔助傷科手法或中藥治療。

（二）操作規定

1. 患者採取俯臥低頭位，頭定點向前屈曲約 30—40 度。
2. 體表定位：
   (1) 枕後項上橫線 7 個點：中點為枕外粗隆，在項上線上向兩側旁開 2.5 cm 有 2 個點，再向外旁開 2.5cm 也 2 個點。兩側乳突也 2 個點。這 7 點分別為頭穴腦戶、玉枕、腦空、完骨四穴。也是項韌帶、頭後大直肌、頭後小直肌、頭上斜肌、胸鎖乳突肌、頭夾肌及頭最長肌的止點。
   (2) 頸椎直線：位於項韌帶或者在 C2-C3 棘突上或在棘突旁邊壓痛點。
3. 局部進行消毒，鋪蓋無菌紗布。用 0.45 mm 平刃針刀。
4. 針刀操作：
   (1) 腦戶穴為橫線第 1 支針刀，鬆解項韌帶止點、斜方肌起點、頭半棘肌止點術者刺手持針刀，刀口線與人體縱軸一致，刀體與枕骨垂直，押手食指貼在項上線枕外粗隆的頭皮上，從押手食指的背側進針刀，針刀到達項上線骨面後，調轉刀口線 90 度、鏟剝 2—3 刀，範圍不超過 0.5cm，然後提針刀至皮下組織，向左右呈 45 度角分別達項上線下 1 cm，鏟剝 2—3 刀，範圍不超過 0.5cm，以鬆解斜方肌起點和頭半棘肌止點。
   (2) 玉枕穴是橫線兩側第 2 支針刀進針點。用於鬆解頭後大直肌、頭後小直肌以及頭上斜肌的止點。手法如上列第一支針刀。
   (3) 腦空穴是橫線兩側第 3 支針刀進針點。鬆解頭夾肌止點、胸鎖乳突肌止點、頭最長肌止點。手法如上列第一支針刀。
   (4) 完骨穴以兩側乳突為進針刀點，鬆解胸鎖乳突肌止點、頭最長肌止點。醫師刺手持針刀，刀口線與人體縱軸一致，刀體與枕骨垂直，押手食指貼在乳突尖部，從押手食指的背側進針刀，針刀到達乳突骨面後，調轉刀口線 90，鏟剝 2—3 刀，範圍不超過 1cm。

(5) 頸椎直線：將針刀操作方向和項韌帶、棘突、棘突旁肌肉呈現縱軸平行，針刀與皮膚呈現 90 度，刺入項韌帶之深部肌膜處，先進行縱向疏通再進行橫向剝離 1—2 刀後出針

若在 C1-C3 橫突部位治療時，針刀操作方向與頸椎縱軸方向平行，針刀與人體之矢狀面呈 45 度後切進骨面，進行縱行疏通剝離，若有硬結則多切幾刀。

(三) 注意事項

1. 治療項棘突韌帶，鬆解棘間韌帶必須退針刀於棘突頂點的上緣，將針刀體逐漸向腳側傾斜，與頸椎棘突走行方向一致，才能進入棘突間，鬆解棘間韌帶的範圍限制在 0.5cm 以內，刺入不宜過深，避免週邊血管與神經損傷。
2. 治療橫突上部位時，針刀操作時不宜離開骨面，避免損傷血管及神經。

二、手法治療

針刀治療後在病灶及周邊肌肉分布區域進行按揉法、撥筋法及理筋法，對於椎體紊亂者進行定點牽引旋轉復位法等。

三、藥物治療

必要時，適當搭配活血化瘀中藥治療如蠲痹湯。

四、復健治療

物理治療：TDP 治療頭部痛點。操作：患者坐位或俯臥位，暴露痛處，TDP 直接照射患處，TDP 治療儀的功率是 250W，治療時間為 25 分鐘，距離 30—40 cm，TDP 用溫熱劑量，以病人耐受為度。每日 1 次，10 次為 1 個療程。

2、頸源性心律失常診療規範

心律失常是由於竇房結激動異常或激動產生於竇房結以外，激動的傳導緩慢、阻滯或經異常通道傳導，即心臟活動的起源或傳導障礙導致心臟搏

動的頻率和（或）節律異常。心律失常是心血管疾病中重要的一組疾病。它可單獨發病，亦可與其他心血管病伴發。其預後與心律失常的病因、誘因、演變趨勢、是否導致嚴重血流動力等障礙有關，可突然發作而致猝死，亦可持續累及心臟而致其衰竭。頸源性心律失常是由於頸椎下段、胸椎上段軟組織損傷、小關節紊亂或增生退行性病變，刺激壓迫交感神經，使支配心臟的電生理線路受損而引起心律失常。本症陣發，心動過速患者心悸、胸悶、頭頸部發脹、頭暈、乏力、出汗、噁心，多為情緒激動、猛然用力、疲勞或飽餐等因素而誘發，心電圖檢查可以確診。

【診斷依據】

一、有頸痛、僵硬不適、活動受限三大症狀。

二、陣發性胸悶、心慌、心律不整，低頭工作過久之後發生。多夢失眠、容易驚醒、伴隨頭痛、頭暈，多汗、容易激動。

三、聽診檢查心臟無病理性雜音，但有心律異常之情形，血液檢查無異常現象，心電圖有心律異常圖形，但無器質性改變之圖形。

四、改變頸部姿勢即可出現心前區疼痛。患者口服硝酸甘油不能緩解心臟症狀。

五、頸椎 X 光片呈現棘突 C3、C4 輕度偏移，頸部曲線變直或略反張（頸椎中段多見），或頸部曲線加深， C3、C4、C6、C7 勾椎關節處側方位移，前後方位移，旋轉位移，錯位部肌肉呈索狀，且壓痛明顯。

【治療】

一、針刀治療

（一）治療原則

依據患者症狀、病史、身體體徵及影像學檢查之結果，對於位移之椎體牽拉軟組織之高張力點，進行分離黏連或切開剝離之閉合性手術，減輕張力及減輕壓力。

（二）操作規定

1. 患者採取俯臥低頭位，頭定點向前屈曲約 30—40 度。

2. 局部進行消毒，穿戴無菌手套，鋪蓋無菌紗布。

3. 若在 C1-C3 橫突部位治療時，針刀操作方向與頸椎縱軸方向平行，針刀與人體之矢狀面呈 45 度後切進骨面，進行縱行疏通剝離，若有硬結則多切幾刀。

4. 位於 C2-C3 或項韌帶棘突旁或棘突上之壓痛點上，將針刀操作方向和項韌帶、棘突、棘突旁肌肉呈現縱軸平行，針刀與皮膚呈現 90 度，刺入項韌帶之深部肌膜處，先進行縱向疏通再進行橫向剝離 1—2 刀後出針，以棉花或紗布按壓針孔處。
5. 在 C4-C5、CS-C6、C6-C7 後關節囊，左右對稱，縱行入路，由淺入深逐層切開、逐層分離，橫切 3 刀。針眼先以無菌棉花或紗布按壓針孔處 2—3 分鐘，再貼 OK 繃。

（三）注意事項

1. 頸後進針時，針刀切勿下滑至椎管，避免刺傷脊髓。
2. 橫突末端處進針時，要求進針深度準確，不宜過深，避免刺傷椎動脈，導致嚴重後果。
3. 避免過長時間的低頭工作，以免造成積累性損傷。
4. 改變高枕睡眠習慣，枕頭的高度要求為自己拳頭的豎放時的高度，且枕頭宜鬆軟。

二、手法治療

1. 坐位頸肩對抗復位法：患者坐位，醫師立於後，醫師一手拇指抵扣患側推橫突，餘指放在肩上。一手扶健側頭部，待患者頸部放鬆，向患側壓制到極限，回少許，雙手協調加閃動力，可聞及 " 咯 " 聲，提示復位成功。
2. 胸椎呼吸動靜整復法：患者坐於方凳，放鬆肌群，雙手交叉於頸部，抱頭，醫師立於後，雙手插入腋下方，患者胸椎段可放薄墊，用膝關節頂靠患椎棘突後，針對性整複，囑患者深呼吸，待呼出末段，雙手向上提拉，膝向上頂，可聽彈響聲，提示復位成功。

三、藥物治療

必要時，以適當搭配活血化瘀中藥或抗感染西藥治療。

四、復健治療

做頸椎操鍛鍊，以使頸肌及韌帶堅固起來，避免復發。

3、頸源性血壓異常之診療規範

頸源性血壓異常是指由於外傷、勞損、感受外邪、退變等原因，導致頸間組織失穩、錯位或組織痙攣、炎症，直接或間接刺激頸交感神經、椎動脈，引起腦內缺血、血管舒縮中樞功能紊亂，而導致中樞性血壓異常。本病多發生於中老年人。少部分為青年人群。常有頸部疼痛、酸脹或異常感覺，活動時常有局部摩擦音。早期的血壓多呈波動性，發作期常與頸部勞累損傷等因素有關，血壓波動一般經 2—3 週可緩解；中後期呈現持續性高血壓或低血壓，多伴有交感神經功能紊亂的症狀出現。嚴重時，由於交感神經的痙攣致血管收縮，使椎動脈供血受阻，引起腦與脊髓缺血，而出現相應的症狀。

【診斷依據】

一、多發生於中老年人，頸部痠脹或有冷熱之感覺，活動時有局部摩擦音或活動障礙，頸部檢查有異常反應。

二、血壓發生異常，大多與頸部症狀有關，發作 2—3 週後症狀緩解。

三、伴隨著交感神經功能紊亂的症狀出現。嚴重時引起腦與脊髓缺血相應的症狀。有心慌、視力障礙、咽喉異物感、多夢、失眠、排汗異常等自律神經系統紊亂症狀。

四、頸椎 X 光片檢查，發現頸椎異常，常發生在頸椎上段者高血壓居多，頸椎下段者多為低血壓。

五、其他檢查：疾病晚期常會有腦動脈硬化、高血脂、心肌損傷、蛋白尿等症狀發生。

六、須排除其他原因導致的血壓異常。

【治療】

一、針刀治療

（一）治療原則

對於發生病變之頸部相關的韌帶肌肉，採取減少張力治療為主，輔以針刀閉合性鬆解法鬆解黏連部位，搭配手法治療。

（二）操作規定

1. 患者採取俯臥位或坐位，頭頸儘量前屈，下巴抵前胸。

2. 病點定位，局部進行消毒，穿戴無菌手套，蓋無菌紗布。

(1) T 形針刀整體鬆解術：這種術式包括了枕部及頸後側主要軟組織損傷的鬆解，包括項韌帶部分起點及止點的鬆解，同時鬆解頭夾肌起點、斜方肌起點、部分椎枕肌起點與止點、頸夾肌起點以及項韌帶，各鬆解點的排列與英文字母 T 相似，故稱之為 "T" 形針刀整體鬆解術。① T 形橫線為 5 個點中點為枕外隆凸，在上項線上距離後正中線向兩側分別旁開 2.5 cm 定 2 點，在上項線上距離後正中線向兩側分別旁開 5cm 定 2 點。以上分別是頭針的腦戶、玉枕、腦空共三穴，對應成五穴。② T 形豎線為 6 個點，分別為 C2-C7 棘突頂點，將選定的治療點用記號筆標明。

(2) C1-C2 棘間點、C1-C2 橫突間點、C2-C3 棘間點、C2-C3 橫突間點。

以上術畢，拔出針刀，局部壓迫止血 3 分鐘後，再以 OK 綳覆蓋針眼。

3. 針刀操作：

(1) T 形第 1 支針刀在枕外隆凸定點刀口線與人體縱軸一致 , 針刀體向腳側傾斜 45 度，與枕骨垂直,針刀經皮膚、皮下組織、項筋膜達枕骨骨面後，縱疏橫剝 3 刀，然後調轉刀口線 90 度、向下鏟剝 3 刀 45 度範圍 0.5cm。

(2) T 形第 2、第 3 支針刀在上項線上枕外隆凸左右各 2.5cm 處定點以左側為例加以介紹，刀經皮膚、皮下組織、項筋膜達枕骨骨面後，縱疏橫剝 3 刀 . 然後調轉刀口線 90 度，向下鏟剝 3 刀，範圍 0.5cm，右側第 3 支針刀操作與左側相同。

(3) T 形第 4、第 5 支針刀在上項線上枕外隆凸左右各 5cm 處定點刀口線與人體縱軸一致，針刀體向腳側傾斜 45 度，與枕骨垂直，針刀經皮膚、皮下組織、項筋膜達枕骨骨面後，縱疏橫剝 3 刀。然後調轉刀口線 90 度，向下鏟剝 3 刀，範圍 0.5cm。右側第 5 支針刀操作與左側相同。

(4) T 形分隔號即 C2—C7 棘突頂點：以第 6 支針刀鬆解 C2 棘

突頂點為例。刀口線與人體縱軸一致，針刀體向頭側傾斜 45 度，與棘突呈 60 度，針刀經皮膚、皮下組織、項筋膜達已棘突頂點骨面後，縱疏橫剝 3 刀。然後將針刀體逐漸向下肢方向傾斜與 C2 棘突走行方向一致，調轉刀口線 90 度，沿棘突上緣向內切 2 刀，範圍 0.5cm，以切開棘間韌帶。第 6—11 支針刀操作方法與第 6 支針刀操作方法相同。

(5) C1-C2 棘間點切入，針刀操作方向與身體縱軸平行，針體與皮膚成 90 度後進針切入，進入 C2 棘突上緣調轉針體 90 度，在棘間韌帶切開 1—2 刀。

(6) C1-C2 橫突間切入，針刀操作方向與身體縱軸平行，針體與皮膚成 90 度後進針切入，進入橫突骨面，調轉針體 90 度，在棘間韌帶切開 1—2 刀。

(7) C2-C3 棘間點之操作方式與 (1) 相同，不過針刀在 C2 棘突之下緣切開剝離，非在 C3 棘突之上緣切開剝離。

(8) C2-C3 橫突間切入方式與 (2) 相同。

最後操作完畢針刀切口用無菌敷料覆蓋並固定。

（三）注意事項

1. 診斷宜準確，X 光片須注意頸椎之開口處，是否側位影像有無改變，並結合臨床症狀作出正確診斷。
2. 定點須準確，須以 C2 棘突作為標記，準確定出橫突間點與棘間點。
3. 操作須謹慎，C2 接近腦幹，針刀操作切勿過深，避免誤傷頸動脈及脊髓。
4. 手法宜輕柔不可太過粗暴。

二、手法治療

針刀術後，囑患者俯臥位，一助手牽拉肩部，術者正對頭項，右肘關節屈曲並托住患者下頜，左手前臂尺側壓在患者枕骨上，隨頸部的活動施按揉法。用力不能過大，以免造成新的損傷。最後，揉拿兩側肩部，並搓患者肩至前臂反覆 3 次。

三、藥物治療

必要時，以適當搭配活血化瘀中藥或抗感染西藥治療。

四、復健治療

（一）物理治療

用枕頷布托牽引，重量 5 ～ 18kg，每日 1 ～ 2 次，每次 0.5—1 小時，連續 1—2 週為 1 個療程。

4、頸源性眩暈症之診療規範

頸源性眩暈是指由於脊柱調節腦部平衡相關部位損傷、自律神經傳導障礙而出現眩暈的症狀。眩暈也是椎動脈型頸椎病病人的常見症狀。患者因為頸部的伸展或旋轉而改變體位，誘發眩暈症狀。如果是前庭神經核缺血性病變引起的眩暈，一般持續時間較短，數秒至數分鐘即消失，發病時病人可有輕度失神及運動失調，表現為行走不穩或斜向一方；若是迷路缺血性病變引起的眩暈則不伴意識障礙。前述前庭神經病變引起的眩暈屬中樞性眩暈症；而迷路缺血性病變屬周圍性眩暈症。

頸源性眩暈是由於頸部軟組織損傷形成筋膜結節或小關節錯位，致椎動脈受刺激，腦供血不足，而出現眩暈、頭痛、運動障礙性眩暈、血壓異常、記憶力減退、耳鳴、耳聾等綜合徵。椎動脈型頸椎病的病人發病時，頭痛和眩暈症狀一般同時存在。其中枕大神經病變是引起頭痛的主要原因。因為椎動脈分支枕動脈供給枕大神經營養，臨床上，椎動脈痙攣引起枕大神經缺血而出現枕大神經支配區頭痛症狀。

【診斷依據】

一、頸部局部疼痛或疼痛不明顯或有局部冷熱感等。

二、臨床症狀為反覆發作猝倒或暈眩特徵表現，發作與頸部動作有密切關係，例如某種姿勢可誘導其症狀加重，但另一種姿勢可緩解症狀。

三、枕骨下項線及耳後乳突下椎動脈點，C1 橫突及 C2 棘突有明顯壓痛點，旋頸試驗呈現陽性，拉頸試驗可使眩暈，耳鳴消失。

四、頭痛發生部位多在枕部或耳顳部，位置較深，多為脹痛、困重感，常伴有噁心嘔吐、出汗等。

五、內耳動脈缺血可致耳鳴、聽力減退。甚至耳聾；大腦後動脈缺血與腦幹缺血會出現眼矇、失明、眼前發黑、複視、眼球震顫等。

六、頸椎 MRI、CT 及 X 光片可發現頸椎病之特徵性變化，如旋轉移位前後方位置改變，勾椎關節會呈現側方移位，寰齒間隙不等寬，寰齒間隙前緣稍寬等情況。

七、椎動脈顯影檢查可發現椎動脈狹窄，畸形或閉塞等情形。

【治療】

一、針刀治療

（一）治療原則

依據患者症狀、病史、身體體徵及影像學檢查之結果，對於位移之椎體牽拉軟組織之高張力點，進行分離黏連或切開剝離之閉合性手術，減輕張力及減輕壓力，並藉由手法治療方法恢復軟組織之動態平衡，頸椎諸關節力恢復平衡，達到解決椎動脈彎曲受壓或扭轉之目的。

（二）操作規定

1. 患者採取俯臥位或坐位，頭頸定點微前屈。
2. 局部進行消毒，穿戴無菌手套，鋪蓋無菌紗布。
3. 應用小T形針刀整體鬆解術，鬆解上段頸部軟組織的黏連和瘢痕。

針刀治療參參見第十章第三節：頸源性血壓異常的針刀診療規範。

針刀操作方向與脊柱縱軸平行，針體與治療部位之骨面呈 90 度刺入進入骨面，縱向疏通剝離，若有條索或硬結者當切開剝離。

（三）注意事項

1. 在寰枕肌膜處進刀時，針刀切勿下滑，禁止刺入寰枕關節腔，導致脊髓損傷。
2. 在橫突末端處進刀時，須準確定位，不宜過深，避免刺傷椎動脈，導致嚴重後果。

二、手法治療

選用仰臥成角旋轉復位法：患者取仰臥位，醫師坐位於治療床頭，一手托其後枕部作為靜點，另一手托其下頷作為動點。囑患者心平氣和呼吸，托其下頷做輕牽引，側旋頭頸，輕牽引頸椎同時稍加輕閃動力。以同法進行另一側的治療。

三、藥物治療

建議使用蠲痹湯（來源：《濟生方》）：當歸、赤芍、薑黃、黃耆、羌活各三錢，甘草一錢，生薑五錢，大棗 3 枚。本方可消炎，解熱，鎮痛，提高機體免疫力，改善血液循環。

四、復健治療

物理治療及局部功能鍛鍊

5、脊柱源性糖尿病診療規範

糖尿病是一種因糖代謝紊亂為主的慢性內分泌疾病。病因尚不完全清楚，目前認為可能與遺傳、自身免疫、病毒感染、升血糖素過多等有關。可分為胰島素依賴型（IDDM， Ⅰ型）、非胰島素依賴型（NIDDM，Ⅱ型）和營養不良型(MRDM，™型)，臨床Ⅰ型占 90%。多由稟賦不足，陰虛燥熱所致。本病屬中醫學"消渴"範圍。脊柱源性糖尿病是指由於脊柱調節血糖相關部位損傷、自律神經傳導障礙而出現血糖偏高的症狀。胰腺是由胸 6 ～ 10 節交感神經支配，該段脊髓側角發出的交感神經支配胰腺血管的收縮和抑止胰腺分泌，而該段副交感神經是來自迷走神經的背核，其作用是支配胰腺血管的舒張和增加胰腺的分泌，如果該段交感神經受脊柱病的刺激或損傷，尤其是有椎體滑脱和關節錯位，使胰腺血液迴圈障礙，胰腺分泌減少，導致肝糖原分解，血糖升高，若血糖持續在高濃度，引發一系列症狀，就可能發展成糖尿病或類糖尿病。這就是脊柱和糖尿病的關係，也是脊柱病繼發糖尿病的原因。

【診斷依據】

一、成年型糖尿病患者在脊柱有突發性損傷史或慢性勞損史。

二、脊柱錯位多以 T6-10 為主，棘突及橫突有壓痛點或條索狀筋結。

三、常表現為口渴多飲，多食易饑，尿頻量多，形體消瘦，腰背酸痛或四肢末梢麻木。嚴重者可見煩渴，頭痛，嘔吐，腹痛，呼吸急促，甚或昏迷厥脱危象。

四、X 光片檢查可見胸椎下段棘突偏歪或在脊柱 T8、T9 部位出現脊柱側彎。

五、實驗室檢查：查空腹、餐後 2 小時尿糖、血糖或血液醣化血色素（HbA1C），尿比重，葡萄糖耐量試驗。必要時查尿酮體，血尿素氮、肌酐、二氧化碳結合力及血鉀、鈉、鈣、氯化物等。

【治療】

一、針刀療法

（一）治療原則

在脊柱錯位病灶部位上的棘上、棘間韌帶及橫突間韌帶進行針刀閉合性鬆解術。

（二）操作常規

1. 患者俯臥位，以外科筆之龍膽紫藥水定點、劃方向。
2. 戴無菌手套、局部三度常規消毒，鋪無菌紗布。
3. 操作步驟

(1) 如屬於胸椎骨關節損傷者，根據 X 光片觀察 T7-T9 有無椎體位置變化，在病變的椎體棘突的上、下棘間韌帶與棘突左、右各 1.0—1.5cm 共六處進針刀，鬆解棘間韌帶，切開關節突關節囊。

(2) 如在 T7-T9 脊柱區範圍內陽性反應點者，即在此處進針刀，刀口線與陽性反應點縱軸平行，縱行和橫行剝離 2—3 下，並鬆開結節或條索。

(3) 脊柱區無陽性反應點者：① T7、T8、T11 棘突下凹陷旁開 1.5 寸（膈俞、胰俞、脾俞）進針刀，刀口線與脊柱縱軸平行，針口線斜向棘突根部方向，與矢狀面呈 45 度角，刺入 0.8 公分，縱行剝離 2—3 下。②在雙足三里穴及雙三陰交穴進針刀，刀口線與下肢縱軸平行，針體垂直刺入 1—2 公分，縱行剝離 2—3 下。

（三）注意事項

1. 棘突間施術，針刀不可刺入椎管，避免損傷脊髓神經。

2. 橫突間施術，儘量在橫突下緣，更不可離開骨面，以免損傷脊神經或胸腔臟器。

二、手法治療

術後可用俯臥掌推法矯正脊柱後關節紊亂。其法如下：患者俯臥位，雙手拉住床頭，肌肉腰部放鬆。一助手立於床尾，兩手握兩踝部牽引，在牽引的基礎上，用力上下抖動數下，連續 3—5 遍。醫師立於患者軀幹一側，雙手重疊放於錯位脊柱的棘突上，當助手用力牽引時，術者瞬間向下彈壓 1 次。此手法可隔 2 ～ 3 日 1 次。

三、藥物治療

中醫辨證論治，燥熱傷肺證用消渴方（《丹溪心法》）；胃燥津傷證用玉女煎（《景嶽全書》）；腎陰虧虛證用六味地黃丸（《小兒藥證直訣》）；陰虛陽浮證用三甲複脈湯（《溫病條辨》）合參附湯（《醫方類聚》）。必要時適當配合中西藥物，予以活血化瘀及抗感染治療。

四、康復治療

鼓勵患者適度運動，並配合康復治療，包括物理治療及功能鍛鍊。

6、脊柱源性胃炎診療規範

脊柱源性胃炎是指由於脊柱調節胃部消化相關部位損傷、自律神經傳導障礙而出現胃部發炎疼痛消化失常的症狀。

【診斷依據】

一、胸椎外傷史或慢性勞損。

二、上腹部局限性壓痛，T5-8 棘突壓痛及椎旁壓痛，並可觸及條索。

三、長期胃脘部疼痛，常伴痞悶或脹滿、噯氣、泛酸、嘈雜、噁心嘔吐等症。發病常與情志不暢、飲食不潔、勞累、受寒等因素有關。

四、胃鏡可見黏膜充血、水腫、紅白相間，或胃黏膜活檢可確定有淺表性胃炎，萎縮性胃炎或十二指腸黏膜炎症、潰瘍，以及腫瘤等病變。

五、X 線片示胸段正位片，有時可見偏歪的棘突。

【治療】

一、針刀療法

（一）治療原則

針刀鬆解相應脊柱區段的軟組織勞損、黏連點。

（二）操作常規

1. 患者俯臥位，暴露胸椎。標定下針點。

2. 局部行常規消毒，戴無菌手套，鋪無菌紗布。

3. 操作步驟

(1) 如屬於相應椎體有位移者，則進行如下針刀的治療方法：根據 X 光胸椎的正側位片，如在 T5、T6、T7 有任何一個方向的微小移位元，即在此椎體棘突上和下相鄰棘突的中點定兩點，以此兩點作 2 條與脊柱中線垂直的線，並在此 2 條線上以上述相鄰棘突的中點為起點，向兩側各旁開 1.0—1.5cm 各定兩點，在此 6 點上進針刀，刀口線均和脊柱中線平行，針體均垂直於頸椎部位的平面，棘突間的兩針刺入後，將針體略向下傾斜刺入 0.3—0.5cm，然後將針刀口線轉動 90 度，沿刀口線縱行切開 2—3 刀即可。脊柱兩側 4 點刺入深度達肋橫突關節囊，沿關節間隙切開數刀即可。

(2) 如屬於脊柱區帶的軟組織損傷，其範圍在 T5、T6、T7 上、下、左、右，在觸診有陽性點（如壓痛、結節、條索等）處進針刀，將根據其陽性反應的走向決定刀口線的方向，如有結節、條索務必將其鬆開、刺碎。

二、手法治療

1. 採用俯臥推按法：患者俯臥位，兩上肢置於身旁，自然放鬆。醫師站立於患者左側，右手掌根按壓患椎棘突，左手放置右手背上。囑患者做深呼吸，在患者呼氣時，醫師右手掌要用力往前下方推按，此時可聞關節復位響聲，手法結束。此法宜復位中下段胸椎。

2. 端坐頂推法：患者雙手手指於頸項部交叉握，醫師坐於後，雙手穿入患者兩腋下繞過握患者雙側腕，囑患者低頭或略挺胸，醫師雙手和右膝同時用力頂壓。此法宜復位上段胸椎。

3. 患者立位，雙手交叉頸根部，醫師立其後，用醫師胸骨柄抵緊貼患者胸椎，雙手環繞固定病人兩肘部，先動後靜再動，將患者提起牽引制靜數秒，再上下左右抖動數次制靜，手和胸骨柄協同發力，可聞數節"喀喀"聲，依次可下移胸骨柄復位。

三、藥物治療

中醫辨證論治，肝胃氣滯證用柴胡疏肝散（《景嶽全書》）；寒邪犯胃證用良附丸（《良方集腋》）；胃熱熾盛證用清中湯（《醫學心悟》）；食滯胃腸證用保和丸（《丹溪心法》）；瘀阻胃絡用失笑散（《太平惠民和劑局方》）合丹參飲（《時方歌括》）；胃陰虧虛證用一貫煎（《續名醫類案》）合芍藥甘草湯（《傷寒論》）；脾胃虛寒證用黃耆建中湯（《金匱要略》）。必要時適當配合中西藥物，予以活血化瘀及抗感染治療。

四、康復治療

物理治療與功能鍛鍊。

7、脊柱源性痛經診療規範

痛經是指在經前後或行經期間發生下腹痛或其他不適，以致影響生活品質者。本症是婦女的一種常見病，分為原發性痛經和繼發性兩類，原發性痛經指生殖器官無器質性病變的痛經；繼發性痛經指由盆腔器質性疾病，如子宮內膜異位症、子宮腺肌病等引起的痛經。中醫認為多由情志所傷，六淫為害， 致沖任受阻，或精血不足，胞脈失於濡養。屬於"少腹痛"範圍。脊柱源性痛經是指由於腰椎下段椎旁軟組織損傷、小關節錯位及 髂關節半脫位等病理性改變，導致經期前後或在行經期間發生小腹痛或其他不適，以致影響工作和生活。

【診斷依據】

一、腰骶部曾有外傷史、慢性勞損或寒溫刺激史。

二、月經期或經行前後小腹疼痛，痛及腰骶，甚則暈厥，呈周期性發作。

三、骶骨及其兩側可找到壓痛或硬塊，恥骨聯合上緣壓痛，L5 棘突壓痛偏歪，L4 與 L5 橫突壓痛。

四、排除可以引起該病的全身或骨盆腔局部器質性疾病所致腹痛。

【治療】

一、針刀治療

（一）治療原則

刺激或鬆解陽性反應點。

（二）操作常規

1. 患者俯臥位，暴露腰骶部，在壓痛處用外科筆定點。

2. 定位與操作：

(1) 在腰骶部，L2-L4 棘上韌帶及橫突尖、腰肋韌帶起止點。戴無菌手套，局部行常規消毒，鋪無菌紗布。棘突部位：從頂點進針刀，刀口線與脊柱縱軸平行，針刀經皮膚、皮下組織，直達棘突骨面，在骨面上縱疏橫剝 2 ～ 3 刀。然後貼骨面向棘突兩側分別用提插刀法切割 2 刀，其他棘突棘上韌帶鬆解方法與此相同。橫突部位：以 L2 橫突為例。摸準 L2 棘突頂點，L2 棘突中點旁開 3cm，在此定位。刀口線與脊柱縱軸平行，針刀經皮膚、皮下組織，直達橫突骨面，刀體向外移動，當有落空感時說明到 L2 橫突尖，在此用提插刀法切割橫突尖的黏連、瘢痕 2—3 刀，以鬆解豎脊肌、腰方肌及胸腰筋膜在橫突尖部的黏連和瘢痕。然後，調轉刀口線 90 度，沿 L2 橫突上下緣用提插刀法切割 2—3 刀，以切開橫突間肌。其他橫突尖鬆解方法與此相同。

(2) 腰肋韌帶起止点：先鬆解腰肋韌帶起點：在第 12 肋壓痛點定位，刀口線與人體縱軸一致，針刀體與皮膚呈 90 度，針刀經皮膚、皮下組織，直達肋骨，調轉刀口線朽、使之與 12 肋骨走行方向一致，在肋骨骨面上左右前後方向鏟剝 2—3 刀，然後，貼骨面向下到肋骨下緣，提插刀法切割 2 刀。其次鬆解腰肋韌帶止點：在髂脊後份附著部在髂脊後份壓痛點定位；刀口線與人體縱軸一致，針刀體與皮膚呈角 90 度，針刀經皮膚、皮下組織，直達髂，脊調轉刀口線 90 度，在髂脊骨面上內外前後方向鏟剝 2 ～ 3 刀。

(3) 經穴療法，仰臥位時，取三陰交、氣海、關元三穴，俯臥位取腎俞、肝俞二穴，刀口線與前正中線平行，針體垂直皮膚刺入 2 公分，縱行剝離 2—3 下。

（三）注意事項

1. 腰骶部治療，針刀不宜過深，以免損傷組織。

2. 骶部治療不能刺入　後孔而損傷神經。

3. 如腰椎錯位，一定要配合手法治療。

4. 月經期間不宜用針刀治療。

二、手法治療

患者俯臥位，醫師在骶髂部尋找反應點，以拇指指腹一指禪擺動手法推 1—2 分鐘，再取仰臥位，於恥骨上壓痛處，用食、中、環三指合併按揉 1—2 分鐘。如有腰骶偏歪按痛，以整脊側扳法矯正。

三、藥物治療

中醫辨證論治，氣滯血瘀證用膈下逐瘀湯（《醫林改錯》）；寒凝血瘀證用少腹逐瘀湯（《醫林改錯》）；濕熱蘊結證用清熱調血湯（《古今醫鑒》）；氣血虛弱證用聖愈湯（《蘭室秘藏》）；肝腎虧損證用調肝湯（《傅青主女科》）。必要時適當配合中西藥物治療。

四、康復治療

（一）物理治療

熱敷法：痛經時，以熱水袋在腹部上熱敷可以減輕疼痛，也可用痛經貼布，溫暖子宮，促進腹部血液循環，有效緩解或減輕女性經期的腹痛。

（二）功能鍛鍊

第十章 雜病與美容

1、強直性脊柱炎診療規範

強直性脊椎炎又稱為僵直性脊椎炎，是一種累及椎間關節、骨骼關節、椎旁韌帶，最後導致整個脊柱強直、畸形的炎性疾病。本病以男性青壯年多見，好發年齡為 20—40 歲，男性發生率約為女性的 10 倍。此病過去被誤認為是類風濕關節炎的一種，稱之為"類風濕性脊柱炎"、"中樞型類風濕關節炎"等。為了與類風濕關節炎區別，國際抗風濕協會於 1963 年正式確定命名為"僵直性脊椎炎"。

多數患者病變首先累及骶髂關節，雙側對稱，出現腰部或臀部疼痛，並逐漸往上發展累及胸椎。出現脊柱強直、背痛、胸痛、胸廓擴張受限、體檢發現患部腰部前屈、後仰、側彎、轉身等動作受限，頸部固定於屈位，抬頭、側彎及轉動受限，部分患者可累及髖關節，出現髖部和大腿內側疼痛，下肢活動受限。

病變主要表現為慢性炎性浸潤，關節軟骨增殖、鈣化，韌帶鈣化和骨化，關節囊和韌帶附著部的骨質遭侵蝕破壞，代之以骨贅生長，形成特有的韌帶贅結構；椎間盤的軟骨板和纖維環外層炎症引起軟骨內骨化，並與前縱韌帶形成的韌帶贅融合成骨橋，使整個脊柱最終發生骨性僵直。X 線檢查可見脊椎體呈"竹節樣"改變。

【診斷依據】

一、好發於青壯年，男性多於女性發作。

二、下腰痛和僵硬超過三個月發作，活動後緩解。

三、胸廓疼痛和僵硬發作，夜間痛或晨僵明顯。

四、腰椎活動受限發作，腰或脊柱、腹股溝、臀部或下肢酸痛不適。

五、擴胸受限發作。

六、虹膜炎現在症或既往史。

七、X 線檢查：雙側　髂關節面模糊，軟骨下則見緻密影像，關節間隙消失，晚期脊柱呈顯“竹節樣”改變。

八、實驗室檢查：血紅蛋白降低，活動期血沉增快，抗“O”不高，類風濕因子多陰性。但 HLA-B27 檢查陽性。

以上八項中具備 4 項或第 7 項加任一項，即可確診。診斷主要根據病史、體徵和 X 線檢查等。對較晚期或已有脊柱強直性駝背患者很容易診斷，早期發病者應該仔細分析免疫因子。

【治療】

一、針刀治療

（一）治療原則

對脊柱周圍及髖關節周圍的黏連組織行針刀鬆解手術。

（二）操作常規

1. 脊柱周圍軟組織針刀鬆解術

患者俯臥，首先從其第 1 胸椎棘突間隙及棘突間隙兩側旁開 1.5cm 各一點為治療點，針刀與人體縱軸平行進針刀，深度達橫突骨面時，轉動刀鋒，使刀口線和橫突平行，在橫突上緣或下緣，橫行切 2—3 刀，用以切開橫突間肌和橫突間韌帶。

棘間韌帶其主要病變是在棘突下方，因此在作針刀治療之時，

(1) 對早期患者，垂直進針並先縱行撥離，然後進行橫行切開撥離即可。

(2) 對中、晚期患者，因棘間韌帶都已骨化，就必須切斷部分棘間韌帶，作切開剝離，其餘操作與前一樣。同樣的方法在治

療第一胸椎下方 2—4 個椎體，1 次治療 3—5 個椎體。

第一次門診 5—7 天後，作第 2 次針刀鬆解技術。在第一次治療的椎體下 3—5 個椎體橫突間隙及棘突間隙選擇進針點，同樣方法將橫突間肌、橫突間韌帶，棘突間韌帶鬆解。如此，每隔 1 週鬆解 1 次，由上向下延展，每次治療，直到所有胸、腰椎都被鬆解為止。

最後治療頸部，先鬆解 5、6、7 頸椎，後鬆解 2、3、4 頸椎，注意是自下而上作鬆解，方法同前。

2. 髖關節周圍軟組織針刀鬆解術

(1) 患者側臥位。

(2) 前側進針刀，選腹股溝韌帶下相當於髖關節投影處，避開股神經、動脈及靜脈。一般前選 1—2 個點，側路進針刀，取健側臥位，亦在髂前上骶處以及股骨大轉子尖部連線中間點與其前後方各 2.0cm，每次選 2—3 個點。

（三）注意事項

1. 以針刀為主的綜合療法，治療強直性脊柱炎晚期病殘，不僅療效佳，患者痛苦小，而且獨具特點：(1) 在病情活動期也可進行針刀治療。(2) 對駝背畸形的矯正，無矯正部位、矯正節段的數目、如何決定等方面的爭論。因為針刀可行全脊柱各節段的反覆鬆解，術後亦不必固定。(3) 針刀手術，損傷小、痛苦不大，一次住院或幾次門診可完全糾正聯合畸形之主要問題。

2. 強直性脊柱炎的治療不宜過早停藥，特別是停用慢性病藥。骶髂關節 X 線檢查對 AS 的療效判定有重要意義，在某段時間內可能出現症狀緩解，實驗指標也可恢復正常，但實際病情卻在繼續進展。強直性脊柱炎治療目的是採取措施緩解疼痛，保持脊柱活動範圍及功能，並預防併發症的發生。

二、手法治療

1. 胸腰懸按法：患者俯臥位，上胸部及其兩髖處分別各墊 1 個枕頭，使前胸及腹部懸空，醫師立於一側，用雙手掌重疊在患者背部沿脊柱按壓至骶髂關節及臀部，按壓時要配合患者呼吸，當呼氣時向下按壓，吸氣時放鬆，儘量使腰骶部後伸。

2. 腰椎後扳法：患者俯臥，醫師用一手按壓其腰骶部，另一手分別扳左右大腿中下段用力向上扳，以患者能忍受為度，每側行 3—4 次。

3. 屈髖鬆解法：患者仰臥位，醫師用揉法和滾法治療髖關節前部及大腿前內側肌肉，然後儘量使其屈髖屈膝以患者能忍受為度，最後使患者髖關節屈曲、伸展、內收、外展、內旋、外旋被動活動，鬆解髖關節周圍軟組織黏連，1 週二次。

三、藥物治療

本病近似中醫所稱的“脊痹”，分證論治如下：

寒濕阻絡證用獨活寄生湯（《備急千金要方》）；瘀血阻絡證用身痛逐瘀湯（《醫林改錯》）；腎陽虧虛證用右歸丸（《景岳全書》）。

西藥首選消炎鎮痛劑，亦可選用其他非類固醇抗炎藥物，如萘普生、雙氯滅痛、布洛芬等，或兼有抗炎和抗菌作用的柳氮磺胺吡啶等。

必要時，適當配合中西藥物，予以活血化瘀及抗感染治療。

四、康復治療

功能鍛鍊：患者應謹慎且長期地進行體位鍛鍊，目的是取得與維持脊柱最好的姿勢，增強椎柱旁豎脊肌彈力並增加肺活量。在休息時要採取適當的姿勢，休息時應睡硬板床，取仰臥位，避免促進屈曲畸形的體位，一旦侵犯到上段胸椎及頸部時，應立即停止用枕頭。凡能導致持續性疼痛的體力活動都應該避免。必須戒煙，以避免胸壁病變加重。

2、類風濕性關節炎診療規範

類風濕性關節炎是一種以關節病變為主的慢性全身性自身免疫性疾病。本病早期有遊走性關節腫痛及運動障礙，晚期則關節僵硬與畸形，功能喪失，並有骨質疏鬆及骨骼肌萎縮。發病年齡多在 20—45 歲，女性多於男性。中醫學認為是風寒濕熱之邪乘虛而入，留滯筋骨關節，久之損傷肝腎，陰虛血虧。本病屬 " 尪痹 "、" 痹證、" 歷節風 " 等範圍。類風濕性關節炎是一種多系統病症，關節外的影響亦是另一個與骨關節炎不同的地方。就如大部份患有此症的病人都會同時患上貧血，這是因類風濕性關節炎本身的影響（慢性疾病引起的貧血症）或是因使用藥物（尤其是用作麻醉的非類固醇消炎止痛藥）治療時所有的腸胃道出血副作用。脾腫大亦會與白血球減少症一同出現（稱為費爾蒂綜合徵），及淋巴細胞浸入亦會影響唾液腺及淚腺（稱為乾燥綜合徵）。

【診斷依據】

美國風濕病學會於 1987 年定義以下的情況為類風濕性關節炎：

一、晨僵持續至少 1 小時。

二、有 3 個或 3 個以上的關節同時發炎，腫脹或有積液。

三、掌指關節、手腕關節或近端指關節間至少有一個關節腫脹或有積液。

四、同時出現肘、膝關節以遠關節對稱性腫脹或有積液。

五、皮下風濕節結。

六、類風濕因子陽性。

七、X 線片顯示關節有骨侵蝕，關節間隙狹窄或有明顯的骨質疏鬆。

以上七項，只要達到最少任何以上四項情況，便被判斷為患有類風濕性關節炎。

【治療】

一、針刀治療

（一）治療原則

對關節囊行切開鬆解，關節周圍軟組織行減張鬆解術。

（二）操作常規

1. 對於急性期患者，採取以下三項治療，可以取得立竿見影的效果，再配合葯物治療，可以使病得到完全控制。

(1) 避開關節周邊的神經血管，用針刀在關節囊周圍選擇數點刺入，然後調整刀口線，與關節間隙平行，將關節囊切開 1—2 刀以鬆解關節囊，並用手法屈伸這些關節，使關節囊徹底鬆開。

(2) 以疼痛點為依據，將關節周圍軟組織進行鬆解，按針刀常規操作方法，先縱行疏通剝離，再橫行擺動針體。

2.對於長期慢性病情，軟組織已經形成黏連，瘢痕，關節強直者，將針刀刀口線平行肢體縱軸刺入關節囊，將關節囊切開數刀，然後深入關節腔並沿關節間隙擺動，剝離黏連組織後出針。

3.調節經絡電生理線路，選擇各個與關節相關的位點，用針刀縱向剝離。

上肢常取抬肩、曲池、陽池、合谷等穴；下肢常取犢鼻、膝眼、陽陵泉、絕骨、三陰交、丘墟、解溪等穴。

（三）注意事項

避開關節周圍重要的神經和血管。

二、手法治療

常用按揉、滾法、屈伸、遙法，將病關節轉動搖晃數次。但依據部位不同，手法改變。

1. 手腕類風溼關節炎：針刀鬆解手和腕部關節囊及周圍軟組織後，以手法先小幅度屈伸病側關節後，再過度屈伸這些關節，使關節囊徹底鬆開，降低關節內張力，恢復關節的活動功能。對於已經發生強直的患者，還需對抗牽引，使關節徹底鬆開。

2. 肘關節類風濕關節炎：針刀剝離關節後，在肘關節內側的肱二頭肌腱處，從近端向遠端提拿肱二頭肌腱，使皮下各種軟組織的互相黏連完全鬆開後，在尺骨鷹嘴處，沿肱三頭肌腱索提拿肱三頭肌腱。在肱骨外上髁處，沿肱橈肌方向向遠端提拿，並注意用手法將橈側腕長伸肌、橈側腕短伸肌、指伸肌疏剝開。在肱骨內上髁處將旋前圓肌、指淺屈肌、尺側腕屈肌剝離開來。

3. 膝關節類風濕關節炎：在以針刀鬆解膝關節囊及周圍軟組織後，以手法彈壓下肢，使關節囊及肌肉、韌帶徹底鬆開，降低關節內張力，必要時繃帶屈曲固定關節 3—5 小時，使關節恢復活動功能。

三、藥物治療

類風濕關節炎的主要病變在肝腎。多因稟賦不足，或久病、房勞等所致肝腎虧虛，外邪侵及，深入筋骨；或痹病遷延難癒，日久正虛，痰瘀凝結，舍於肝腎而成。本病病程日久，時緩時急，漸趨嚴重，治癒困難。臨床必須掌握腎虛寒盛，痰瘀膠結的特點，進行補腎祛寒，祛痰化瘀，若出現標熱症狀時，可佐以清熱，同時注意養肝血，護脾胃。

1. 風寒濕阻證用蠲痹湯（《醫學心悟》）或桂枝芍藥知母湯（《金匱要略》）；2. 風濕熱鬱證用二妙散（《丹溪心法》）或白虎桂枝湯（《金匱要略》）3. 痰瘀互結證用桃紅飲加味（《類證治裁》）或獨活寄生湯（《備急千金要方》）合炙甘草湯（《傷寒論》）；4. 腎虛寒凝證用補腎祛寒治尫湯（《痹證專輯》）或陽和湯（《外科證治全生集》）；5. 肝腎陰虛證用左歸丸（《景嶽全書》）合虎潛丸（《丹溪心法》）或六味地黃丸（《小兒藥證直訣》）；6. 氣血虧虛證用黃耆桂枝五物湯（《金匱要略》）或獨活寄生湯（《備急千金要方》）。

必要時適當配合中西藥物，予以活血化瘀及抗感染治療。

四、康復治療

（一）物理治療

（二）功能鍛鍊

患者做屈伸關節運動、屈伸時，一度逐漸增大，次數逐漸增多。15 天後每天都應達到關節運動的最大限度，每天屈伸 100 次以上。並以手法按摩。包括揉拿、掌揉、切擊、推擾及被動屈曲和伸直患肢等。隔天 1 次，一般 30—40 天可明顯控制。

3、狐臭診療規範

腋下皮膚毛囊旁的大汗腺，又稱為頂漿腺，分泌出一些較濃稠的汗液，經由細菌的分解，而產生難聞的氣味。傳統手術法的術後傷口痛，也會在腋下留下疤痕。腋臭俗稱狐臭，是身體大汗腺分泌物中含有一種特殊氣味的了異酸戊酯而引起的病症。汗液經表面的細菌主要由葡萄球菌分解，產生不飽和脂肪酸。由於大汗腺到青春期才開始活動，故腋臭主要見於青壯年。女性多於男性，與遺傳有關。

【診斷依據】

一、有遺傳病史，夏季加重。

二、腋窩大汗腋分泌的汗液有明顯臭味，其汗液可呈黃、綠或黑色。
三、青春期症狀較嚴重。

【治療】

一、針刀治療

（一）治療原則

依據閉合性手術原理，針刀破壞腋部的大汗腺，使其形成黏連，堵塞大汗腺，同時阻斷神經訊息傳給汗腺，減少腋下汗液分泌，因而緩解狐臭。

（二）操作常規

1. 定位：患者仰臥位，關節外展 90 度，充分暴露腋部，用外科筆定點。汗腺集中部邊緣前後左右個一點、腋下窩頂漿腺及中部標定數點。
2. 戴無菌手套，局部行常規消毒，戴無菌手套，鋪無菌紗布，在腋部梭形窩的腋毛區內麻醉。
3. 操作：
   ⑴ 在腋毛外邊緣 1.0—1.5cm，選 4 個進針點，刀口線與腋緣平行，針體方向與皮膚呈 15—20 角度，針刀刺達真皮層與淺筋膜之間，做扇行劃剝，從 4 點都向中央方向提插鏟撥，針刀向汗腺集中部真皮層方向切割到病變中央。
   ⑵ 在腋窩汗腺區內找到比正常毛囊大、色素沉著的毛囊孔，一次選擇 3 ～ 4 個治療點，消毒與麻醉後，針刀按四步操作規程進針刀，經擴大的毛囊孔刺入，達真皮層，提插刀法切割 3 刀，然後在真皮下做扇形提插刀法切割。術畢拔出針刀，局部壓迫止血 2 分鐘後，以 OK 繃覆蓋針刀孔。

二、手法治療

針刀治療後，用手指壓迫針孔同時充分按揉手術區。

三、藥物治療

使用中藥密陀僧粉末加麻油調和，塗於腋下，可有一定效果。每夜洗澡後塗敷局部，隔日清晨擦去，七日為一療程。天然的礦產密陀僧

（Lithargite）很稀少，呈橘黃色小片或土狀粉末，其成分為 PbO，系由方鉛礦氧化而成。藥用品多用鉛為原料加工製成的氧化鉛。

四、康復治療

預防感染，減少局部滲出。

4、肛裂診療規範

肛裂是一種常見的肛管疾患，也是中青年人產生肛管處劇痛的常見原因。多見於中年人，但也可發生於老人及小兒，一般男性略多於女性。覆蓋在肛門上的皮膚若有小裂傷，即可造成疼痛或出血。當一個乾硬糞便通過肛門口時，由於肛門括約肌緊張、痙攣，而造成撕裂傷。肛裂是齒狀線以下肛管皮膚層裂傷後形成的小潰瘍，其方向與肛管縱軸平行，好發於肛門前後正中，多見於後正中。長約 0.5—1.0cm，呈梭形或橢圓形常引起劇痛，癒合困難。臨床以周期性肛門疼痛、大便帶血、便秘為特點。而肛管表面裂傷不能視為肛裂，因很快自癒，且常無症狀。肛裂的主要症狀是疼痛便血，長期不治極易造成失血過多，引發一系列的併發症，如缺鐵性貧血等。肛裂通常可分三期：

1. Ⅰ期肛裂又稱初發肛裂、新鮮肛裂或早期肛裂，肛管皮膚表淺損傷，創口周圍組織基本正常。
2. Ⅱ期肛裂，又稱單純肛裂，肛管已經形成潰瘍性裂口，但無合併症，無肛乳頭肥大及肛外痔及皮下瘺管等。
3. Ⅲ期肛裂又稱陳舊性肛裂，裂口已形成慢性陳舊性潰瘍，併發肛外痔、肛乳頭肥大、肛竇炎和隱瘺等病理改變。

【診斷依據】

一、長期大便乾燥病史。

二、排便疼痛、便秘、便血、肛門搔癢。主要表現為疼痛劇烈，持續性劇疼，可持續加劇，數小時後可自動緩解。

三、肛管觸痛、肛門緊縮、肛管狹小。排糞時，損傷創面，可致裂口出血。

【治療】

一、針刀治療

（一）治療原則

針刀將痙攣的內括約肌切斷，解除肛管痙攣。

（二）操作常規

1. 定位：腰骶椎至尾骨一線、肛門周邊 1 cm 處尋找陽性反應點。

2. 操作：

(1) 患者取座位，在骶椎至尾骨一線尋找反應點。常規消毒後，醫師右手持刀口 0.4mm 小針刀，刀口線與肌纖維平行，針刀體與皮面垂直，按四步規程刺準反應點約 0.2—0.4 釐米深，用切開剝離法，將紅色斑點切開，並橫向剝離 2—3 下。一般手術治療 1 次疼痛明顯減輕，停止出血，5 天後複診檢查不癒，再做 1 次可治癒。

(2) 病人取截石位，肛周常規消毒後，注射 2% 利多卡因 2—5ml 行局部麻醉，距肛裂下方 1cm 處進針刀，醫師左手中指深入肛裂作引導，右手持刀，刀口線與肛門外括約肌肌紋平行，針刀與皮面垂直，按四步規程刺入肛管 2—3cm，有韌性或緊縮感即為肛門內括約肌。此時，調轉刀口線 15 度左右。將肛門內括約肌切開 2—3 刀，左手中指感到肛管皮下有一凹陷無緊縮感即可出針刀，出針後用兩側食指進一步擴肛，持續 3—5 分鐘，將部分未切斷的肌纖維充分擴開，將外痔和肥大的乳頭樣組織切除。創傷面塗金創膏，每日便後換藥 1 次，每週治療一次，4 次為 1 個療程，視患者病情而確定療程。

（三）注意事項

1. 針刀不宜刺入太深。

2. 針刀手術後，一定要擴肛，使切開的肛門梳被拉開。

3. 對慢性肛裂，及二、三期肛裂，合併有肛門狹窄者療效好，對急性肛裂即新形成的肛裂，不合併肛門狹窄者，不用此法治療。

4. 針刀治療時，要先去除大便乾燥的病因。

二、手法治療

針刀術後，將左右手食指伸入肛門內緩緩用力向四周擴張，使肛門肌有鬆軟感即可，然後在肛門部按摩 5 分鐘。

三、藥物治療

必要時，適當配合中西藥物，予以活血化瘀及抗感染治療。

四、康復治療

（一）物理治療

（二）功能鍛鍊

盆底肌訓練，持續收縮會陰肌（提肛運動）2～6 秒，鬆弛休息 2～6 秒，如此反覆多次。

5、雞眼診療規範

雞眼是手足皮膚摩擦後造成增生的角質層，為局部長期受到擠壓、摩擦，導致表皮增厚而形成的厚繭。通常見於足部，是足部局限性圓錐狀角質增生嵌入皮內，尖頂突入真皮中壓迫感覺神經末梢，局部一旦受壓或受擠就會引起明顯的疼痛。本症以患處表皮增生變厚角化，形狀像雞的眼睛，因而得名。通常有一個核心，被多層厚皮組織圍繞，其根部深嵌入肉裡、頂部起硬結，行走時受擠壓而疼痛。當去除局部壓迫或摩擦的病因後，多數雞眼可逐漸變軟，恢復為正常皮膚。

【診斷依據】

一、經常穿不合適而狹窄的硬鞋，長期擠壓摩擦。

二、多見於足蹠前中部、小趾外側或足大趾內側緣，也見於趾背。腳底或腳趾疼痛，行走站立困難。

三、腳底生成扁平的角質突起，界限清楚，大小在 0.5—1cm 之間，削去表皮角質層，可見中心核，外周有黃色透明環，有不同程度觸壓痛，觸之堅硬如釘。

【治療】

一、針刀治療

（一）治療原則

破壞雞眼的組織結構，切斷供應雞眼的神經血管。

（二）操作常規

1. 患者仰臥位或俯臥位。以外科筆定點。
2. 局部行常規消毒，戴無菌手套，舖無菌紗布。
3. 用局部麻醉劑 1% 利多卡因 2—4ml，選一次性注射器，從雞眼硬結旁刺入，由淺入深，緩慢注射。注入麻醉藥時，必須先回抽注射器確認無回血。
4. 從雞眼的兩側進針刀，針刀體與皮膚平面垂直，刀口線與腳底縱軸平行，刺入皮膚，按四步規程進針刀，達雞眼的根部，將雞眼根部切開 2 ～ 3 次後至雞眼中央基底部，破壞雞眼基底組織，不必把雞眼剔出。手下有堅硬之阻擋感時縱行切割，在同一平面上，針下無阻擋感為止，要求切斷角質栓後出針，OK 繃保護針孔。通常一週左右雞眼可自行修平脫落，大多 1 次即可治癒，如 7 日不癒者，可再做 1 次。

二、注意事項

術後 3 天內，針孔不能接觸水，以防感染。

6、竇性心動過緩診療規範

竇性心律每分鐘慢於 60 次稱為竇性心動過緩。可見於健康的成人，尤其是運動員、老年人和睡眠時。其他原因為顱內壓增高、血鉀過高、甲狀腺機能減退、低溫以及用洋地黃、β 受體阻滯劑、利血平、胍乙啶、甲基多巴等藥物。在器質性心臟病中，竇性心動過緩可見。本症可無症狀，但若心率減慢明顯，有可能心悸、胸悶、頭暈、乏力等症，偶有發生暈厥者，聽診心率慢而規律，噪心音減弱。在整體上，心臟受心迷走神經和心交感神經的雙重支配。心迷走神經對心臟起抑制作用，其節前纖維起始於延髓的迷走神經背核和疑核，終止於心壁內神經元，換元後支配竇房結、心房肌、房室交界區和心室內傳導系統，心室肌也由部分迷走神經支配。迷走神經對心臟具有抑制作用，是經由節後纖維末梢釋放的遞質發揮作用的，可引起心收縮力減弱，心率減慢和傳導降低，甚至傳導阻滯。然調節心臟活動和血管舒縮活動的神經元，主要的基本中樞在延髓。因為延髓的血液供應來自於椎動脈，所以當頸椎出現病變時，刺激或者擠壓椎動脈都可以引發延髓的供血不足，心血管中樞的營養也就會出現相應不足。當位於延髓的交感神經中樞缺氧而興奮時，其支配的冠狀動脈同樣出現血流減慢，降低其灌注量，導致心肌缺血，嚴重者出現心肌梗塞或者猝死。

【診斷依據】

一、心率較慢。可無體徵，但可有心悸、胸悶、頭暈、乏力等症。偶可能發生暈厥者。聽診心率慢而規則，第一心音減弱。

二、心電圖檢查可以確診。竇性 P 波規律出現，每分鐘 40—60 次；P—R 間期＞ 0.12 秒。

三、常伴有竇性心律不齊，即不同 PP 間期之間的差異大於 0.12 秒。

【治療】

一、針刀治療

（一）治療原則

增加心臟電生理系統之電流量；提高交感神經興奮性，減弱迷走神經興奮。

（二）操作常規

1. 根據影像學的理論讀片，針刀治療方法如下：在 T4/5 和 T5/6 棘突間各定 1 點，以此兩點向兩側各旁開 1.5cm 左右定 4 點，棘突間兩點刀口線和人體縱軸平行，針體和進針部位的平面垂直，刺入 0.3—0.5cm，然後將刀口線調轉 90 度，將棘間韌帶鬆解 2—3 刀即可。在兩側四點刀口線和人體縱軸平行，針體和進針部位的平面垂直，深度直達肋橫突關節的關節囊，將該關節囊鬆解 2—3 刀即可。

2. 如在 T5 周圍有壓痛、結節或條索等陽性反應點者，在各陽性反應點進針刀，刀口線都和人體縱軸平行，垂直刺入，達相應深度後，在痛點進行縱行和橫行剝離法即可，有結節和條索者則另需進行縱行切開法或瘢痕刮除法。出針，以 OK 繃保護創口，按壓各點 2—3 分鐘。

3. 如屬於電生理功能紊亂，T5 周圍無陽性反應點者，則取以下幾處：

(1) 以 T4 棘突下凹陷處旁開同身寸 1.5 寸（厥陰俞）。

(2) T5 棘突下凹陷處旁開同身寸 1.5 寸（心俞）。

操作方法：在以上四點進針刀，刀口線與脊柱縱軸線平行，針體垂直於背平面皮膚刺入，深度達肋骨背面，縱行剝離 2—3 下即可。速度宜緩慢，不可快速。

(3) 在雙側腕橫紋上同身寸 2 寸，橈側腕屈肌腱和掌長肌腱之間各定一點（內關穴），在此處進針刀，刀口線與上肢縱軸平行，針體垂直於皮膚刺入 0.5—1.0 公分，縱行剝離 2—3 下即可。

（三）注意事項

在背俞穴和內關穴下針刀，要注意安全深度，防過深而損傷組織器官。

二、手法治療

在脊柱區帶，於針刀點上用拇指按壓 1 分鐘；屬於單純電生理功能紊亂者，不需要作手法。

三、藥物治療

中醫辨證論治為主。1. 心虛膽怯證用安神定志丸（《醫學心悟》）或十味溫膽湯（《世醫得效方》）；2. 心脾兩虛證用歸脾湯（《正體類要》）或炙甘草湯（《傷寒論》）；3. 心血瘀阻證用血府逐瘀湯（《醫林改錯》）或桃仁紅花煎（《素庵醫案》）；4. 心陽虛弱證用桂枝甘草龍骨牡蠣湯（《傷寒論》）或麻黃附子細辛湯（《傷寒論》）。

四、康復治療

鼻導管給氧 2 次 / 天，流量 2 升，1 次 15 分鐘。

7、慢性支氣管炎診療規範

多於寒冷季節發病，出現咳嗽、多痰，以晨起為甚。 痰呈白色黏液泡沫狀，黏稠不易咳出，急性上呼吸道感染時症狀加劇。嚴重者可併發肺氣腫，出現呼吸困難，聽診在肺底部可聞及幹濕羅音，觸診 T3 上、下、左、右可見壓痛，軟組織可見結節和條索。

【診斷依據】

一、多見於 40 歲以上的中、老年患者。常有長期吸煙史。病情進展緩慢，常因反覆發作而加重，一般每年發病持續 3 個月，並連續 2 年以上，常在冬春季節發作頻繁。

二、以經常咳嗽、咯痰為主症，多為黏液泡沫痰，早晚咯痰較多，或伴有胸悶、氣喘。

三、咳嗽發作期可於背部及肺底部聽到零散的乾、濕囉音。

四、X 線檢查可見兩肺紋理增粗、紊亂等，病輕時亦可無改變。

【治療】

一、針刀治療

(一)治療原則

本病的病因可分為在肺臟的本身，或是在背部的相關部位的軟組織損傷及脊柱的骨關節損傷，影響支配肺的自主神經和電生理線路的正常功能所致。藉著計刀和手法及配合適當的藥物，以糾正自主神經受牽拉壓迫的問題，排除經絡電生理障礙，使慢性支氣管炎得到根本性的治療。

(二)操作常規

根據 X 光片提示的 T3 位置與觸診 T3 上、下、左、右的情況，使用針刀療法略有不同。

1.T3 有旋轉移位或前後方移位：

患者俯臥位，在 T2/T3 棘突間中點定 1 點，在 T3/4 棘突間中點定 1 點和相應的兩側各旁開 1.0—1.5cm 定 4 個點。在這六個點處垂直進針刀，刀口線和人體縱軸平行，棘突間的兩刀深度達椎管外約 3mm，然後調轉刀口線和人體縱軸垂直，用切開剝離法，將棘間韌帶鬆解 1—3 刀，兩側 4 點的深度均達到肋橫突關節囊，刀口線略微轉動，到達肋橫突關節間隙，將肋橫突關節囊鬆解開 2—3 刀，待貼好 OK 繃後，用手壓迫各針孔 2—3 分鐘。

2.T3 的上、下、左、右有壓痛、結節、條索：

患者俯臥位，在 T3 上、下、左、右的陽性反應點點為進針刀點，刀口線與人體縱軸平行，針體垂直皮膚刺入，達相應深度後，有疼痛的點用縱行和橫行剝離法即可。有結節或條索者則需縱形切開法或疤痕刮除法。

3.T3 區無位置和壓痛結節等病理變化：

此即為單純的經絡電生理線通路障礙所致，其治療方法為：

(1) 在第 7 頸椎棘突下凹陷處（大椎穴）進針刀，刀口線與脊柱縱軸平行，針體斜向下方與背部呈 80 度角，刺入 0.3—0.5cm，縱行剝離 2—3 下，出針。

(2) 在 T3/T4 棘突間左右旁開同身寸 1.5 寸（肺俞穴）進針刀，刀口線與脊柱縱軸平行，針體垂直皮膚刺入，達肋骨背面，縱行剝離 2—3 下，出針。

(3) 在 T4/T5 棘突間左右旁開同身寸 3 寸（膏肓穴）進針刀，刀口線與脊柱縱軸平行，針體垂直皮膚刺入，達肋骨背面，縱行剝離 2—3 下，出針。

(4) 哮喘嚴重者加下一步：在大椎穴兩側旁開同身寸 0.5 寸的定喘穴兩點進針刀，刀口線和脊柱縱軸線平行，針體垂直於背平面刺入，針體斜向棘突根部，深度達 T1 椎弓和肋骨頭背面，縱行剝離 2—3 下即可。在縱行剝離時速度應緩慢，不可快速。

（三）注意事項

1. 凡高熱、喘急、聲高者，針刀均快速；凡無熱、喘息無力、聲音低微者，針刀都慢速。

2. 如屬於胸椎關節位置變化者，針刀和手法治療後，讓患者仰臥位，在 T3 處墊一新的毛巾，臥床休息超過一星期。

3. 做胸椎針刀鬆解術，為了避免針刀進入椎管而損傷脊髓，在後正中線上鬆解棘上韌帶和棘間韌帶時，應按以下步驟進行操作。進針時，針刀體向頭側傾斜 45 度，與胸椎棘突呈 60 度角，針刀直達胸椎棘突頂點骨面；對棘突頂點的病變進行鬆解，要進入棘間鬆解棘間韌帶，必須退針刀於棘突頂點的上緣。將針刀體逐漸向下肢方向傾斜與胸椎棘突走行方向一致，才能進入棘突間。

二、手法治療

1. 如屬於 T3 關節位置變化者，針刀術後即以俯臥位用胸椎整復手法進行整復。

2. 如屬於 T3 上、下、左、右有壓痛、結節或條索者，針刀術後即可在局部用指揉法按揉一分鐘。

3. 如屬於經絡電生理線路功能紊亂者，無需手法。

三、藥物治療

中醫辨證論治：1. 痰濕阻肺證用二陳湯（《太平惠民和劑局方》）合三子養親湯（《韓氏醫通》）；2. 寒飲停肺證用小青龍湯（《傷寒論》）；3. 痰熱壅肺證用清金化痰湯（《雜病廣要》）；4. 肺氣虧虛證用補肺湯（《永類鈐方》）；5. 肺脾氣虛證用六君子湯（《醫學正傳》）。

西藥治療：可用祛痰止咳藥，如氯化銨、甘草合劑；解痙平喘藥，如氨茶鹼等；急性發作期宜抑制感染，可選用抗生素。

四、康復治療

1. 從針刀治療後當天開始，每天清晨飯前服用如下健康食品，30 日。即百合 60g、白果 60g、冰糖 60g，三種食品放在一起加水燉熟，連湯一起空腹頓服。

2. 如屬於胸椎關節位置變化者，針刀和手法治療後，讓患者仰臥位，在 T3 處墊一新的毛巾，臥床休息 1—2 星期。

3. 每天晚上臨睡前，作慢速深呼吸 60 次。

8、膽囊炎診療規範

膽囊炎、中醫稱為脅痛。大部分慢性膽囊炎和膽石症可持續多年無症狀，但慢性膽囊炎急性發作或結石嵌頓引發膽絞痛時，則表現為突發的中上腹部持續性疼痛，陣發性加重，並向右肩背部放射，常伴有噁心、嘔吐，

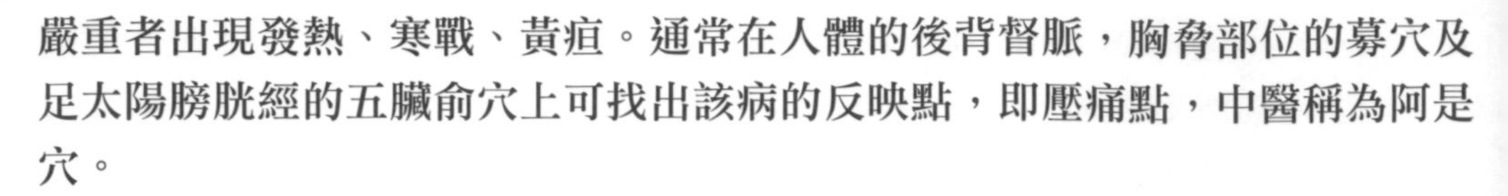
嚴重者出現發熱、寒戰、黃疸。通常在人體的後背督脈，胸脅部位的募穴及足太陽膀胱經的五臟俞穴上可找出該病的反映點，即壓痛點，中醫稱為阿是穴。

【診斷依據】

一、急性膽囊炎常於飽餐後突發右上腹絞痛，疼痛多自上腹部劍突下開始，逐漸轉移至右上腹，並向右肩胛區放散。伴發熱、腹脹、噁心嘔吐、黃疸。急性化膿性病例有寒戰和高熱。體徵有上腹偏右腹肌緊張、明顯壓痛和反跳痛（莫非徵，murphy 試驗陽性），右上腹有時可捫及腫大的膽囊或炎性包塊。

二、慢性膽囊炎一般有急性膽囊炎或膽石症病史，絕大多數常在進食油膩脂肪餐後，或神經高度緊張時引起炎症發作。表現為反覆發作的右上腹疼痛、脹悶不適、食慾欠佳、厭油、噁心、噯氣頻作。若有結石或濃稠膽汁阻塞膽管時，可見急性膽囊炎膽絞痛的典型症狀。體檢可有右上腹壓痛、莫非徵（murphy）陽性。

三、較小的膽囊結石，可通過膽囊管排入膽總管。導致膽囊管括約肌的收縮，甚至梗阻，但會產生膽絞痛，還會引起急性膽囊炎和全身感染症狀。

四、診斷主要依靠病史和體檢結果。超音波檢查或 X 線口服法膽囊造影發現，膽囊內有結石影像時，則可確診為膽結石。

【治療】

一、針刀治療

（一）治療原則

膽囊炎（膽脹）的治療原則為疏肝利膽，和降通腑。臨床當辨虛實，虛者宜補中宣通，實者宜瀉申通降。由於肝膽相表裏，利膽要兼疏肝，肝氣條達則膽腑通暢。所以疏肝又為治療膽脹的基本原則。

根據針刀醫學關於人體經絡電生理線路的理論，用針刀調節經絡電生理系統電流量。

（二）操作常規

1. 在乳頭垂直下方，第七、第八肋間隙，前正中線旁開 4 寸處（日月穴）進行針刀治療，先從第七肋的下緣或第八肋的上緣刺入，刀口線與腹外斜肌纖維平行，針體與刺入點皮膚平面垂直，達骨面後，將刀鋒移至兩肋間，縱行剝離 2—3 刀。

2. 在背下部，當第 10 與第 11 胸椎棘突之間凹陷處外側同身寸 1.5 寸處（膽俞穴）。行針刀治療，刀口線與腹外斜肌纖維平行，針體與刺入點皮膚平面垂直，達骨面後，將刀鋒移至兩肋間，縱行剝離 2—3 刀。

3. 在雙側小腿外側上部，當腓骨小頭前下方凹陷處（陽陵泉穴）及其直下兩寸（膽囊穴），各定一點，刀口線與腓骨長肌纖維平行，垂直刺入 1.0—1.5cm，先縱行再橫行剝離 2—3 刀即可。

（三）注意事項

膽囊炎、膽石症中醫辨證多以實證為主，臨床往往根據"六腑以通為用"的原則，治療偏重於通裏攻下、清利排石。但要嚴格掌握適應證，對病史較短，膽囊炎症不明顯，收縮功能良好，單發結石或多發結石 <10 個，無嚴重心腦腎疾病，及膽總管無明顯狹窄者，可以採用排石治療。如排石無效，症狀加重或膽囊多發性結石，且結石較大，排石困難者，膽管內較大結石，直徑 > 3cm，梗阻嚴重者；或膽管泥沙狀結石梗阻者，則不宜再行排石，應予手術為宜。

三、藥物治療

台灣曾風行“膽道排石湯”具有清熱利濕，行氣止痛作用。治療濕熱型膽道結石症者。其組成是：金錢草 3 克，茵陳、鬱金各 15 克，枳殼、木香各 9 克，生大黃 6—9 克。但臨床仍應辨證論治為主。1. 肝膽氣鬱用柴胡疏肝散（《醫學統旨》）；2. 氣滯血瘀用四逆散（《傷寒論》）合失笑散（《經史證類備急本草》）；3. 膽腑鬱熱用蒿芩清膽湯（《通俗傷寒論》）；4. 肝膽濕熱用茵陳蒿湯（《傷寒雜病論》）；5. 陰虛鬱滯用一貫煎（《柳州醫話》）；陽虛鬱滯用理中湯加味（《傷寒論》）。

四、康復治療

積極治療脅痛、黃疸、氣鬱等病證。堅持足夠療程，病證治癒後應注重調理，這是預防膽囊炎發生的重要措施。

調攝包括調養心神，保持恬靜愉快的心理狀態，調節勞逸，做到動靜適宜，以使氣血流通；調劑飲食，宜清淡為主，多食蔬菜、有利於利膽祛濕，切忌暴飲暴食及食用膏粱厚味，勿酗酒、貪涼、飲冷，注意保暖。

9、消化性潰瘍診療規範

消化性潰瘍主要指發生於胃和十二指腸的慢性潰瘍，是一多發病與常見病。潰瘍的形成有各種因素，其中酸性胃液對黏膜的消化作用是潰瘍形成的基本因素，因此得名。酸性胃液接觸的任何部位，如食道下段、胃腸吻合術後吻合口、空腸以及具有異位胃黏膜的 Meckel 憩室，絕大多數的潰瘍發生於十二指腸和胃，故又稱胃、十二指腸潰瘍。大多數患者無症狀或有程度不同的消化不良症狀，如上腹隱痛，食慾減退，餐後飽脹，胃食道逆流等，其診斷主要依靠胃鏡及胃黏膜活組織檢查。

【診斷依據】

一、發病男性多於女性，可見於任何年齡，但以 21—50 歲青壯年居多。

二、胃脘部疼痛，多呈鈍痛、灼痛或饑餓樣痛，一般較輕而能耐受，持續性劇痛提示潰瘍穿透或穿孔。十二指腸潰瘍的疼痛多出現於中、上腹部，或在臍上方，或在臍上方偏左處；胃潰瘍疼痛的位置也多在中、上腹，但稍偏高處，或在劍突下和劍突下偏左處。消化性潰瘍常因精神刺激、勞累過度、飲食不節、藥物影響、氣候變化等誘發或加重；可因休息、進食、服制酸藥、嘔吐、按壓胃脘部等而緩解。

三、常伴見噯氣、反酸、噁心嘔吐等症。

四、併發病症常見有嘔血、便血、胃反、胃穿孔、胃癌等。

五、常有胃脘部或背部胸椎旁固定而局限的壓痛點，腹肌柔軟等徵象。

六、內視鏡檢查：可見潰瘍多呈圓形或卵圓形，少數呈線條形，底部平整，表面覆蓋白色或灰白色苔狀物，周圍黏膜充血水腫，癒合期或瘢痕期可見皺襞向潰瘍集中。潰瘍出血時見有鮮紅滲血或血痂、血塊，苔膜剝脫或呈咖啡色，或可見裸露的血管。

七、X 線鋇餐檢查：直接徵象為黏膜出現龕影，間接徵象為局部變形、刺痛及壓痛。

【治療】

一、針刀治療

（一）治療原則

根據針刀醫學關於脊柱區帶病因學的理論、內臟軟組織損傷及經絡電生理線路系統的理論進行治療。

（二）操作常規

1. 如屬於相應椎體有移位者，進行如下針刀治療：

根據 X 光胸椎的正側位片，如在 T5、T6、T7 有任何一個方向的微小移位元，即在此椎體棘突上和下相鄰棘突連線的中點定 2 點，以此兩點作兩條與脊柱中線垂直的線，並在此兩條線上以上述相鄰棘突連線的中點為起點，向兩側各旁開 1—1.5cm 定 2 點，在此 6 點上進針刀，刀口線均和脊柱中線平行，針體均垂直於胸椎部位的平面，棘突間的兩針刺入後，將針體略向下傾斜刺入 0.3—0.5cm，然後將針刀口線轉動、沿刀口線橫行切開 2—3 刀即可。脊柱兩側四點刺入深度達肋橫突關節囊，沿關節間隙切開數刀即可。

2. 如屬於脊柱區帶的軟組織損傷，其範圍在 T5—7 上、下、左、右，在觸診有陽性點（如壓痛、結節、條索等）處進針刀，將根據其陽性反應物的走向，決定刀口線的方向，如有結節、條索應將其切開、刮碎。

3. 如屬電生理功能紊亂者。進行如下針刀治療。

(1) 在脾俞、胃俞、內關、中脘、足三里的操作方法：針體垂直於皮膚平面，刀口線和前臂縱軸平行，刺入同身寸 1.0—1.5 寸深處，縱行剝離 3—4 下，如食慾不振者縱行剝離速度應緩慢，如經常感到饑餓者，縱行剝離後，即行快速的橫行剝離 5—6 下。

(2) 腹痛明顯者，再加雙側大腿內側股骨內上髁上 1 寸，縫匠肌與股內側肌之間定一點，在此處進針刀，刀口線與大腿縱軸平行，針體垂直皮膚平面刺入 1.0—1.5 公分，橫行和橫行剝離 2—3 下即可。

（三）注意事項

消化性潰瘍應避免情志鬱怒，飲食不節，或因外邪侵擾，藥物刺激。若診察有幽門螺旋桿菌寄生，建議參考西醫胃腸專科療程。

二、手法治療

1. 如屬於相關椎體位移，針刀術後，立即進行手法治療。以胸椎的手法常規即可。參考手法如下：
   (1) 擴胸牽引扳法：患者坐位，兩手十指交叉扣住並抱於枕後部。醫師站於其後方，以一側膝關節抵住其背部病變處，兩手分別握扶兩肘部。先囑患者做前俯後仰運動，並配合深呼吸，即前俯時呼氣，後仰時吸氣。如此活動數遍後，待患者身體後仰至最大限度時，醫師隨即用瞬間巧力將其兩肘部向後上方突然拉動，與此同時膝部向前頂抵，常可聽到"喀"的彈響聲。
   (2) 胸椎對抗復位扳法：患者坐位，兩手交叉扣住並抱於枕後部。醫師站其後方，兩手臂自其兩腋下伸入，並握住其兩前臂下段，一側膝部頂壓住病變胸椎處，然後握住前臂的兩手用力下壓，而兩前臂則用力上抬，將其脊柱向上向後牽引，而頂壓住患椎的膝部也同時向前向下用力，與前臂的上抬形成對抗牽引。持續牽引片刻後，兩手、兩臂與膝部協同用力，以"巧力寸勁"做一突發性的快速扳動，常可聽到"喀喀"的彈響聲。
2. 如果屬於脊柱區帶軟組織損傷者，於針刀術後，在各個進針點處，指揉壓 20 秒，以促進局部的微循環，使經絡電生理線路能夠迅速恢復。
3. 如屬於經絡單純電生理線路紊亂者，無需配合手法。

三、藥物治療

中醫藥分證論治：(1) 肝胃不和證用柴胡疏肝散；(2) 肝胃積熱證用化肝煎；(3) 胃陰虧虛證用一貫煎；(4) 脾胃陽虛證用黃耆建中湯合理中湯；(5) 瘀阻胃絡證失用笑散合丹參散。

西藥可酌情選用：(1) 減少損害黏膜因素的藥物（如制酸藥、抗膽鹼能藥、H_2- 受體拮抗劑、丙穀胺、前列腺素乙的合成劑等）；(2) 加強保護胃黏膜因素的藥物（如硫糖鋁、三甲二櫞絡合鉍、生胃酮等）；(3) 抗菌治療，殺滅幽門螺旋桿菌（如羥氨　青黴素、痢特靈等）。

四、康復治療

1. 飲食注意細嚼慢嚥，避免急食；定時定量進餐；急性活動期宜少食多餐，宜戒煙酒，忌食辛辣、酸醋、寒涼及燥烈等食品。
2. 伴有焦慮、緊張、不寐者，可短期選用鎮靜劑或安定藥。

10、闌尾炎診療規範

闌尾炎是因多種因素而形成的炎性改變，為外科常見病，以青年最為多見，男性多於女性。臨床上急性闌尾炎較為常見，各年齡層及妊娠期婦女均可發病。慢性闌尾炎較為少見。患者有明確的急性闌尾炎發作史，有不同程度的右下腹疼痛史，並可因勞累或飲食不節而誘發，觸診局部有壓痛。脊柱區範圍有壓痛結節或條索狀物。典型的急性闌尾炎發作史，右下腹經常疼痛，有的患者僅有隱痛或不適感，劇烈活動或飲食不節可誘發急性發作。有的表現很似消化性潰瘍，有胃腸道功能紊亂或大便習慣改變等症狀。

大多數慢性闌尾炎是急性闌尾炎消退後遺留下來的病變。少數慢性闌尾炎是由闌尾腔內有糞石、穀粒、蟲卵等異物刺激所致，或先天性扭曲、黏連、淋巴濾泡過度增生，致使管腔變窄所致。

某些慢性闌尾炎是由於骨關節移位所致。多數在胸 10—11 脊髓段，軟組織損傷及骨關節移位對於途經此處的交感神經產生牽拉刺激或卡壓，導致交感神經電生理線路的電流量下降，使闌尾黏膜上皮細胞分泌的黏液和免疫球蛋白減少，失去保護作用。

【診斷依據】

一、轉移性右下腹痛，持續性脹痛，陣發性加劇，可伴發熱，噁心嘔吐，便秘或腹瀉。

二、先以手壓住患者的腹部，放開時會有局部的反彈痛，另外在拉扯病人右腿時，右側腰肌會疼痛，或者將右腿翹成二郎腿狀，再向下壓，會牽動

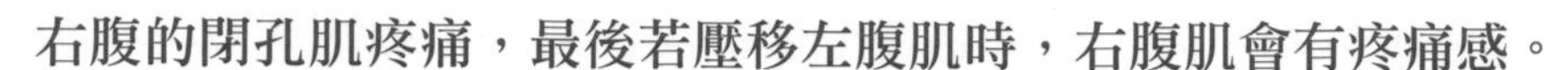

右腹的閉孔肌疼痛，最後若壓移左腹肌時，右腹肌會有疼痛感。

三、胸 10—11 脊柱區帶範圍內有壓痛、結節、條索狀物，或有椎體的偏移。

四、右下腹固定壓痛，重者可有反跳痛，腹肌緊張。腰大肌試驗陽性，結腸充氣試驗陽性，肛門指檢，直腸前壁右上方有觸痛。

五、白血球數會超過 10,000/ mm^3。中性粒細胞也增高。

六、腹部X光：有時候會看到右下腹局部性的腸阻塞現象，或可見到異常的腸氣或是糞石。

【治療】

一、針刀治療

（一）治療原則

當急性闌尾炎處在早期單純性炎症階段時可用抗生素抗感染治療。一旦炎症吸收消退，闌尾能恢復正常。當急性闌尾炎診斷明確，有手術指徵，但因病人周身情況或客觀條件不允許，也可先採取非手術治療，延緩手術。抗生素例如氨匹西林（氨匹青黴素）、慶大黴素與甲硝唑聯合等等合併止痛藥應用皆可。

（二）操作常規

1. 如在 T10-11 節段脊柱區帶範圍內發現壓痛、結節、條索，用以下方法：患者取俯臥位，在疼痛、結節、條索點上垂直進針刀，刀口線與脊柱縱軸平行，達肋橫突關節面。如在兩肋之間，也不可超過肋骨的外側面。如在棘突之間，深度達 3—5mm。有壓痛的用縱行剝離法和橫行剝離法即可，有結節或條索者，則進行縱行切開法。一般 7 天複診 1 次。

2. 如發現 T11-12 椎骨關節移位元的情況：

根據 X 光片，先確定移位的椎體及方向，並在確定的椎體的棘突與上、下相鄰的椎體棘突連線的中點各定一點，在其左右旁開 2.0—2.5cm 各定四點，中間的兩針刀，刀口線與脊柱縱軸平行，針體與背部平面垂直刺入 3—5mm，然後調轉刀口線 90 度，切開剝離 2—3 下；旁邊的四個點，刀口線與脊柱縱軸平行，針體與背平面垂直刺入，深達肋橫突關節囊，微微調轉刀口線，將關節囊切開 2—3 刀。如還同時合併有與其相鄰的上、下椎體位置改變，可按此方法定點來一併治療，術後配合胸椎整脊手法，臥床休息 1—2 週，再拍 X 光片複查，審查關節是否復位。

3. 如檢查 T10-11 節段既無關節移位，又無壓痛、結節等病理變化，此為單純的經絡電生理線路障礙所致，選擇以下四點來進行針刀治療：

(1) 在小腿前外側面的上部，犢鼻穴下 3 寸，距脛骨前緣旁開一橫指（1 同身寸）（足三里穴）。

(2) 在小腿前外側面的上部，犢鼻穴下 5 寸，距脛骨前緣旁開一橫指（1 同身寸）（闌尾穴）。

在以上左右共四點處進針刀，刀口線與下肢縱軸平行，針體與皮膚平面垂直刺入，縱行剝離 2—3 下，速度宜慢。

在腹部壓痛點上可觸按找點，刀口線與人體前正中線平行，針體與腹部皮膚垂直刺入 0.5—1.5cm（不可過深）至有堅韌感和柔韌感為止。患者出現脹痛和酸痛感時，即可作縱行剝離 2—3 下，出針後用無菌紗布按壓針孔片刻，防止出血，再以無菌 OK 繃覆蓋。

（三）注意事項

1. 屬於脊椎關節移位的，針刀治療後在 T10-11 處墊一塊毛巾，盡量臥床 1 週。

2. 在腹部壓痛點縱行剝離後，應及時更換敷料，預防針孔可能滲出與感染。

3. 從胸椎後方進針，針尖切勿超過肋骨外側面，預防造成氣胸、血氣胸等內臟損傷。

二、手法治療

如屬於相關椎體位移，針刀術後，立即進行手法治療。以胸椎的手法常規即可。參考手法如下：

1. 仰臥壓肘胸椎整複法：患者仰臥位，兩臂交叉於胸前，兩手分別抱住對側肩部，全身自然放鬆。醫師一手握拳，拳心朝上，將拳墊在其背脊柱的患椎處，另一手按壓於其兩肘部，囑患者深呼吸，當呼氣時，按肘一手隨勢下壓，待呼氣將盡未盡時，以“巧力寸勁”做一快速的、有控制的向下按壓，常可聞及“喀喀”的彈響聲。

2. 拉肩推胸椎扳法：患者俯臥位，全身放鬆。醫師站於其健側，以一手拉住對側肩前上部，另一手以掌根部著力，按壓在病變胸椎的棘突旁。拉肩一手將其肩部拉向後上方，同時按壓胸椎一手將其病變處胸椎緩緩推向健側，當遇到阻力時，略停片刻，隨即以“巧力寸勁”做一快速的、有控制的扳動，常可聽到“喀喀”的彈響聲。

三、藥物治療

由於本病病位主要在腸腑，又多為腑實熱證，根據“以通為用”、“實則瀉之”的原則，通腑泄熱是本病的基本治則。行氣活血、清熱解毒、通裏攻下三法是治療本病的主要大法。三法在本病氣滯血瘀、瘀滯化熱、熱毒熾盛三證論治中各有偏重或並重，常互相配合使用。

中醫分證論治：1. 氣滯血瘀證用大黃牡丹湯（《金匱要略》）或闌尾化瘀湯（《中西醫結合治療急腹症》）：大黃、桃仁、牡丹皮、延胡索、木香各 9g，川楝子 15g，金銀花 15g；2. 瘀滯化熱證用闌尾清化湯（《新急腹症　》）：生大黃 15g（後下），牡丹皮 15g，桃仁 9g，赤芍 12g，金銀花 30g，蒲公英 30g，川楝子 9g，生甘草 9g；3. 熱毒熾盛證用闌尾清解湯（《新急腹症學》）：生大黃 20g，冬瓜子 30g，丹皮 15g，川楝子 10g，木香 10g，金銀花 60g，蒲公英 30g，生甘草 10g，水煎。

四、康復治療

1. 氣滯血瘀證（急性單純性闌尾炎）和瘀滯化熱證所包括的輕型化膿性闌尾炎，以及膿腫型（闌尾周圍膿腫），是非手術治療的適應證。
2. 嘔吐納藥不進者，可減壓胃管分次注入，並配合保留灌腸。
3. 本證型變證多端，病情嚴重者應中西醫結合採用手術治療。

11、痔瘡診療規範

痔瘡依發生的位置、嚴重程度、和引發疼痛、不舒服和聚集的程度來區分：1. 外痔：它們出現在肛門管腔開口的皮膚上，當血塊形成時會有腫脹的疼痛，當外痔腫脹時這個地方的組織會變得堅硬和敏感，年輕人常患這種類型的痔瘡，且會非常的疼痛。 2. 內痔：內痔通常是位在直腸的內側，通常並不會疼痛，因為直腸組織缺乏纖維特別是位在肛門與直腸線上，然而內痔有出血的傾向，出血時會看見鮮紅色的血。3. 脫痔：脫痔是內痔的一種，它脫落並突出於肛門外，經常嚴重出血並伴隨排出黏液，脫痔會形成栓塞，也就是它們會形成阻塞的情況來防止脫落，而脫痔也會異常的疼痛。關於痔瘡的確切病因，仍未有定論。目前醫學上主要的理論認為痔瘡是因為肛門內壓力，使得肛門直腸管黏膜下層的靜脈發生擴張及曲張而形成。而造成肛門壓力上升的原因則以長期便秘為最常見。其他與痔瘡形成相關的因子包括常久坐久站或因病長期臥床、缺乏運動、蔬果攝取不足、懷孕的婦女、肥胖以及一些會引起腹內壓經常升高的疾病，例如肝硬化，腹水，腹腔內腫瘤及攝護腺肥大等。

【診斷依據】

一、排便時出血內痔或混合痔最常見的症狀是血便，其特點是無痛、血色鮮紅、便時出現，且為間歇性。便後血止。便秘、糞便乾硬、大便次數增多、飲酒及進食刺激性食物等是痔瘡出血的誘因。

二、痔塊脫出：內痔或混合痔發展到一定程度（第二、三期）即可脫出肛門外。痔塊脫出會影響勞力工作。

三、疼痛單純性內痔無疼痛感，而外痔和混合痔則有疼痛感。痔常因表淺黏膜或皮膚受損後感染或血栓形成，或脫出後嵌頓引起水腫、感染和壞死時，出現疼痛症狀。局部疼痛是血栓性外痔的特點。

四、皮膚，引起瘙癢，甚至皮膚濕疹。

五、一般應作大便常規、隱血試驗、血常規、肛門指檢等檢查，並根據需要作胃腸道 X 線造影、內視鏡檢查等，以助診斷與鑒別。

【治療】

一、針刀治療

（一）治療原則

針刀療法可去除疤痕、攣縮、堵塞的病理變化。另外，以經絡電生理線路遠距離治療，使肛門區生物電平衡得以恢復，使痔得到根治。

（二）操作常規

1. 在雙側前臂掌側面，腕橫紋上 4 寸，橈側腕屈肌腱的兩側（二白穴），左右各 2，共 4 穴處進針刀；患者雙上肢平放治療臺上，醫師右手持刀口寬 0.35mm 針刀直刺二白穴 0.2—0.4 公分，出現痠脹感，先縱行再橫行切割 3—4 刀，出針，以 OK 繃包紮針孔。
2. 取孔最穴、承山穴，手法同上。
3. 上述方法無效時，應進行局部治療。痔核大或脫出者用針刀在痔核基底部行通透剝離，痔核會枯萎和脫落。

（三）注意事項

1. 便後及睡前熱鹽薰洗肛門，或用樸硝 15 克、明礬 10 克，水煎 15 分鐘，趁熱倒入盆內，先薰後洗及坐浴。
2. 保持大便通暢，養成每天按時排便的習慣，少食辛辣等刺激性食物，及時治療可引起腹內壓增高的慢性疾病，如習慣性便秘、慢性咳嗽等，都有一定的預防作用。

二、藥物治療

本病的治療，實證以清熱涼血為主，有疏風、化濕、活血化瘀之別；虛證以補氣升提為主，血虛佐以養血，夾邪者佐以涼血、化濕、祛瘀等攻補兼施。必要時手術治療。

1. 風傷腸絡證用涼血地黃湯（《外科大成》）或槐花散（《普濟本事方》）；濕熱下注證用臟連丸（《外科正宗》）或止痛如神湯（《醫宗金鑒》）；氣滯血瘀證用血府逐瘀湯（《醫林改錯》）或活血散瘀湯（《外科正宗》）；脾虛氣陷證用補中益氣湯（《脾胃論》）或八珍湯（《正體類要》）；熱毒蘊腸證用約營煎（《景岳全書》）。
2. 便秘首先加大黃，芒硝；血便嚴重者加三七沖服；便夾膿血，加蒲公英、紫花地丁；血便日久、面黃貧血者加赤芍、阿膠、熟地、黃耆；局部糜爛便稀者加黃連、黃柏；局部水腫者加豬苓、澤瀉；疼痛嚴重者加元胡、乳香、沒藥；局部紫暗有血栓者加桃仁、紅花；小便不利者加車前子、竹葉、木通。

三、康復治療

薰洗方：如果屬於血栓性外痔、炎性外痔局部腫痛或內痔脫出嵌頓合併糜爛時可用如下方劑熏洗：淨皮硝 30g，馬齒莧、生甘草各 15g，川椒、防風、五倍子、蒼朮、側柏葉各 9g，明礬 6g，藥裝布袋內煮沸，先熏後坐浴；或用馬齒莧 30g，黃柏 15g，煎水局部濕熱敷。

12、尋常性痤瘡診療規範

痤瘡又稱為青春痘或面皰。皮膚上的毛孔和皮膚下面的油脂腺，透過一條小囊通道相連接，平時輸送死皮細胞至皮膚表面。當皮脂腺小囊堵塞時，即出現痤瘡。本症多見於青春期男女的面頰、前額、胸背等皮脂腺較豐富部位。初起可見毛囊口處有丘疹，並可擠出淡黃色脂栓，即所謂的粉刺。如毛囊口開放，脂栓因氧化及粉塵污染而呈黑色，稱為黑頭粉刺。本症屬於一種毛囊、皮脂腺的慢性炎症，青春期過後，大多數會自然痊癒或減輕。中醫認為多是由於肺胃熱盛，上蒸於面，屬於 " 肺風粉刺 "、" 面瘡 " 範圍。

【診斷依據】

一、初起在毛囊上，呈現小米粒大小紅色丘疹，亦可演變為膿皰。此後可形成硬結樣白頭粉刺或黑頭粉刺，嚴重病例可形成硬結性囊腫。

二、多發於男女青春期之面部及胸背部，常伴有皮脂溢出。基本損害為黑頭粉刺、丘疹或膿皰，對稱分佈。

三、多有飲食不節，過食肥甘厚味，或感外邪等誘發。

四、青春期過後，多數可自然改善。

五、婦女多伴有月經不調。

【治療】

一、針刀治療

（一）治療原則

依據脊柱區帶病因學理論、電生理線路系統理論，皮疹發紅、疼痛明顯屬於經絡電生理線路電流量增大。慢性反覆發作的，一是屬於經絡電生理線路系統功能紊亂，治療時可使用針刀縱行或橫行剝離來調節電生理線路的電流量；另一種屬於脊柱區帶慢性軟組織損傷，使用閉合性手術的方法進行治療。

（二）操作常規

1. 如在脊柱區帶範圍內查到壓痛、結節、條索樣改變者，讓患者俯臥位，在其壓痛點或結節、條索處定若干點，在定點處進針刀，刀口線均和人體縱軸平行，深度達肋橫突關節各面或腰椎後關節骨面，如在疼痛的點進行縱行剝離或橫行剝離法即可，有結節和條索者，則進行縱行切開法或疤痕刮除法。
2. 屬於單純電生理線路功能紊亂的，急性用橫行剝離法，速度宜快；慢性用縱性剝離法，速度宜慢。在以下部位進行治療：
   (1) C7 與 TI 棘突連線的中點定一點（大椎穴），刀口線與脊柱縱軸平行，針體與脊柱下段呈 60 度角進針刺入 lcm，剝離 2—3 下。
   (2) T5 與 T6 棘突連線的中點（神道穴），第 T6 與 T7 棘突連線的中點（靈台）各定一點，刀口線與脊柱縱軸平行，針體與脊柱下段呈 60 度角進針刺入 1cm，剝離 2—3 下。
   (3) 在上肢的橈側曲肘 90 度時，肘橫紋的盡頭（曲池穴），在患側定一點，刀口線與橈骨縱軸平行，針體與進針部位皮膚平面垂直，刺入 lcm，剝離 2—3 下。
   (4) 與月經有關者 L2 與 L3 棘突連線的中點旁開同身寸 1.5 寸（腎俞穴），內踝尖上三寸，腓骨後緣（三陰交穴）左右各定一點，針體與進針部位皮膚平面垂直，刺入 2cm，剝離 2—3 下。

（三）注意事項

1. 本方以顏面皮膚油膩不適，皮疹有丘皰疹或膿皰、結節，舌苔黃膩、脈沉數為證治特點。脾胃虛寒者忌用。

2. 本證可配合外治法，以藥水調敷。

二、手法治療

（一）如屬於脊椎區帶病因，針刀術後立即在局部用指揉法按揉 1 分鐘即可。

（二）如屬於單純電生理線路功能紊亂者無需手法治療。

以上治療每週進行 1 次，3 次為 1 療程，可連續治療 3 療程。

三、藥物治療

粉刺的病變涉及肺胃。其致病原因有肺經風熱，過食辛辣油膩，外感風邪等；而肝鬱氣滯，沖任失調或肝膽鬱火也可致病。辨證時應區別虛、實、熱、瘀。臨床病變過程中多以實熱為主。故本證的治療方法，應以清熱為主，分別予疏風清肺、清熱化濕、消痰軟堅等。

中醫辨證論治，分證選方。1. 肺經風熱證用黃芩清肺飲（《外科正宗》）或枇杷清肺飲（《外科大成》）；2. 濕熱蘊結證用茵陳蒿湯（《傷寒論》）或龍膽瀉肝湯（《醫方集解》）；3. 痰濕凝結證用海藻玉壺湯（《醫宗金鑒》）、代刀散（《中國皮膚性病學雜誌》〔1997，11(1)：48：皂角刺、野菊花、莪朮、山楂各 10g，黃耆、金銀花各 20g，乳香、生甘草各 2g〕。

四、康復治療

如屬於脊柱區帶病因者，在針刀治療之後，立即用火罐在針孔處吸拔 10—12 分鐘，取罐後用無菌紗布擦乾淨。可用氦氖鐳射在針刀治療部位照射。

13、銀屑病診療規範

銀屑病又稱為乾癬（psoriasis）又稱白疕，是一種慢性皮膚疾病，主要特色是在身上出現一塊一塊異常的皮膚。通常，這些塊狀皮膚異常會發紅、發癢、以及脫屑。原發損害為粟粒至綠豆大小紅色丘疹，上覆多層銀白色鱗屑，周圍輕度紅暈，剝除鱗屑露出半透明膜，刮破薄膜出現露珠狀出血點，皮疹出現後可不斷擴大並增多，形態多樣，少數患者局部都有滲出，好發於全身各部，以四肢伸側為甚，緩慢性發作易於復發。本病屬於一種自體免疫系統失調而非傳染病，但因為乾癬患者的皮膚問題，使他們在尋找工作時出現困難，特別是情況嚴重的患者。本病的成因仍未清楚，普遍認為是因為生活壓力過大，高蛋白質飲食有關，疑似病者的內分泌失調，從而影響身體的免疫系統。

【診斷依據】

一、皮膚表面出現界限清楚的紅斑，表面覆蓋多層銀白色鱗屑，狀如雲母。周圍輕度紅暈，剝除鱗屑後，露出半透明膜，刮破薄膜出現露珠狀出血點。

二、皮疹出現後可不斷擴大並增多，形態多樣，陳舊皮疹可呈錢幣狀、盤狀、地圖狀等。

三、好發於全身各部，如頭皮、四肢伸側，以肘關節面多見，慢性經過，易於復發。有明顯季節性，一般冬重夏輕。

四、組織病理檢查顯示表皮角化過度，角化不全。角層內有中性多形核白細胞堆積，棘層增厚。表皮突呈規則性向下延伸，真皮乳頭水腫呈棒狀，乳頭內血管擴張，血管周圍有炎性細胞浸潤。

【治療】

一、針刀治療

（一）治療原則

針刀醫學治療依據有四；分別是 1. 慢性軟組織損傷的理論；2. 脊柱區帶病因學的理論；3. 人體電生理線路系統的理論；及 4. 閉合性手術的理論。根據發病的部位和脊柱檢查來確定相應的脊神經節段或椎體，經絡電生理線路紊亂情況，採取針對性治療與配合局部治療，從根本上解決病因及症狀。

（二）操作常規

1. 先觀察脊柱相應支配段 X 光片。如發病在上肢，觀察頸、上胸段；發病在小腿、足部則觀察 L4、L5 是否骨關節移位。如有胸椎移位的，則以病變的胸椎棘突為中心，在其於上、下一椎體棘突連線的中點處各定一點，並在此兩點旁開各 2—2.5cm 處，各定四點，共六點。中間的兩刀進針時刀口線與脊柱縱軸平行，針體與進針部位皮膚平面垂直，刺入達椎管外 3—5mm，然後掉轉刀口線 90 度，在棘間韌帶用切開剝離法，將其切開 2—3 刀，注意勿進椎管內。

旁邊的四針，刀口線與脊柱縱軸平行，針體與進針部位皮膚平面垂直刺入，深度達肋骨橫突骨面，然後將針刀小心移至肋橫突關節，微微轉動刀口線，將肋橫突關節囊切開 2—3 刀。如腰椎移位的，針刀達後關節突骨面，小心將後關節囊切開 2—3 刀。

2. 如果發病相應部位的脊柱區帶範圍內可觸到壓痛、結節與條索樣改變者，請患者俯臥位，在其壓痛點、結節與條索處定若干點，在定點處進針刀，刀口線均和人體縱軸平行，深度達肋橫突關節面或腰椎後關節骨面；如在棘突間的深度必須在椎管外 3mm 以外，各點針刀達相應深度後，疼痛的點進行縱行剝離或橫行剝離法即可，有結節和條索者，則進行縱行切開法或縱行疏通法。

3. 單純電生理線路障礙所致，針刀治療在進行期宜用橫行剝離法，速度宜快；靜止和退行期宜用縱行剝離法，速度宜慢。取以下部位進行治療：

(1) 患者取俯臥位，於治療床上，充分露出上背皮膚，在 C7 與 T1 棘突連線的中點（大椎穴）定一點，刀口線與脊柱縱軸平行，針體與脊柱下段呈 60 度角進針刺入 lcm，剝離 2—3 下。在 T3、4 棘突連線的中點旁開同身寸 1.5 寸（肺俞穴），左右各定一點，刀口線與脊柱縱軸平行，針體與皮膚表面垂直刺入，深度根據患者的胖瘦而定，一般為 1.5cm 左右，針達深度後，先縱行大幅度剝離，再橫行大幅度剝離，增加刀口在基底部的活動範圍，以取得良好效果，在縱、橫剝離各 3 次後出針。

(2) 患者仰臥位，取曲池穴（上肢的橈側屈肘 90 度角，肘橫紋端）與三陰交穴（下肢的內側面，同身寸內踝上 3 寸脛骨後緣，再左右各定一），刀口線與人體縱軸平行，針體與進針部位皮膚平面垂直，刺入 1.5—2.0cm，剝離 2—3 下。

(3) 患者取坐位於椅凳上，雙膝關節屈曲成 90 度角，小腿下垂，髕骨內側上 2 寸（血海穴），刀口線與下肢縱軸平行，針體垂直表皮加壓刺入，深達股骨內側骨膜，約 3.5—4.0 公分，剝離 2—3 下，出針。

（三）注意事項

針刀治療本症，一般在進行期宜用橫行剝離法，速度宜快；靜止和退行期，宜用縱行剝離法，速度宜慢，5 天治療一次，5 次為一療程。

二、手法治療

（一）如屬於頸、胸、腰椎骨關節位置變化有關的，在針刀術後，即用關於頸、胸、腰椎整復手法。

（二）如屬於脊椎區帶軟組織損傷者，針刀術後立即在局部用指按揉法按揉 1—2 分鐘即可。

（三）如屬於經絡電生理線路功能紊亂者，無需手法治療。

以上配合針刀治療，5 天治療一次，5 次為一療程。可連續治療 3 療程。

三、藥物治療

銀屑病又稱白疕、牛皮癬、乾癬。病變在血分，其致病原因有血分蘊熱、或外感風邪，風熱相搏，傷營化燥；或為陰虛血燥，絡脈不宣，氣血瘀滯。

本病的治療以清熱涼血為大法。清熱涼血，養血潤燥，祛風止癢，活血化瘀以分治之。1. 風熱血燥證用涼血消風散（《朱仁康臨床經驗集》）或犀角地黃湯（《備急千金要方》）（以 6 倍量羚羊角取代犀角）；2. 血虛風燥證用養血潤膚飲（《外科證治全書》）或當歸飲子（《濟生方》）；3. 瘀滯肌膚證用血府逐瘀湯（《醫林改錯》）或桃仁四物湯（《醫宗金鑑》）。

四、康復治療

如屬於脊柱區帶慢性軟組織損傷，在針刀治療之後，立即用抽氣罐在針孔處吸拔 3—5 分鐘，取罐後用無菌紗布擦乾淨。

14、上瞼下垂診療規範

由於提上瞼肌功能不全或喪失，或其他原因所致的上瞼部分或全部不能提起，遮擋部分或全部瞳孔者稱上瞼下垂。先天性者占所有分類的80%左右，是由於提上瞼肌發育異常而導致其功能減弱，甚至喪失；後天性者由於動眼神經麻痹或重症肌無力所致。本症在向前方注視時上瞼緣遮蓋角膜上部超過角膜的1/5。輕者不遮蓋瞳孔，只影響外觀；重者部分或全部蓋瞳孔，影響視覺功能。為了克服上瞼下垂，患者常緊縮額肌，藉以提高上瞼位置，從而導致額皮橫皺，眉毛高豎，對側瞼裂加寬，若雙瞼下垂，患者常仰首視物。

【診斷依據】

一、先天性上瞼下垂患者，出生時就不能將瞼裂睜開到正常程度；後天性上瞼下垂多有相關的病史或伴有其它症狀。

二、上胞下垂，兩眼自然睜開向前平視時，上胞遮蓋黑睛上緣超過2mm，甚至遮蓋瞳神，影響視覺，緊壓眉弓部，上胞抬舉困難。

三、可不同程度的影響視力。患者常緊縮額肌，藉以提高上瞼位置，結果導致額皮橫皺，眉毛高豎，對側瞼裂加寬的特徵性外觀。

四、單側上胞下垂者，可伴有其他眼外肌麻痹，目偏視，視一為二，瞳神散大。若有雙瞼下垂，朝輕暮重，神疲乏力，勞累之後加重，患者常仰首視物，形成特殊的昂然姿態。應用新斯的明（neostigmine）藥水試驗陽性者，可能為重症肌無力。

【治療】

一、針刀治療

（一）治療原則

上瞼下垂可分為先天性和後天性兩類。在後天性因素中有提上瞼肌受損、動眼神經和交感神經麻痹、眼外肌麻痹等。這些因素造成了上瞼位置向下，使瞼緣位於瞳孔緣以下，嚴重時可完全遮擋瞳孔。針刀學認為後天性上瞼下垂是因為慢性軟組織損傷和骨關節損傷導致自主神經牽拉及卡壓，使自主神經功能紊亂。因此，根據慢性軟組織損傷的理論和調整人體經絡電生理線路的理論而進行治療。

（二）操作常規

1. 根據頸椎 X 光片，分清 Cl、C2 頸椎有無關節移位，如有移位，在枕骨大孔後側邊緣將寰枕筋膜切開 2—3 刀，另在第二頸椎棘突上、下及左、右旁開夾脊穴處共定六個點，刀口線和人體縱軸平行，刺入 0.3—0.5cm。注意防止損傷血管和神經，將第二頸椎棘突上下之棘間韌帶，及上、下四個關節突關節囊鬆解。

2. 如在 Cl、C2 脊柱區帶反應區，找到陽性壓痛點或條索狀者，在此處進針刀，鬆解、切開、剝離，速度應緩慢。

3. 如有電生理線路紊亂，可用針刀治療以下各點：

(1) 醫師以指將患側眼球推於外眥側固定，在目內眥角內上方 0.1 寸處（睛明穴）進針刀，刀口線與肌纖維平行，垂直刺入 2—3cm。緩慢縱行剝離 2—3 刀，出針，以無菌紗布指壓局部數分鐘以止血。

(2) 在眉毛內側端上眼眶凹陷處（攢竹穴），即眶上切跡，在此處進針刀，刀口線與該處眼眶切線平行，針體與額面呈 45 度角斜向下刺入 1—2cm，緩慢縱行剝離 2—3 下。

(3) 正坐平視，由眉毛中點向前髮際引一直線，將此線分 3 等分，在上 1/3 正對瞳孔處（陽白穴），針尖斜向下刺入 1—1.5cm，先縱行再橫行剝離 2—3 刀。

（三）注意事項

1. 本病有虛有實，以虛為多，如氣血不足，升提乏力，血不養筋，弛緩無用；實則風邪襲絡，脈絡阻滯；亦可為先天稟賦不足所致。治療上除辨證施治之外，有些需外治手術。

2. 少數為中樞神經系統病變的一個症狀，必須加以鑒別，以免延誤。

3. 胸腺腫瘤、重症肌無力都出現眼瞼下垂，需鑒別。

二、手法治療

1. 如屬於頸椎 Cl、C2 頸椎關節移位引起，則用頸椎復位手法；如為單純經絡電生理線路紊亂，無須手法治療。

2. 在頸部施用扳法前，應拍攝常規位 X 光片，除外頸椎脫位、椎體結核、腫瘤等骨質病變，以免造成生命危險。操作技巧：患者坐位，先用頸椎牽引治療器牽引 10 分鐘，然後讓病人坐於無靠背的凳子上，醫師立其身後，左手托住病人下頷處，右手反覆捏拿頸後部肌肉，重點在枕後三角肌，認真提拿 3—5 遍之後，用右手小魚際處從上向下推揉頸部肌肉，一側屈肘，以上臂和前臂之角挾托患者下頷，同時上提旋轉頭部，另手拇指指端抵於下部頸椎病點處交錯用力，提旋適度時，稍加施力，即可聞及“喀喀”響聲，然後更換另側。

3. 此頸椎上段扳法作用較強，扳時要謹慎小心，幅度應在頸椎生理活動範圍內，倘手法運用得當，未聞響聲也可。

三、藥物治療

中醫辨證論治。1. 脾虛氣弱證用補中益氣湯（《脾胃論》）或人參養榮湯（《太平惠民和劑局方》）；2. 風邪襲絡證用正容湯（《審視瑤函》）或牽正散（《楊氏家藏方》）；3. 先天不足證用右歸飲（《景嶽全書》）或腎氣丸（《金匱要略》）。

西藥可用抗生素眼藥水或加維生素 B_{12} 以減輕角膜乾燥，防止繼發感染。

四、康復治療

推拿療法：局部自我按摩揉捏眼輪匝肌 10—15 次，雙掌緊貼雙側前額向上推揉 15—20 次，每日推拿三回。

15、顳頷關節強直診療規範

顳頷關節紊亂症是指咀嚼肌平衡失調，顳下頷關節各組成部分之間運動失常，而引起的綜合症狀。是口腔臨床常見病之一，以疼痛、張口運動障礙、彈響為主症。多發於青壯年。多由風寒入絡，凝滯不通，或咀嚼硬物，不慎傷絡，氣滯血瘀，局部經氣受阻。本病屬中醫學 " 痹證 " 範圍。

【診斷依據】

一、絕大多數患者發病緩慢，初起隱痛不適，繼而出現顳頷關節活動異常，有關節磨擦音，甚至開口障礙。

二、平口初期和閉口末期可出現彈響聲音，彈響時可伴不適感和顳頜關節疼痛。

三、靜止時，有的患者疼痛不明顯，受寒冷刺激，持續或用力咀嚼時症狀可加重。

四、一般可分三種顳下頜關節強直

1. 關節內強直：

(1) 開口困難；(2) 顏面下部發育障礙畸形；(3) 咬合關係錯亂；(4) 髁狀突活動減弱或消失。

2. 關節外強直：

(1) 開口困難；(2) 口腔或頜面部瘢痕攣縮或缺損畸形頜 (3) 髁狀突活動減弱或消失與。

3. 混合性強直：

臨床上可以有關節內和關節外強直同時存在的病例，其症狀為二者表現之綜合，稱為混合型強直。

【治療】

一、針刀治療

(一) 治療原則

根據針刀醫學關於慢性軟組織損傷的理論、閉合性手術的理論和針刀醫學手法學對關節進行鬆解復位。

(二) 操作常規

1. 關節囊鬆解術：對於真性關節強直，在面部顳下頜關節凹陷處垂直進針刀，切開關節囊，在囊內上、下鬆解 2—3 刀。

2. 對於頜間強直，行關節周圍組織鬆解術。在關節周圍可觸及攣縮硬塊，在硬塊部進針刀，如為肌肉攣縮，則橫行切斷部分肌纖維；如為黏膜，先縱行再橫行鬆解 2—3 刀。注意避開重要的血管神經。

3. 通常對於顳頜關節周圍有明顯壓痛點者的針刀手法是：患者取側

臥位，患側朝上。令患者做輕微開口、閉口動作，醫師手指放在耳前方的顳頜關節處，捫按髁狀突的前後緣和關節面的最高點以及周圍的壓痛點、硬結、條索。刀口線與髁突的軟骨面平行，針體垂直皮膚刺入達骨面縱行疏通剝離，在髁狀突後緣切 2 刀；顴弓下緣壓痛點，刀口線與下頜頭之縱軸方向一致，針體垂直骨面刺入，縱行疏通剝離，橫行擺動，有硬結則將刀口線轉動 90 度，縱行切幾刀。

（三）注意事項

1. 下頜關節強直，臨床上可分為兩類：第一類是由於一側或兩側關節內發生病變，最後造成關節內的纖維性或骨性黏連，稱為關節內強直，簡稱關節強直，也稱真性關節強直；第二類病變是在關節外上下頜間皮膚、黏膜或深層組織，稱為頜間攣縮或關節外強直，也稱假性關節強直。
2. 下頜頸及髁突後有顳神經、面神經、針刀操作時慎防損傷。
3. 糾正患者不良的咀嚼習慣，避免寒冷刺激、過度疲勞。

二、手法治療

針刀術後立即手法治療。讓患者坐於椅上，一助手站在患者背後將患者頭部固定，醫師兩手拇指包上無菌紗布，放入患者口內兩側下槽牙上，將下頜關節下壓，使下頜關節分離，然後雙手端起下頜關節，向後上方推頂復位。

復位後，可選用普通繃帶固定法。其目的是保持復位後的位置，使關節囊得到良好的修復，防止再脫位。固定時，繃帶不宜過緊，只要防止張口不超過 1 厘米即可。固定時間一般為 3 ～ 5 天，習慣性脫位應適當延長。

三、藥物治療

初期宜舒筋活血，以促進筋絡暢通，氣血運行，內服復元活血湯。中後期以補腎壯筋、補養氣血為主，常用八珍湯等。習慣性脫位應重用補腎壯筋法，氣血虛衰者，可用補中益氣湯加減。

四、康復治療

固定期間囑患者作咬合動作，以增強嚼肌的牽拉力。但不能用力張口，或嚼食硬物，或過早除去固定細帶嚼食。

16、男性勃起性功能障礙診療規範

本病是以性功能異常改變為特徵，表現為患者無性慾，性慾減低或性慾旺盛，以及陽痿早洩，遺精等。性功能障礙總體上可分為功能性性功能障礙和器質性性功能障礙兩大類。男性性功能障礙包括性欲障礙、陰莖勃起障礙、性交障礙和射精障礙。1. 性慾障礙：包括性厭惡、性欲低下、性欲亢進；2. 陰莖勃起功能障礙：是指陰莖持續不能達到和維持充分的勃起以獲得滿意的性生活；3. 性交障礙：性交障礙的臨床表現為性交昏厥、性交失語、性交性病、性交猝死、性交恐懼癥等；4. 射精障礙：包括不射精、延遲射精、逆行射精、射精無力、早泄和痛性射精等。其中，不射精癥是指陰莖能正常勃起和性交，但是不能射出精液，或是在其他情況下可射出精液，而在陰道內不射精。逆行射精是陰莖能勃起和進行性交活動，並隨著性高潮而射精，但精液未能射出尿道口外而逆行經膀胱頸反流入膀胱。上述癥狀可以單獨出現，亦可同時出現，稱為混合性性功能障礙。

【診斷依據】

一、男性在青壯年時期，在任何情況下陰莖不能勃起，或勃而不堅，不能插入陰道。

二、排除性器官發育不全，或藥物引起的陽痿等。

三、根據國際勃起功能指標量表，在過去六個月當中：(1) 對於自己勃起狀態的信心；(2) 性交時，陰莖勃起順利進入陰道；(3) 性交中，未射精前可以維持勃起硬度；(4) 性交開始到結束，維持陰莖勃起的困難度；(5) 對自己性交過程的整體表現。每項由0—5評分，總分低於或等於21分，代表有勃起功能障礙。

【治療】

一、針刀治療

（二）操作常規

選以下兩點為進針刀點進行治療：

1. 肚臍正下方同身寸 3 寸，刀口線與人體縱軸平行，針體與進針部位皮膚平面垂直刺入 0.5—1.0cm，縱行緩慢擺動 2—3 下。

2. 肚臍正下方同身寸 4 寸定點，刀口線與人體縱軸平行，針體與進針部位皮膚平面垂直刺入後，沿恥骨聯合內面平行，緊貼內面刺入 1.5—2.0cm，縱行剝離，橫行擺動。

3. 在臀部，平第 4 骶後孔，骶正中脊同身寸旁開 3 寸，刀口線與人體縱軸平行，針體與進針部位皮膚平面垂直刺入 3.0—4.0cm，縱行緩慢擺動 2—3 下。

4. 在腰部，第 2 與第 3 腰椎棘突之間凹陷處的外同身寸旁開側 1.5 寸處。刀口線與人體縱軸平行，針體與進針部位皮膚平面垂直刺入 0.5—1.0cm，縱行緩慢擺動 2—3 下。

（三）注意事項

在治療時，同時要注重精神因素的改善。

二、手法治療

在針刀療法術後隔二日可進行下列手法：

（一）常規治法

1. 腹部操作：患者仰臥。醫師先用掌根揉神闕穴 5min 左右；然後用一指禪推法推氣海、關元、中極穴各 2min 左右；再用掌摩法摩下腹，以溫熱為度；最後掌根振下腹部 2min 左右。

2. 腰背部、下肢部操作：患者俯臥位，醫師用指按揉法按揉心俞、脾俞、腎俞、命門、三陰交每穴約 1—2min，擦腰陽關，以透熱為度；用拿法拿大腿內側肌肉 3—5min。

（二）辨證治療

1. 命門火衰：患者取仰臥位，用雙手拇指指腹點、按、揉臍周及小腹的任脈關元穴，並同時摩、揉小腹部，壓力由輕至重，幅度由小至大。每日 1 次，每次 2min。點、按、揉足太陰脾經三陰交，壓力稍重，肌膚微紅為度。再取俯臥位，按、揉、振腰背及骶部，使其有溫熱之感。以上方法每日 1 次，每次治療 15min。

2. 心脾兩虛：患者取俯位，按、揉、振背部足太陽膀胱經的心俞、脾俞、下肢足太陰脾經的三陰交穴，手法治療不宜過重，做到柔和而深沉，微感酸痛而脹，每穴反覆治療約 2min，再取仰臥位，做順時針的摩腹，按、揉任脈中脘、神闕、氣海、關元、中極等穴位，每穴反覆治療約 2min，患者自覺小腹有溫熱感為度。每日治療 1 次，每次治療 15—20min。

三、藥物治療

中醫分證論治，1. 命門火衰證用右歸丸（《景岳全書》）；2. 心脾兩虛證用歸脾湯（《濟生方》）；3. 濕熱下注證用龍膽瀉肝湯（《醫宗金鑒》）；4. 肝鬱氣滯證用逍遙散（《太平惠民和劑局方》）；5. 恐傷腎氣證用啟陽娛心丹（《辨證錄》）。

四、康復治療

消除思想負擔，培養多興趣的愛好，適度參加社交活動。養成良好的生活習慣，克服或消除外界環境造成不良刺激。按其患者的體質、疾病的證型等，選擇有益於治療本病的飲食和功能鍛鍊等。

17、肥胖症診療規範

西醫對肥胖症的發病主要從遺傳與環境因素方面來考慮，並將肥胖病分為兩種類型：一類稱為單純性肥胖病獲得性肥胖病，占肥胖患者總數的95%。認為它與生活方式相關，以過度進食、體力活動過少、行為偏差為特點，表現為全身脂肪性組織過度增生，能夠合併多種疾患的慢性疾病；另一類是繼發性肥胖病，約占肥胖患者的 5%，它常常出現於多種內分泌及代謝性疾病的發展過程中，也可由遺傳素質、外傷後服用某些藥物所引起。中醫認為肥胖的發生與脾、胃、腎三臟功能失調有關。主要臨床表現：形體肥胖，體重超過標準體重20% 以上，多食善饑，疲乏無力，情志抑鬱，或煩燥易怒，或腰酸陽痿，月經不調，尿黃便結，舌苔黃或白膩，脈滑或沉細。各年齡組都可發生，中年以後多見。

【診斷依據】

中醫學依其辨證分型如下：

1. 胃腸腑熱：形體肥胖健壯，多食善饑，口幹喜飲，大便秘結，怕熱多汗，多急躁易怒，小便黃短，舌質紅，苔黃膩，脈滑有力或滑數。

2. 痰濕內蘊：形體肥大，脘痞腹脹，食少，平素多痰，胸悶氣短，或有浮腫，舌邊有齒印，苔膩，脈滑。

3. 脾胃氣虛：肥胖，面唇少華，食慾不振，納食不多，食後腹脹，大便稀溏，神疲乏力，心悸氣短，嗜睡懶言，小便正常或尿少浮腫，舌淡邊有齒印，苔薄白，脈細無力。

4. 腎虛型：肥胖，胃納正常或偏少，女性月經不調或閉經，甚至不孕，男子或見陽痿。喜靜惡動，氣短而喘，動則汗出。

5. 肝鬱氣滯：形體肥胖，情志抑鬱，煩躁易怒，胸肋脹痛，婦女月經不調或閉經，舌質淡白有齒痕或舌青有瘀點。

西醫診斷標準

（一）肥胖度法：

肥胖度＝[（實測體重－標準體重）/ 標準體重]×100%

如果肥胖度為 ≥20%，可診斷為肥胖。

輕度肥胖：肥胖度為 20%—30%

中度肥胖：肥胖度為 30%—50%

重度肥胖：肥胖度大於 50%

（二）體重指數（BMI）法：

體重指數（BMI）＝體重（kg）/ 身高（m_2）

正常：18.5—23.9

過重：BMI 為 24—26.9

輕度肥胖：BMI 為 27—29.9

中度肥胖：BMI 為 30—34.9

重度肥胖：BMI 為大於 35

（三）標準體重法：

男性（身高 cm － 80）x0.7 ＝理想體重

女性（身高 cm － 70）x0.6 ＝理想體重

超出理想體重達 10% 以上，可稱為「超重」；超過 20% 者，便可視為「肥胖」；至於超過理想體重達 100% 或 45Kg 以上者，就要算是病態肥胖了。

（四）皮下脂肪厚度測量法：

一般可以測量上臂三頭肌，或肩胛下肌，或小腹臍旁 1cm 起等處的厚度，

以下瘦、中等和肥胖的界限為：

男性為 <10mm、10—40mm 和＞ 40mm。

女性為 <20mm、20—50mm 和＞ 50mm。

（五）儀器分析法

1. 人體脂肪分析儀：通過該儀器（按生物電阻抗法原理製備而成）測試人體體脂的重量及體脂與人體成分的比例來診斷肥胖。

2. 超音波測脂肪厚度

3. 皮膚褶厚度法

4. 顯微鏡直接觀察記錄脂肪細胞的大小

體脂肪率：男性正常 12—18%，22% 以上偏高，25% 以上肥胖；女性正常 16—25%，28% 以上偏高，30% 以上肥胖。

內臟脂肪指數 10，相當於內臟脂肪面積達到 $100cm^2$。

（六）腰臀圍比值（WHR）法：

腰 / 臀比值（WHR）= 腰圍 / 臀圍

當＞ 0.72 時，可認為是肥胖。

當大於 0.9（男）、0.8（女）時，肥胖帶來的併發症比較明顯。

胸圍：與兩乳頭相平的水平周長。

腰圍：與臍相平的水平周長。

腰上圍：與十一肋下緣相平的水平周長。

腰下圍：平臍下 2 指（醫師食中指併攏）寬的水平周長。

【治療】

一、針刀治療

（一）治療原則

針刀減肥重在調經通絡、發汗、化痰、祛濕、利尿、通便；以足陽明胃經、足太陰脾經和任脈、膀胱經經穴與腎經為主，辨證取穴；調整內分泌、調節食慾、調節體脂動員機制，局部治療主要以腹部、臀部、大腿部等脂肪易堆積部位進行治療，建立和鞏固新的代謝平衡點、建立機體良性循環，達到真正健康減肥的目的。

（二）針刀減肥取穴思路同針灸

1. 辨證取穴

(1) 主穴：臍周 8 穴有水分、陰交、外陵、天樞、滑肉門。

(2) 配穴：

胃腸腑熱：曲池、合谷、上巨虛、梁門、內庭。

痰濕內蘊：足三里、豐隆、中脘、陰陵泉、水道。

脾胃氣虛：脾俞、胃俞，足三里、氣海、關元、陰陵泉。

腎虛：關元、腎俞、三陰交、太溪。

肝鬱氣滯：太衝、陽陵泉。

便秘：支溝、天樞、上巨虛、下巨虛、承山。

嗜睡：照海、申脈。

腹脹：小腸俞，下巨虛。

心悸氣短：神門、內關。

汗出量多：肺俞、胃俞。

月經不調：曲泉、血海、地機。

陽痿：腎俞、命門、關元。

2. 局部取穴：選取脂肪堆積較多處。

① 上臂肥胖：肩髃、臂臑、肩貞、曲池、肥胖明顯處每隔 2—3cm 定一穴。

② 上腹部肥胖：上脘、中脘、梁門、下脘、水分、滑肉門、天樞、上腹部在足陽明胃經（前正中線旁開 2 寸）、足太陰脾經（前正中線旁開 4 寸）線路上，每隔 3cm 定一穴。

③ 下腹部肥胖：天樞、外陵、歸來、氣海、關元、帶脈、下腹部脂肪較多的隆起處或沿足少陰腎經（前正中線旁開 0.5

寸）、足陽明胃經，每隔 3cm 定一穴。

④ 胸背部肥胖：大杼、風門、肺俞、厥陰俞、心俞、督俞、肝俞、膽俞、脾俞、天宗、胸背部脂肪堆積較多處。

⑤ 腰部肥胖：帶脈、天樞、大橫、水分、滑肉門、氣海、關元、中極；腰部脂肪堆積處。

⑥ 臀部肥胖：環跳、承扶（臀部下垂）、阿是穴。

⑦ 大腿肥胖：殷門、髀關、血海、梁丘、風市、在足太陽膀胱經（大腿後側）、及足少陽膽經（大腿外側）、足陽明胃經（大腿前外側）位於大腿的循行路線上每隔 4cm 定一穴。

⑧ 小腿肥胖：委中、承筋、承山、陰陵泉、豐隆、在膀胱經於小腿部位的循行線（小腿後側）上每隔 4cm 定一穴。

3. 循經取穴

減肥經脈經穴（首選）

一般經脈經穴

4. 上述四者相結合

(1) 全身減肥——主穴 + 辨證配穴 + 對症取穴

(2) 局部減肥——主穴 + 辨證配穴 + 對症取穴 + 局部取穴

注意：如所取穴位較多，可將穴位左右交叉取穴分成兩組。

（三）操作常規

1. 定點與消毒：患者取仰臥或俯臥位，充分暴露操作部位皮膚，定穴，在確定的穴位處用龍膽紫做一記號。優碘消毒，醫師帶無菌手套。選用 4 號 0.6 一次性無菌針刀。

注意：為減少疼痛和確保無菌操作，1 個穴 1 支針刀。

2. 進針刀：

定向：使刀口線（刀刃方向）和大血管、神經及肌肉纖維走向平行。

進刀角度：使針刀垂直於進針處的皮膚。

(1) 挾持進刀法（多用）：以右手拇、食指捏住針柄，其餘三指作為支撐，壓在進針點附近的皮膚上（防止刀刃刺入皮膚後過深而損傷深部重要神經、血管、臟器）（或以掌根部為支點，用腕力）；左手拇、食二指挾持消毒乾棉球或小紗布，挾住刀身下端，露出刀刃少許，將刀刃輕輕固定於進針點上；在右手指力下壓時，左手拇、食兩指同時用力，兩手協同將刀快速刺入皮下。

(2) 舒張進針法：用左手拇、食二指將所刺腧穴部位的皮膚向兩側撐開繃緊；右手拇、食指捏住針柄，其餘三指作為支撐，壓在進針點附近的皮膚上，使刀從左手拇、食二指的中間快速刺入到皮下。適用於皮膚鬆弛部位（腹部等）腧穴的進針。

3. 操作：

快速進刀到皮下，緩慢深入，進入脂肪層，有進皮後的第一個突破感即停（深筋膜層，有阻力感時快速小力突破），然後縱行或橫行擺動 3—4 下；再將刀緩慢提至皮下，在經絡循行路線上稍微改變針刀角度（5—10 度），再緩慢深入，進入脂肪層，有進皮後的第一個突破感即停，縱行或橫行擺動 3—4 下；再將刀緩慢提至皮下……；如此反覆 3—5 次：

(1) 在肌肉脂肪少處：即可出針。

(2) 在脂肪堆積較多的腹部、大腿等部位：將針提至皮下後倒置針身（平刺），在脂肪層逆經絡向前推切 2—3 針，同時作左右擺動；再緩提至皮下，再推切擺動；如此反復 3—5 次呈扇形，出針。

(3) 也可在脂肪層作分層次作推切、擺動。

4. 出針後

(1) 如有出血或操作過程中有刺痛，則出針後按壓針孔 1 分鐘左右。

(2) 如無出血和刺痛，出針後可不按壓。有的可加拔火罐，留罐 5 分鐘。

注意：針孔處貼上 OK 繃；或優碘消毒待幹即可。

（四）療程

一般每 5—7 天一次，6 至 10 次為一療程。在第二療程中，操作方法同第一療程。

如遇平臺期（體重不降）可採取加大手法操作量；或結束後不立即出針，而是留置針刀在穴位10分鐘後起針；或針後加拔5分鐘火罐。

（五）注意事項

1. 防止感染

針刀治療後當天避免穴位浸水，對OK繃過敏者8小時後即可揭去OK繃，或針後用優碘消毒待乾即可，對體質比較弱者或糖尿病者可適當預防性服用抗感染藥物：如阿莫西林、紅黴素等抗生素。

2. 避免損傷神經血管或臟器

針刀進針時有血管神經走行部位的，針刀方向與血管神經走行方向一致。在胸背部進針刀時嚴格控制針刀深度。腹部進針刀時可用手先捏起腹部的皮肉（脂肪的厚度），再按此厚度進針。

(1) 對皮膚較鬆弛的部位用舒張進針法。

(2) 小腹部處治療前先排空大小便。

3. 針刀術後

穴位出現酸、脹、重等反應是正常反應；若有出血，則可多按壓（按而不動）幾分鐘；若出現皮下青紫，一般一星期左右消失，無需特殊處理。針刀術後8小時，針刀口不可碰水，以免感染。

4. 把握好減肥療程

減肥治療要連續進行，6至10次為1個療程，至少堅持2或3個療程；3個療程之間不要間斷，才能取得較好的近期和遠期療效；3個療程獲得減肥效果以後，可以休息2週，而且在停止治療後，在一定期間內還會繼續產生減肥作用；然後再繼續1—2個療程，以鞏固療效，防止反彈。

5. 注意平臺期和無效期

由於肥胖患者的肥胖程度不同，體質有差異，每位患者對刺激有不同程度的敏感性和耐受性，因此減肥過程會出現暫時體重下降緩慢或停滯的平臺期和無效期。平臺期最多不超過1個療程。往往見於剛開始減肥期，雖然體重下降不明顯，但脂肪組織會有明顯鬆馳，腰圍減小、衣服寬鬆，如果再按計劃繼續治療，體重很快會出現下降；

平臺期還可見於減肥中期，可採取加大刺激量；

平臺期還可見於減肥後期，體重接近正常時，這一時期的治療有鞏固療效的意義。無效期常見於減肥對象並不胖（或許雖超重但無脂肪堆積），或刺激部位、刺激時間等不能使患者敏感，或長時間重複一種刺激使患者產生耐受，對於後兩者處理辦法可採用變換穴位、加大刺激量、調節間隔時間等方法。

6. 減肥要早發現、早預防和早治療

在肥胖發生之前，一般都有一些異常表現，如稍活動就會出汗、氣喘、怕動、嗜睡、愛吃等，這時要及早預防發展為肥胖；已輕度肥胖者，則防治不發展為中度肥胖或重度肥胖；有肥胖家族史者更應及早防治；初發胖者比久發胖者防治效果好。

7. 鞏固療效、防止反彈

在減肥成功後，一定要鞏固療效。要做到這一點，必須要求患者在一個較長的時期內，繼續堅持飲食控制及體育鍛鍊。繼續針刀治療1—2 個療程。

（六）針刀減肥禁忌症

1. 凡皮膚有潰瘍、破損或過敏處不宜針刀治療。
2. 有糖尿病的患者在血糖不穩定時不宜針刀治療。
3. 空腹、過饑、過飽、大病尚未恢復時、月經期、大汗時不宜馬上針刀治療。
4. 有嚴重高血壓、心臟患者不宜針刀治療。

二、輔助療法

針刀術後 24 小時，可開始在施術部位與附近區域按摩推拿。

三、藥物治療

可同時配合中西藥物增強及鞏固療效，不易反彈。除外，應指導患者行為改變，例如改變不良的飲食和生活習慣，以及堅持適度的有氧運動和體力勞動。

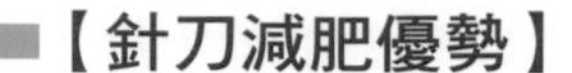

【針刀減肥優勢】

針刀治療是一個平衡調節，無副作用，綠色醫療是針刀治療肥胖病的一大特點：

(1) 刺激量大：針刀減肥的刺激量是針刺的 20—30 倍，是穴位埋線的 10 倍左右。

(2) 直接破壞脂肪顆粒，減少脂肪細胞數目：藉針刀密集在脂肪層刺、推、切與扇形擺動，能直接破壞脂肪顆粒，使之液化吸收。

(3) 省時：針刀治療 5—7 天一次，每次只需 3—5 分鐘左右。

(4) 療效好：經過臨床研究，對於一些肌肉型的肥胖或針灸減肥無效的，針刀減肥亦有一定療效。

(5) 見效快：針刀治療一次即有食慾受抑制或腹部輕鬆感或體重下降等感覺，特別是對食慾抑制和月經的調節速度更快。

(6) 既能整體減肥又能局部瘦身：

針刀減肥時，一般先整體減肥，當體重下降進入平臺期，再進行局部減肥。

也可整體減肥和局部減肥結合同時進行。

(7) 安全：針刀在整個治療過程中，一在直脂肪層或脂肪與肌肉淺層之間，所以安全是針刀治療肥胖病的一個最大特點。

(8) 無論患者要求全身減肥還是局部減肥，都應在全身辯證減肥的前提下進行，才能取得很好的療效，而且不易反彈。對一些不屬肥胖病，但脂肪分佈不均勻，如肩、腹部、臀部、小腿等部位偏胖，患者要求局部瘦身的，也要在全身辯證減肥 2—3 次後，才來進行局部減肥。也可兩者結合同時進行治療。

ＯＯ中醫醫院（診所）「微創針刀」自費說明書

這份說明書是說明有關您即將接受的自費項目的相關內容，可做為您與醫師討論的補充資料，如果您有任何疑問，請務必再與您的醫師討論，讓我們一起為您的健康努力。

自費特材名稱：

微創針刀療法

自費特材金額：

單次：1400 元（每次含掛號費 150 元）。

產品特性：

微創針刀是將傳統針灸的「針」與和現代醫學手術的「刀」結合，用類似針灸的不銹鋼針，針尖改為刃面，刺入穴道內或骨骼肌肉間，剝開軟組織黏連病變和鬆解肌肉。根據病人的體質情況，必要時可服用藥物配合治療，以促進治療效果、防止感染、減輕治療後不適感及疼痛。

使用原因（含不符合健保給付規定原因）及適應症：

因健保未給付此項療法，固本療法需使用自費。

微創針刀是結合「針」與「刀」的優點，以最微細的創口來剝開軟組織黏連病變和鬆解肌肉。重新改善血液循環，使氣血流暢，恢復肢體正常生理功能，以消除炎症酸痛，不會產生疤痕黏連而能達到治療的目的。

微創針刀適應症：

1. 各種慢性軟組織損傷黏連所致頑固性疼痛，如滑囊炎、狹窄性腱鞘炎、肌肉和韌帶累積性損傷、五十肩、網球肘等。
2. 骨質增生（骨刺）引起的痠痛，如頸椎腰椎骨質增生引起的頸部或腰部酸痛、退化性膝關節炎、創傷後關節炎等。
3. 脊椎滑脫、頸或腰椎間盤突出、腕管狹窄造成神經受壓所產生的麻痺疼痛。
4. 頸椎退化導致眩暈、偏頭痛、耳鳴、後頭痛等症。
5. 一般內科如胃腸機能障礙、膽囊炎、痛經、氣喘、體型雕塑、體質調理。

微創針刀禁忌症：

1. 嚴重內科疾病的發作期。
2. 施術部位有皮膚感染或肌肉壞死。
3. 施術部位有紅腫灼熱或深部膿腫。
4. 施術部位有重要神經血管或臟器無法避開。
5. 血友病患者。

微創針刀操作方式說明：

1. 確定治療部位。
2. 在治療部位以優碘及酒精消毒。
3. 以無菌拋棄式微創針刀在選定之穴位或者部位進行針刺治療。
4. 以無菌棉球或紗布壓迫出血點止血。
5. 在治療部位使用透氣膠布覆蓋。
6. 必要時配合針刺、拔罐等治療。

XX 年 X 月 X 日 OO 中醫醫院（診所）病歷管理委員會審核通過

OO 中醫醫院（診所）「微創針刀」治療說明書

這份說明書是說明有關您即將接受的治療的內容、效益、風險、及替代方式，可做為您與醫師討論的補充資料。如果您對這次治療有任何疑問，請務必再與您的醫師討論，讓我們一起為您的健康努力。

治療說明

微創針刀是將傳統針灸的「針」與和現代醫學手術的「刀」結合，用類似針灸的不銹鋼針，針尖改為刃面，刺入穴道內或骨骼肌肉間，剝開軟組織黏連病變和鬆解肌肉。

醫師會選定特定治療部位，在此部位消毒，並以無菌拋棄式微創針刀刺入治療。出針後止血並包紮。

治療效益及成功率

1. 剝離沾黏組織
   微創針刀的作用在於剝離肌肉和韌帶、神經、血管之間軟組織黏連病變，鬆解肌肉，重新改善血液循環，恢復肢體正常生理功能，以消除炎症酸痛。
2. 疏通氣血阻滯
   依據四診八綱與經絡氣血辨證論治，應用通則不痛原理，疏通阻滯，使氣血流暢，陰陽調和，則疼痛消除，功能恢復。

（註：對於特殊體質或病況，醫師並不能保證您一定能獲得以上的結果）

治療風險

1. 若有乏力、噁心、頭昏、胸悶等不適症狀，請稍待在診療室中，防止治療後暈針的發生。
2. 部分患者會有所謂「暈針」狀況。若有所謂「暈針」的情況，則停止治療讓患者平躺休息，將治療部位消毒包紮，由醫護人員測量並記錄病患之呼吸、心跳、血壓及體溫，每 15 分鐘測量一次，直到病人生命徵象穩定。
3. 治療處理部位，部分患者傷口癒合後可能會出現瘀血。建議治療 24 小時後以溫水熱敷治療部位，以防治療部位纖維化或疤痕形成。
4. 治療後治療後 24 小時內，治療處勿碰水，保持針孔處清潔，以防感染。
5. 根據病人的體質情況、治療部位和創面大小，必要時可服用藥物配合治療，以防感染和減輕術後不適感及疼痛。
6. 若有血管破裂大量出血，停止治療並接受進一步觀察追蹤治療。

替代方案及其風險

1. 傳統針灸治療方式。
2. 傳統中醫拔罐。
3. 傳統中醫內科治療。
4. 疼痛專科醫師。

第二意見之獲得途徑

您可以詢問您的家庭醫師，常就診醫院的中醫師或疼痛專科醫師，其他醫學中心中醫師或疼痛專科醫師，或上網搜尋相關醫療網站。

病人或家屬簽名：　　　　　　　　　　　醫師簽名：

說明日期：民國　　　年　　　月　　　日

OO 中醫醫療網學術部　敬啟

XX 年 X 月 X 日 OO 中醫醫院（診所）病歷管理委員會審核通過

病歷號碼：
病患姓名：

○○○○醫院（診所）
自費同意書

茲因依下列因素需要，同意自行付費，恐口說無憑，特立此書為證。

一、使用單位：

☐ 門診　　☐ 其他：______________

二、自願自費原因：

☐ 病情需要但不符合保險適應症

____

☐ 未在健保公告之給付項目內（自費藥品）

____

三、項目及費用：

項目名稱（單價以實際使用金額為主）	單價（略估）	數量（略估）	金額（略估區間）
衛材			☐ 1000 以下 ______ ☐ 1000 ～ 2000 ☐ 2000 ～ 3000 ☐ 3000 ～ 4000 ☐ 4000 ～ 5000 ☐ 5000 以上 ______________
特殊治療處置（小針刀）			
藥品（中藥材）			
特殊材料差額			
自費療程			
自費門診（科學中藥）			
其他：__________			

立同意書人：

☐ 本人簽名：______________ 身份證字號：______________

☐ 非本人簽名：______________ 與病患關係：______________

身份證字號：______________

解說者：______________

簽立同意書日期：______ 年 ______ 月______ 日

OO 中醫醫院（診所）XX 年 X 月 X 日修訂

參考文獻

1. 吳緒平、張天民、郭長青等：針刀基本技術操作規範。北京：中國中醫藥出版社，2014
2. 朱漢章、柳百智：針刀臨床診斷與治療。北京：人民衛生出版社，2000
3. 朱漢章：針刀醫學原理。2002年，北京：人民衛生出版社。
4. 田紀鈞：刃針療法(1)刃針療法的歷史淵源。中國針灸，2005，25(2)：139—140
5. 田紀鈞，刃針療法(2)刃針療法的理論基礎及作用機理。中國針灸，2005，25(2)：201—202
6. 田紀鈞：刃針療法(3)刃針療法的適應症、禁忌症及操作要領。中國針灸，2005，25(4)：285—286
7. 陳關富、賴志剛：實用針刀術。四川：四川科學技術出版社。2004：2—22
8. 張天民：針刀醫學基礎理論。北京：中國中醫藥出版社，2012
9. 易秉瑛、王自平：針刀治療類風濕關節炎及強直性脊柱炎。北京：人民衛生出版社，2008
10. 王自平：針刀治療腰椎病。北京：人民衛生出版社，2008
11. 朱漢章：針刀醫學（上下冊）。北京：中國中醫藥出版社，2004
12. 梁振聲：針刀五官科學。北京：中國中醫藥出版社，2012
13. 田紀鈞：刃針療法。北京：世界醫藥出版社，2001
14. 吳漢卿、吳軍尚：中醫筋骨三針療法。北京：人民衛生出版社，2014
15. 吳緒平、張道敬：針刀脊柱病學。北京：中國中醫藥出版社，2012
16. 吳緒平、裴久國、劉再高：脊柱相關疾病針刀臨床診斷與治療(第二版)。北京：中國中醫藥出版社，2015
17. 林昭庚：新編彩圖針灸學。台北：知音出版社，2009
18. 宋柏林、于天源：推拿治療學。北京：人民衛生出版社，2001

19. 范炳華：推拿治療學。北京：中國中醫藥出版社，2016
20. 郭長青：針刀醫學。北京：中國中醫藥出版社，2017
21. 郭長青、張義、李石良：圖解針刀療法。臺北：文光圖書有限公司，2017
22. 陳以國、王穎：腧穴平面解剖與針刺通路圖解。瀋陽：遼寧科學技術出版社，2016
23. 肖德華、張義、肖德睿：針刀臨床經驗輯要。北京：中國中醫藥出版社，2016
24. 陳關富、賴志剛：實用針刀術。四川：四川科學技術出版社，2004
25. 王令習、王晶：針刀臨床 安全操作手冊。北京：人民衛生出版社，2012
26. Thomas W. Myers（美）Anatomy Trains, 3/E. Elsevier (Singapore) Pte Ltd. 2015
27. 柳百智：針刀醫學臨床問題解析。北京：人民衛生出版社，2015
28. 張天民：針刀醫學臨床 100 問。北京：中國醫藥科技出版社，2015
29. 肖德華、王文德、劉星：針刀治雜病。北京：人民衛生出版社，2013
30. 易秉瑛：針刀醫學應用解剖。北京：人民衛生出版社，2014
31. 潘東華、陳文治、韋春德：韋以宗整脊手法圖譜。臺北：合記圖書出版社，2015
32. 韋長青、費飛、郭妍：圖解針灸針刀治療腰腿痛。北京：人民軍醫出版社，2012
33. 韋以宗：中醫整脊學。北京：中國中醫藥出版社，2016
34. 翟群威、朱少銘：頭頸部疾病針刀臨床診斷與治療。北京：中國醫藥科技出版社，2014
35. Bret Contreras：BODYWEIGHT STRENGTH TRAINING ANATOMY。 Taipei： Ho-Chi Book Publishing Co. 2016
36. 王軍、王自平：筋膜學與中醫學。北京：科學出版社，2017
37. 顧春英：針刀治療肥胖病。南京：南京新中醫學研究院，2006

主編簡介

高宗桂教授

學歷：

- 北京中醫藥大學基礎醫學院中西醫結合　醫學博士　2009.09 ～ 2014.06
- 南京中醫藥大學第一臨床醫學院畢業　醫學博士　2002.09 ～ 2005.06
- 台灣中國醫藥大學中國醫學研究所畢業　醫學博士　1996.07 ～ 2001.01
- 台灣中國醫藥大學學士後中醫學系畢業　醫學學士　1984.09 ～ 1986.06
- 台灣中國醫藥大學中國藥學研究所畢業　藥學碩士　1984.09 ～ 1986.06
- 台灣中國醫藥大學藥學系畢業　藥學學士　1979.10 ～ 1984.06

證照：

- 台灣：中醫師執照(1994)、藥師執照(1984)
- 中國：中醫師執照(2007)

經歷：

- 中國推拿學會監事、理事　1981.07 ～ 1987.07
- 明通製藥公司、GMP 製藥廠研究開發藥師　1988.09 ～ 1989.08
- 台中市推拿學會理事長　1989.08 ～ 1995.08
- 中國醫藥大學學士後中醫學系講師、副教授　1996.05 ～ 2003.07
- 中國醫藥大學附設醫院住院醫師、總住院醫師　1994.07 ～ 1998.06
- 中國醫藥大學附設醫院中醫部主治醫師　1998.07 ～ 2003.08
- 臺灣中醫師公會全國聯合會顧問　1999.07 ～ 2008.01
- 臺灣中華推拿科學學會理事長(第 1、2、5、6、8 屆)　1997.07 ～ 2021.06
- 臺灣中華針灸醫學會秘書長　1997.11 ～ 2003.11.
- 世界中醫藥學會聯合會針刀專業委員會常務理事　2004.11 ～ 2008.11
- 馬來西亞中醫暨針灸總會榮譽理事長　2004.05 ～ 2008.05
- 臺灣中醫醫學會理事長　2005.01 ～ 2013.01
- 臺灣大仁科技大學副教授、教授　2003.09 ～ 2013.07
- 馬光中醫醫院暨醫療網副院長　2003.08 ～ 2009.10

・中國醫藥大學專任教授（教育部審定教授）2015.08 ～ 2016.07
・中國醫藥大學附設醫院中醫部教授級主治醫師 2015.02 ～ 2015.07

現任：

・臺灣考試院中醫師典試委員暨審題委員 1997.11 迄今
・臺灣馬光中醫醫療網學術長暨總院院長 2009.11 迄今
・中國醫藥大學兼任教授 2003.09 迄今
・美國西南聖保羅大學聯盟客座教授 2018.06 迄今
・（中國）中華醫藥科學院教授兼副院長 2009.06 迄今
・南京新中醫學研究院教授兼副院長 2009.06 迄今
・北京漢章針刀醫學研究院榮譽院長暨客座教授 2016.10 迄今
・中華醫事科技大學講座教授 2016.02 迄今
・（中國）中華針刀醫師學會榮譽會長 2015.12 迄今
・北京世針聯中醫微創研究院榮譽院長 2015.10 迄今
・台灣針刀醫學會理事長（第 1、2 屆）2015.08 迄今
・世界針刀醫學會聯盟副會長暨台灣會長 2018.08 迄今
・台灣世界脊柱健康聯盟總會榮譽會長 2018.08 迄今
・中華推拿科學學會理事長 2018.07 迄今
・台灣中醫科學雜誌創刊暨發行人 2006.02 迄今

著作：

・國際 SCI 論文 15 篇
・中醫雜誌論文 218 篇
・中醫專書暨大學教科書 12 本
・中醫學術研討會講座論文 334 篇

臨床中醫藥 03 (LC03)

台灣針刀醫學臨床診療規範

Standard Operating Procedure of Acupotomology in Taiwan

（供中西醫臨床醫學、針灸推拿學、中醫學專業用）

出版者：文興印刷事業有限公司
地址：407 台中市西屯區漢口路 2 段 231 號
電話：(04)23160278　傳真：(04)23124123
E-mail：wenhsin.press@msa.hinet.net
網址：http://www.flywings.com.tw

發行者：台灣針刀醫學會
地址：404 台中市北區太原路二段 1 號 8 樓之 5

主編：高宗桂
副主編：洪霈濃、楊一木
編輯顧問：張永賢、王自平、施曉陽、吳漢卿
聯合編著：台灣針刀醫學會第一屆理監事

編輯委員：
王　校、洪霈濃、丁美玲、陳福勝、高志嘉、劉熙鍇、張仲田
張勝雄、謝緯穎、郭大維、范娟娟、廖千慧、楊仁鄰、楊金龍
吳菁山、高宗桂、黃敬軒、林榮志、傅元聰、楊一木、胡文龍
陳建智、張瑞麟、黃詩偉、林景道、蔡德祥

發行人：黃文興
總策劃：賀曉帆、黃世杰
美術編輯：呂姿珊 0926-758872
封面設計：銳點視覺設計 (04)22428285

總經銷：紅螞蟻圖書有限公司
地址：114 臺北市內湖區舊宗路 2 段 121 巷 19 號
電話：(02)27953656　傳真：(02)27954100
初版：西元 2019 年 9 月
定價：新臺幣 500 元整
ISBN：978-986-6784-36-1(精裝)

歡迎郵政劃撥
戶名：文興印刷事業有限公司
帳號：22785595

國家圖書館出版品預行編目(CIP)資料

台灣針刀醫學臨床診療規範 / 高宗桂主編. -- 初版. -- 臺中市：文興印刷出版：台灣針刀醫學會發行, 2019.09
面； 公分. --（臨床中醫藥；3）
ISBN 978-986-6784-36-1（精裝）

1. 針灸 2. 臨床醫學

413.91 108013556